Standfest und Stabil

Die Autoren bedanken sich ganz besonders herzlich bei **Dr. Ulrich Lindemann**, Robert-Bosch-Krankenhaus Stuttgart: Lieber Uli, wir bedanken uns ganz herzlich bei dir für das Gegenlesen des Manuskripts, für die wertvollen Tipps und die wichtigen Hinweise. Du beeindruckst uns seit vielen Jahren mit deiner immensen Sachkenntnis, deiner hohen Kompetenz und vor allem auch mit deiner großen Kollegialität. Es ist uns eine große Freude, mit dir zusammenzuarbeiten. Ohne dich wäre „Sturzprävention durch Bewegung" in Deutschland nicht das, was sie heute ist.

Aus Gründen der besseren Lesbarkeit haben wir uns entschlossen, durchgängig die männliche (neutrale) Anredeform zu nutzen, die selbstverständlich die weibliche mit einschließt.

Die Autoren haben in diesem Band auf die übliche wissenschaftliche Zitierweise verzichtet. In der Literaturliste sind die zu den einzelnen Kapiteln verwendeten Nachweise aufgelistet. Diese Literatur kann auch zur vertieften und ergänzenden Beschäftigung mit den unterschiedlichen Thematiken dieses Bandes herangezogen werden.

Kursmanual

Jörn Winkler & Petra Regelin

STANDFEST UND STABIL

In Balance bleiben

Muskelkraft und Bewegungssicherheit trainieren

Den Alltag sicher meistern

Stürze verhindern

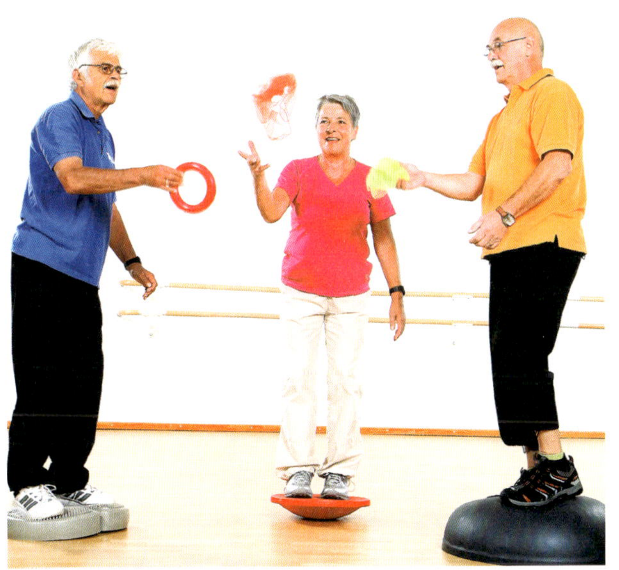
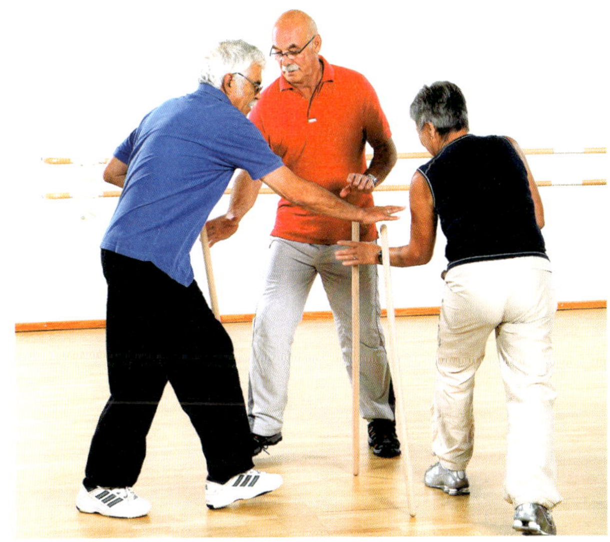

Meyer & Meyer Verlag

Standfest und Stabil

Bibliografische Information der Deutschen Nationalbibliothek
Die Deutsche Nationalbibliothek verzeichnet diese Publikation in der Deutschen Nationalbibliografie; detaillierte bibliografische Daten sind im Internet über http://dnb.d-nb.de abrufbar.

3. überarbeitete Auflage 2020
Auckland, Beirut, Dubai, Hägendorf, Hongkong, Indianapolis, Kairo, Kapstadt, Manila, Maidenhead, Neu-Delhi, Singapur, Sydney, Teheran, Wien
Member of the World
Sport Publishers' Association (WSPA)
Gesamtherstellung: Print Consult GmbH, München

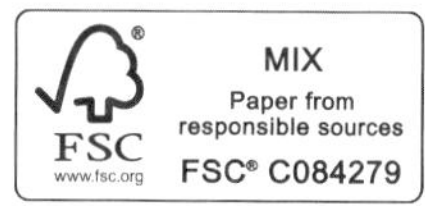

ISBN 978-3-8403-7667-2
E-Mail: verlag@m-m-sports.com
www.dersportverlag.de

1 Inhalt

Vorwort

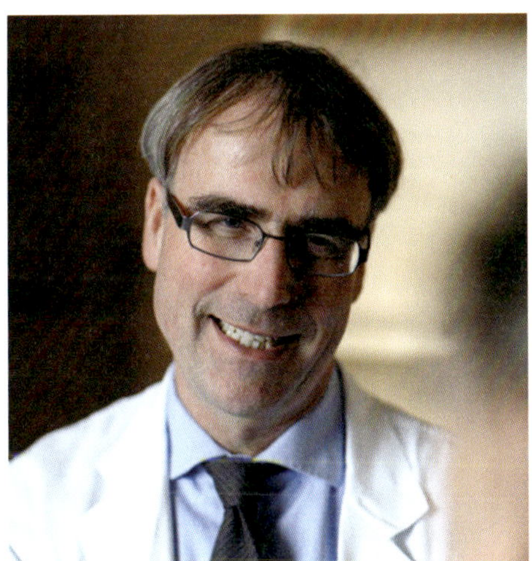

PD Dr. Clemens Becker

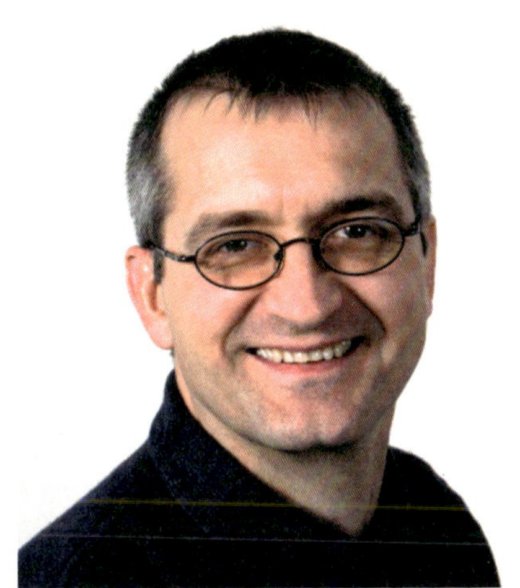

Dr. Ulrich Lindemann

Es liegen mehr als 100 kontrollierte Studien zur Sturzprävention vor, die deutlich machen, dass ein gezieltes Gleichgewichts- und Krafttraining das Risiko zu stürzen erheblich reduziert. Ein regelmäßiges Bewegungstraining im höheren Alter schützt vor Stürzen!

Leider ist es bisher in Deutschland nicht gelungen, Sturzpräventionsprogramme für ältere Menschen, die zu Hause leben, flächendeckend zu verbreiten. Das vorliegende Kursmanual kann dazu einen wichtigen Beitrag liefern. Erstmals wird ein standardisiertes Konzept für einen 12-wöchigen Kurs vorgelegt. Dies ermöglicht nun eine Bezuschussung der Krankenkassen im Rahmen des § 20 SGB V. Damit verbessern sich die Voraussetzungen für eine breite praktische Umsetzung von Sturzpräventionsangeboten am Wohnort der Betroffenen.

Dieses Kursprogramm orientiert sich maßgeblich an den inhaltlichen Anforderungen der *Bundesinitiative Sturzprävention*, die es sich zum Ziel gesetzt hat, die Verbreitung qualifizierter ambulanter Bewegungsangebote zur Sturzprophylaxe zu fördern und zu unterstützen.

Wir hoffen, dass möglichst viele Anbieter das Kursprogramm umsetzen und damit dazu beitragen, dieses gesundheits- und sozialpolitisch so relevante Problem der Stürze im fortgeschrittenen Alter besser in den Griff zu bekommen. Beginnen Sie am besten sofort mit der Umsetzung, denn die vielen sturzgefährdeten, zu Hause lebenden älteren Menschen brauchen mehr qualifizierte Trainingsangebote.

C. Becker

PD Dr. Clemens Becker
Geriater und Chefarzt

Dr. Ulrich Lindemann
Diplom-Sportwissenschaftler

Vorwort

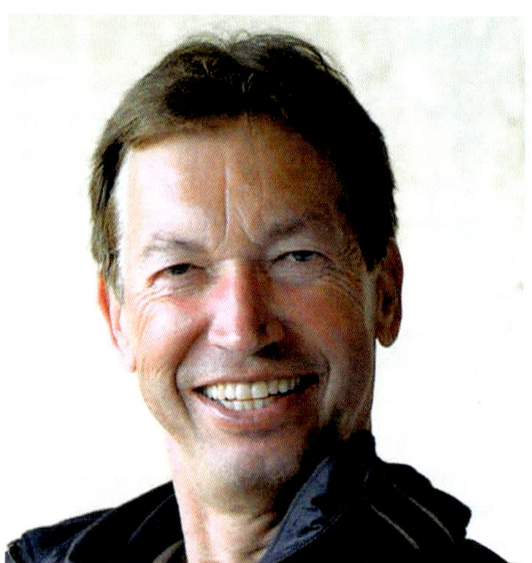

Prof. Dr. Walter Brehm

Der Deutsche Turner-Bund (DTB) ist der Fachverband für Gesundheitssport im Turn- und Sportverein und hat sich als Schrittmacher in Fragen der Qualitätssicherung des Gesundheitssports etabliert. Er ist der erste Ansprechpartner für hochwertige, qualitätsgesicherte Gesundheitssportangebote im Verein. Der DTB hat sich zum Ziel gesetzt, den Vereinen vor allem solche Kursprogramme an die Hand zu geben, die sich an den Kernzielen von Gesundheitssport orientieren.

Gleichzeitig ist der DTB auch der größte Seniorensportverband in Deutschland. Etwa eine Million Menschen über 60 Jahren trainiert in den über 19.200 deutschen Turnvereinen. Aufgrund der demografischen Entwicklung wird diese Anzahl in den nächsten Jahren weiterhin sehr deutlich ansteigen. Umso wichtiger wird es für die Turn- und Sportvereine, bedürfnisgerechte und qualifizierte Bewegungsangebote für ältere und hochaltrige Menschen zu machen. Die Aufgabe des Deutschen Turner-Bundes ist es, die Vereine bei diesem Prozess zu unterstützen und die entsprechenden Dienstleistungen dafür zu entwickeln und zu verbreiten.

Wir freuen uns sehr darüber, dass es nun gelungen ist, ein Kursmanual zu entwickeln und zu veröffentlichen, das nicht nur in der Praxis erprobt ist, sondern auch auf der Basis der vorhandenen wissenschaftlichen Erkenntnisse zur Sturzprävention aufbaut. Viel Erfolg bei der Umsetzung!

Prof. Dr. Walter Brehm
Mitglied Bereichsvorstand GYMWELT

1 Einleitung

1.1 Sturzprävention durch Bewegung

Experten definieren *Sturz* als ein „unbeabsichtigtes, auf den Boden oder eine tiefer gelegene Ebene zum Liegen oder Sitzen kommen". Leider stürzen ältere Menschen relativ häufig. Jahr für Jahr ereignen sich in Deutschland insgesamt etwa 4-5 Millionen Stürze. Es wird geschätzt, dass etwa ein Drittel der Menschen über 65 Jahren mindestens 1 x pro Jahr hinfällt. Je älter man wird, umso größer wird auch das Sturzrisiko. Bei den 80 bis 89-Jährigen sind es sogar 40-50 %, die mindestens 1 x pro Jahr fallen. Und bei den 90- bis 99-Jährigen ist es bereits deutlich mehr als die Hälfte aller Menschen, die sich nicht mehr sicher auf den Beinen halten kann.

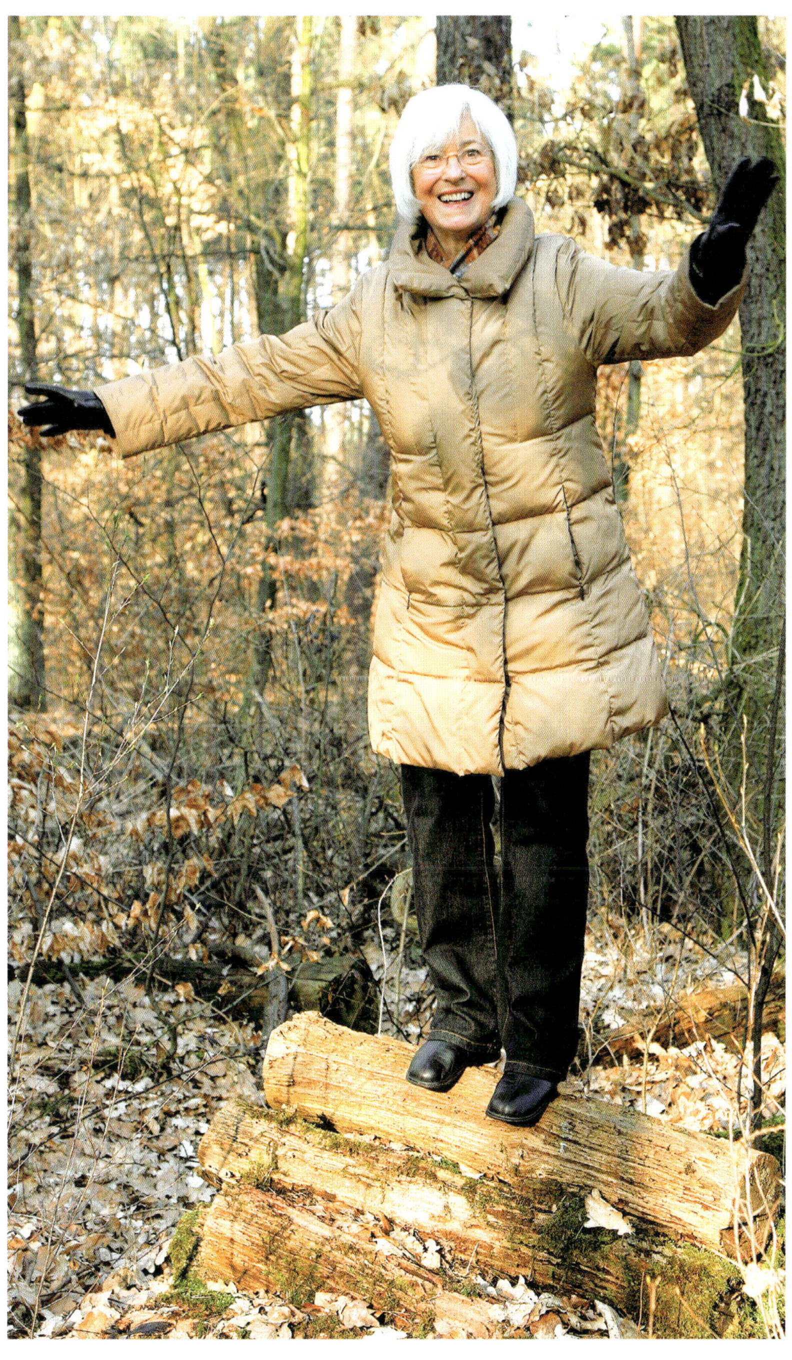

In der Regel verschlimmern sich mit zunehmendem Alter leider auch die Folgen eines Sturzes. Junge Menschen tragen oft nur einen „blauen Fleck" oder eine leichte Prellung davon, mindestens 10 % der Älteren verletzen sich jedoch ernsthaft. Viele Stürze haben schlimme Folgen: Mehr als 120.000 ältere Menschen erleiden einen Oberschenkelhalsbruch oder brechen sich den Oberschenkel unmittelbar unterhalb des Oberschenkelhalses. Diese Verletzungen werden in der Folge als *Hüftfrakturen* bezeichnet. Oftmals heilen solche Brüche nur schlecht. Mehr als die Hälfte der Menschen ist nach dem Bruch in ihrer Beweglichkeit erheblich eingeschränkt, 20 % werden sogar in einem Heim ständig pflegebedürftig. Die Ergebnisse wissenschaftlicher Untersuchungen sind eindeutig: Während vor einem Bruch drei Viertel der untersuchten älteren Menschen noch selbstständig und ohne Hilfsmittel gehen konnten, waren es nach dem Bruch lediglich noch 15 %. Es versterben sogar bis zu 10 % der Menschen innerhalb eines Jahres an den Folgen eines solchen Bruchs. Neben den körperlichen Folgen eines Sturzes sind die psychischen Folgen für alte Menschen eklatant. Wer einmal gestürzt ist, hat oft Angst, wieder hinzufallen. Die Folge: Man wird unsicher, zieht sich zurück, bewegt sich noch weniger. Das Selbstvertrauen sinkt, man traut seinem Körper immer weniger zu. Ein Teufelskreis kommt in Gang, der kaum noch zu stoppen ist. Wer sich weniger bewegt, sich kaum noch vor die Tür traut, verliert immer mehr Muskelkraft und Gleichgewichtsfähigkeit. Das Risiko, erneut hinzufallen, steigt dadurch immer weiter. Ängste, Depressionen, Rückzug, Vereinsamung – all dies können die Folgen sein, wenn ältere Menschen stürzen.

Stürze verursachen hohe Kosten. Die Operation einer Oberschenkelhalsfraktur kostet etwa 7.500,– €. Die anschließende Rehabilitation oft nochmals 5.000,– €. Allein für Heimbewohner werden die Kosten von Stürzen im Jahr in Deutschland mit mehr als 300 Millionen Euro angegeben. Insgesamt entstehen Kosten von mehr als einer Milliarde Euro.

Die Sturzursachen sind in großen Studien wissenschaftlich untersucht worden.

Im Folgenden sind die wichtigsten Risikoindikatoren aufgeführt, die in verschiedenen deutschen und ausländischen Untersuchungen, u. a. in der Ulmer Untersuchung von Stürzen, festgestellt worden sind.

Tab. 1: Risikoindikatoren für Stürze älterer Menschen

Merkmal	Odds Ratio*
Muskeldefizite	4,4
Sturz im letzten Jahr	3,0
Gangstörungen	2,9
Gleichgewichtsschwächen	2,9
Gebrauch von Gehhilfen	2,6
Seheinschränkungen	2,5
Arthritis	2,4
Dranginkontinenz	2,3
Eingeschränkte Alltagsbewältigung	2,3
Depression	2,2
Kognitive Einschränkungen	1,8
Angst	1,8
Alter über 80 Jahre	1,7

* Unter *Odds Ratio* versteht man die Erhöhung des Risikos eines Bewohners, einen Sturz im nächsten Jahr zu erleiden. Ein Odds Ratio von 2,0 bedeutet eine Verdopplung des Risikos. Ein Odds Ratio von 1,0 bedeutet kein erhöhtes Risiko. Zahlen unter 1,0 bedeuten ein vermindertes Risiko. Liegen mehrere Risikofaktoren vor, liegt die Wahrscheinlichkeit eines Sturzes im nächsten Jahr bei bis zu 80 %!

In wissenschaftlichen Untersuchungen ist herausgefunden worden, dass es vor allem an mangelnder Muskelkraft und nachlassendem Gleichgewichtsgefühl liegt, wenn ältere Menschen stürzen. Jeder, der älter wird, weiß, dass man umso mehr tun muss, um die Funktionsfähigkeit des Körpers zu erhalten, je älter man wird. Wer sich im Alter nicht oder immer weniger bewegt, wird eher an Muskelkraft und an Gleichgewichtsfähigkeit verlieren und deshalb auch eher stürzen. Wer dagegen bis ins höchste Alter hinein aktiv bleibt, der trainiert die Funktions- und Leistungsfähigkeit seines Körpers und damit auch die Standfestigkeit, die Mobilität und die Bewegungssicherheit. Dadurch nimmt auch die Wahrscheinlichkeit zu stürzen, deutlich ab.

Bei älteren Menschen kommt es im Bereich der Kraft- und Ausdauerfähigkeit zu Verschlechterungen von jeweils etwa 10 % pro Lebensdekade, im Bereich der Schnelligkeit sind diese Verluste noch höher. Dies kann dazu führen, dass Schwellenwerte für die Ausführung der Aktivitäten des täglichen Lebens unterschritten werden. Besonders dann, wenn die Betroffenen inaktiv sind. Wenn die Leistungsfähigkeit nachlässt, können Ältere ein Ausrutschen oder Stolpern beim Gehen nicht mehr kompensieren. Die häufige Folge: Stürze und Verletzungen. Ein Muskelkraftdefizit ist der mit am besten untersuchte Risikofaktor für Stürze, ebenso gut ist dies für den Bereich der Gangstörungen untersucht. Weiterhin gibt es ausreichende Befunde für eine nachlassende Standbalance oder für die Nutzung von Gehhilfen. **Inaktivität ist eines der größten Sturzrisiken**. Nicht selten kommt es jedoch auch zu zunehmender Inaktivität nach einem Sturz, weil die Personen von der Umgebung entmutigt werden bzw. selbst aus Angst weniger aktiv sind. Bis zu 70 % der Älteren, die einen Sturz erfahren haben, aber auch 40 % von denen, die noch keinen Sturz im Alter erlebt haben, berichten über eine Angst zu stürzen. Etwa die Hälfte dieser Personen reduziert deswegen nachweisbar ihre sozialen und physischen Aktivitäten. Angst wiederum führt dazu, dass Menschen langsamer gehen, ihre Lebensqualität niedriger bewerten und auch die Kraftwerte reduziert sind.

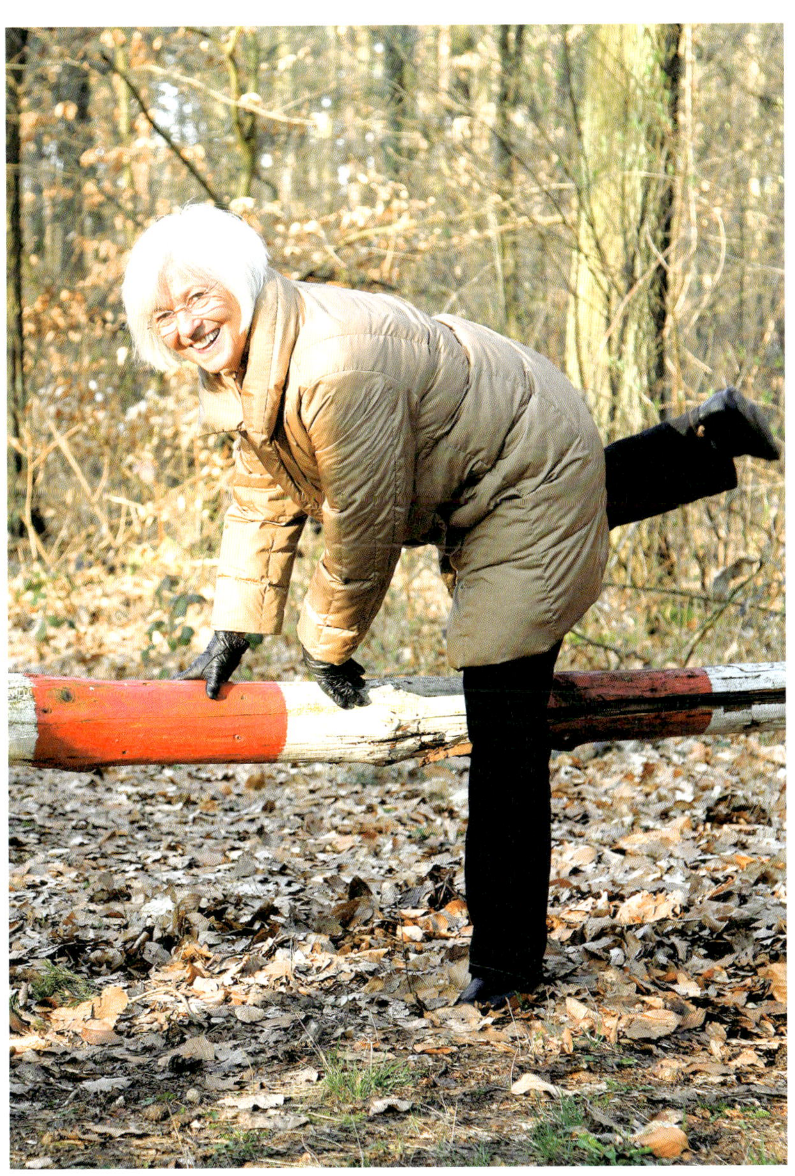

Ein besonderes Problem sind Vitamin-D-Mangelzustände, die nicht nur zur Osteoporose führen, sondern unmittelbar auch mit Kraftdefiziten verbunden sind.

Eine kognitive Einschränkung ist ein weiterer wichtiger Risikofaktor für das Auftreten von Stürzen – selbst geringere kognitive Defizite sind mit einem erhöhten Unfallrisiko verbunden. Welche Teilbereiche der Mentalfunktionen besonders bedeutsam sind, ist noch nicht ausreichend untersucht. Vor allem Defizite bei der gleichzeitigen Ausführung verschiedener Aufgaben spielen vermutlich eine wichtige Rolle.

Auch eine eingeschränkte Sicht erhöht das Sturzrisiko. So sind Einschränkungen des Gesichtsfeldes und der Sehschärfe, unbehandelte Katarrakterkrankungen, Glaukom, Makuladegeneration und Veränderungen der Kontrastsensibilität bekannte Risikofaktoren für Stürze. Aber auch unangemessene Sehhilfen können zur Sturzneigung beitragen. Beispielsweise führt das Tragen von Bifokal- oder Gleitsichtbrillen zu einer Veränderung der Tiefenwahrnehmung. Dadurch wird z. B. die Fähigkeit, Treppenstufen scharf zu sehen, vermindert. Zehdeformitäten, Druckstellen, unzureichende Fußnagelpflege und Schmerzen tragen ebenfalls zu einem erhöhten Sturzrisiko bei.

Umgebungsbedingte Sturzursachen

Umgebungsfaktoren sollten immer im Zusammenhang mit individuellen Risikofaktoren betrachtet werden. Bei etwa 30-50 % der Stürze zu Hause lebender Menschen spielen Umgebungsgefahren als Kofaktoren eine wichtige Rolle. Zu den wichtigsten Risikofaktoren zählen Umgebungsgefah-

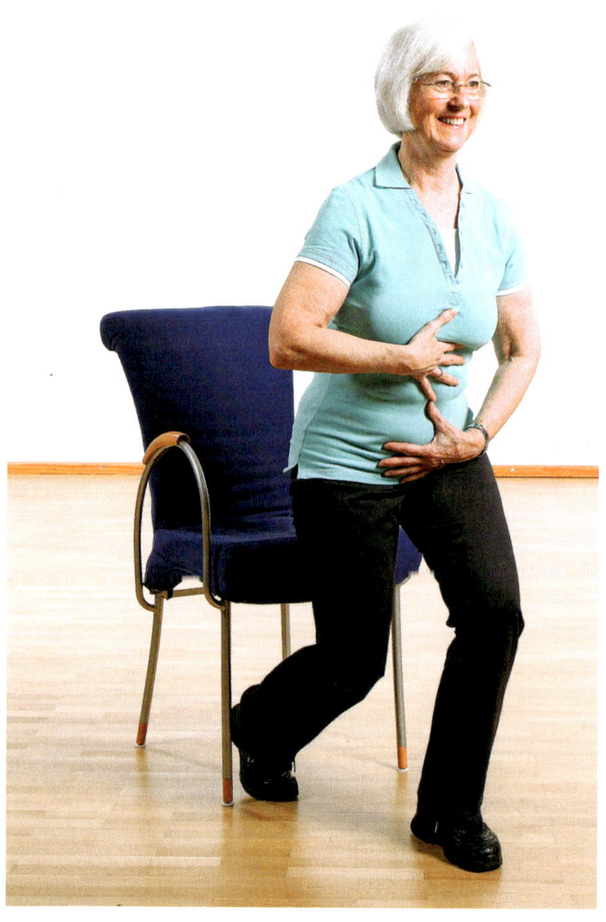

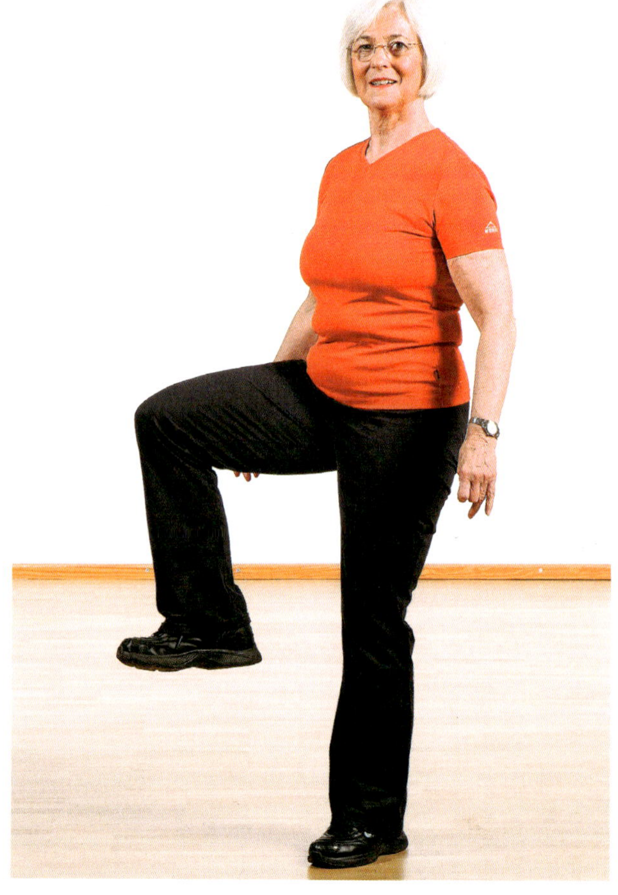

ren wie schlechtes Licht, glatte Oberflächen, unregelmäßige Oberflächen oder Schwellen. Weiterhin spielt unangemessene Kleidung und schlechtes Schuhwerk mit hohen Absätzen und schlechtem Fersenhalt eine entsprechende Rolle. Ebenso ist der unangemessene Umgang mit Gehhilfen als wichtiger Risikofaktor zu nennen.

Wie können Stürze verhindert werden?

Wenn man die Ergebnisse vieler Studien zu den Ursachen von Stürzen zusammenfasst, kann man sagen: Nur etwa 10 % aller Stürze älterer Menschen sind allein durch äußere Kräfte oder äußere Umstände verursacht. Weniger als 10 % der Stürze sind Folge eines Bewusstseinsverlusts (Synkope, Schlaganfall, Epilepsie). Der weitaus größte Teil aller Stürze beruht auf dem Verlust der Funktionsfähigkeit des Körpers, seine aufrechte Position im Raum zu erhalten (posturale Kontrolle).

Das bedeutet:

Es liegt vor allem an der nachlassenden oder fehlenden Muskelkraft und an der nachlassenden Gleichgewichtsfähigkeit, dass ältere Menschen so häufig hinfallen. Das bedeutet aber auch:

Jeder ältere Mensch kann durch Gleichgewichtstraining in Kombination mit einem Muskeltraining aktiv etwas tun, um das Sturzrisiko ganz erheblich zu minimieren.

Qualifizierte Bewegungsangebote von Turnvereinen oder anderen Institutionen können einen entscheidenden Beitrag dazu leisten, die Häufigkeit von Stürzen bei älteren, zu Hause lebenden Menschen zu reduzieren.

1.2 Rahmenbedingungen und Informationen zur Kursdurchführung

1.2.1 Ziele des Kurses

Das übergeordnete Ziel des Kurses *Standfest und Stabil* ist die gezielte Verbesserung der individuellen gesundheitlichen Situation der Teilnehmer durch den Abbau von Bewegungsmangel, die Förderung physischer und psychosozialer Ressourcen und die Vermittlung von gesundheitsgerechtem Bewegungsverhalten. Hauptsächlich zielt dieses Gesundheitssportprogramm darauf ab, durch die Förderung von Gleichgewichtsfähigkeit, Muskelkraft und Bewegungssicherheit Stürze zu verhindern. Ein weiteres wichtiges Ziel ist der Aufbau von Bindung an gesundheitssportliche Aktivitäten, um das Sturzrisiko langfristig und nachhaltig zu reduzieren.

1.2.2 Zielgruppen des Kurses

Standfest und Stabil ist ein ganzheitliches Gesundheitssportprogramm für ältere Neu- oder Wiedereinsteiger. Zielgruppe dieses Sturzpräventionstrainings sind zu Hause lebende ältere Menschen.

Diese Menschen sollten selbstständig steh- und gehfähig sein, auch mit Fremdhilfe, wie Gehhilfen, Gehstöcken, Rollwagen oder Ähnlichem. Sie sollten in der Lage sein, selbstständig zur Toilette gehen zu können. Sie sollten allein in den Trainingsraum kommen können, auch mit Unterstützung von Angehörigen. Sie sollten räumlich und zeitlich orientiert und gruppenfähig sein.

Insgesamt können zwei mögliche Zielgruppen unterschieden werden:

Die zwei Zielgruppen des ambulanten Sturzpräventionstrainings:

1. ältere Menschen, die vorbeugend aktiv werden wollen, um Stürzen entgegenzuwirken, die jedoch noch kein erhöhtes Risiko aufweisen und auch noch nicht gestürzt sind,
2. ältere Menschen, die standunsicher oder nur eingeschränkt mobil sind und dadurch ein erhöhtes Sturzrisiko haben.

Beide Zielgruppen können im Rahmen eines speziellen Kurses oder einer Gruppe im Verein gemeinsam trainieren. Der Übungsleiter muss jedoch in der Lage sein, Differenzierungen innerhalb seines Übungsprogramms vorzunehmen. Dieses Kursprogramm berücksichtigt die Heterogenität der Teilnehmer und sieht entsprechend vielfältige Differenzierungsmöglichkeiten vor.

Es ist kaum möglich, eine eng eingegrenzte Altersangabe für ein Sturzprophylaxetraining zu machen. Denn: Einige Menschen sind mit 80 noch so fit, dass sie ein solches gezieltes Training nicht benötigen. Andere sind bereits mit 60 Jahren so bewegungseingeschränkt, dass ein Sturzpräventionstraining dringend angeraten werden muss. Im Groben kann man – unter Vorbehalt – sagen, dass für ältere Menschen ab ca. 60 Jahren ein solches Trainingsprogramm sinnvoll erscheint, wenn sie darüber hinaus bisher nicht sportlich aktiv waren.

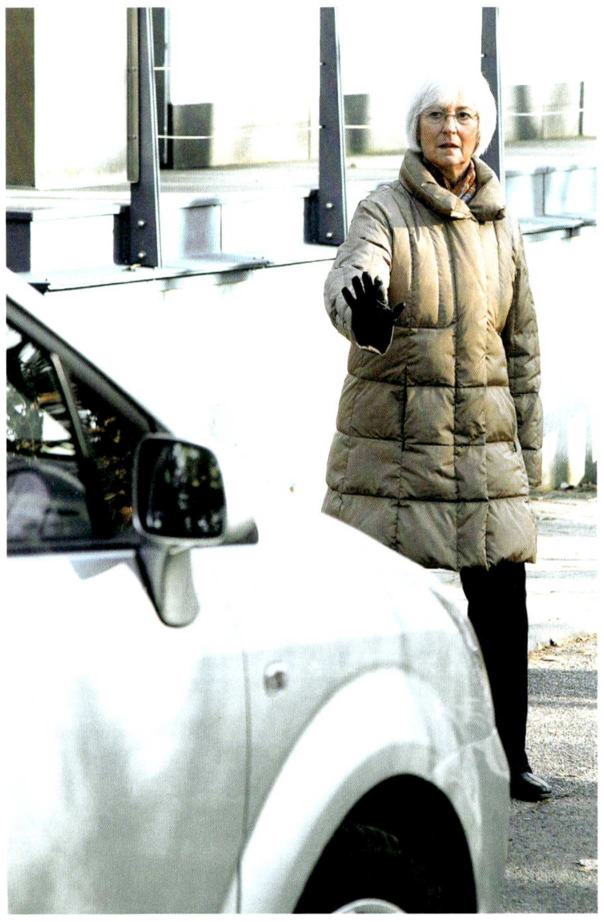

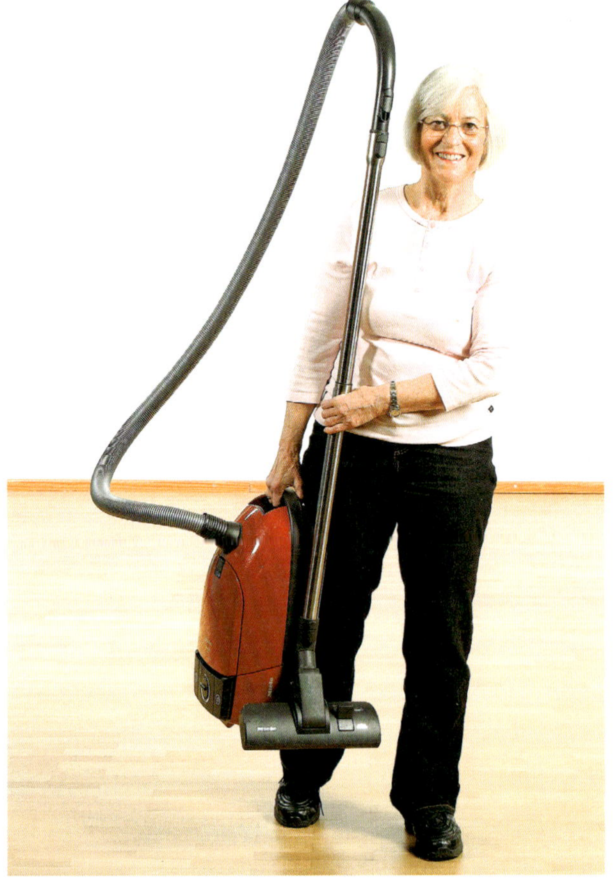

1.2.3 Aufbau des Kurses

Der Kurs *Standfest und Stabil* besteht aus 12 Kursstunden mit jeweils 60 min Zeitumfang. Eine Kursstunde besteht aus den folgenden Kursphasen:

- Begrüßung und Wissensbaustein,
- Aufwärmen/Training von Alltagsituationen,
- Dual- und Multi-Tasking-Training,
- Gleichgewichts- oder sensomotorisches Training,
- Krafttraining sowie
- Ausklang (Dehnen/Entspannung) und Hausaufgaben.

Die Kursphasen innerhalb einer Kursstunde werden je nach Stundenschwerpunkt unterschiedlich gewichtet. Jede Kursstunde hat ein Schwerpunktthema, das ausführlicher theoretisch und praktisch erarbeitet wird. Deshalb kommt es vor, dass in einer Stunde ein Modul gar nicht oder nur sehr knapp bearbeitet wird. Andererseits ist es auch möglich, verschiedene Module zu einem Modul zusammenzufassen, wie z. B. das Modul „Krafttraining" und „Gleichgewichtstraining". Jedoch findet in jeder Kursstunde das Modul „Wissensbaustein" statt.

1.2.4 Methodik des Kurses

Wissenschaftliche Untersuchungen haben gezeigt, dass ein Bewegungstraining zur Sturzprävention nur dann wirksam und effektiv ist, wenn die gesetzten Reize überschwellig sind, wenn die Teilnehmer also an der Grenze ihrer Belastbarkeit trainieren. Diesem für die Sturzprävention so wichtigen Grundsatz wird das vorliegende Kursprogramm *Standfest und Stabil* in ganz besonderer Art und Weise gerecht. Im Rahmen dieses Kursprogramms werden keine konkreten Übungen vorgegeben, sondern stattdessen nach Schwierigkeit gestaffelte methodische Übungsreihen. Der Kursleiter hat folglich die Aufgabe, aus einer Reihe von Übungen, die zwar den gleichen Effekt ansteuern, aber nach unterschiedlicher Schwierigkeit gestaffelt sind, diejenige auszuwählen, die der Belastbarkeit der Gruppe entspricht. Dieses methodische Vorgehen ermöglicht nicht nur eine gezielte Ausrichtung des Kursprogramms auf die jeweilige Gruppe, sondern auch eine individuelle Belastungsdosierung für den einzelnen Teilnehmer. Der Übungspool ist deshalb sehr breit und umfangreich angelegt. Das bedeutet auch, dass nicht alle Übungsvorschläge (sowohl vom Volumen als auch vom Schwierigkeitsgrad her) in einer Kursstunde umgesetzt werden müssen. Der Kursleiter leitet das Eingangsgespräch und gibt jeweils die Informationsblätter aus. Er leitet die Aufgaben zum Aufwärmen und die Trainings der Alltagssituationen an. Die Kraftübungen beschreibt, demonstriert er und korrigiert und differenziert bei Bedarf individuell.

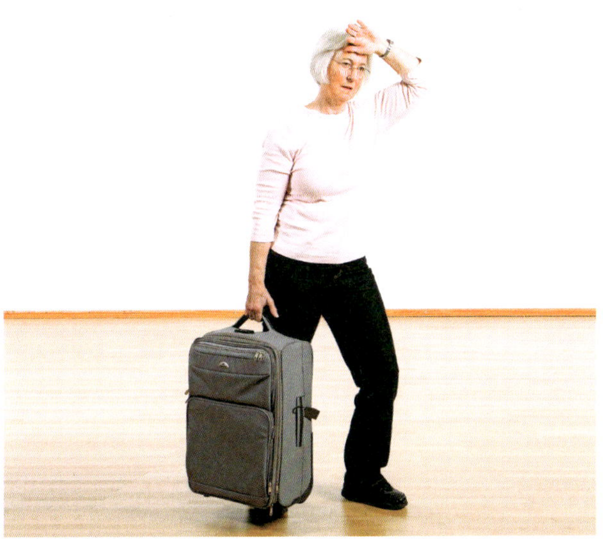

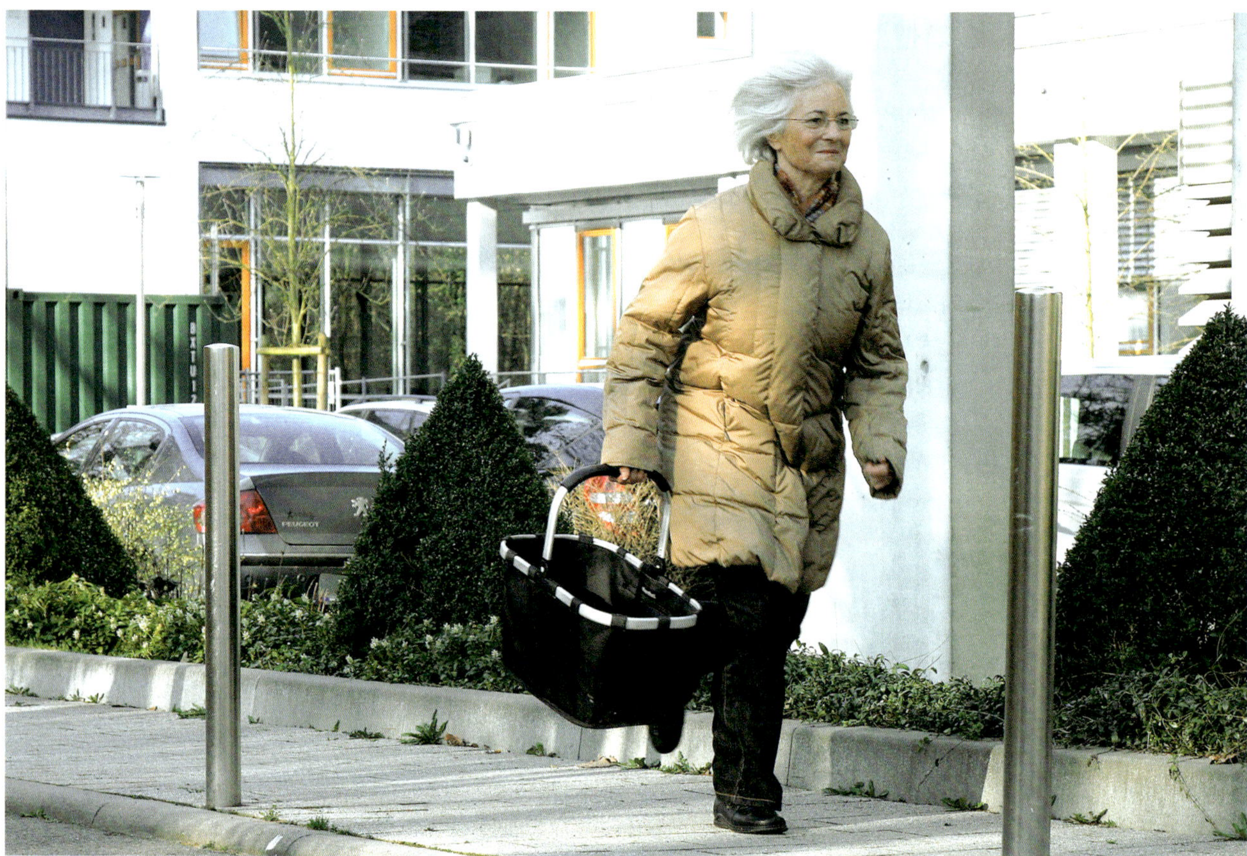

Eine besondere Bedeutung hat die Übertragbarkeit der im Kurs erlernten Kenntnisse in den Alltag. Alle Inhalte werden in engem Theorie-Praxis-Bezug und mit kontinuierlicher Übertragung in den Alltag vermittelt. Die große Bedeutung dieser Thematik im Rahmen des Kurses zeigt sich auch in der Integration einer eigenen Kursphase „Training von Alltagssituationen".

1.2.5 Inhalte des Kurses

Aus den beschriebenen Zielen, dem Aufbau und der Methodik des Kurses ergeben sich die Inhalte. Es werden Bewegungsformen zur Verbesserung von Kraft, Koordination, Beweglichkeit, Ausdauer und Entspannungsfähigkeit angeboten, wobei das Gleichgewichts- und Krafttraining aufgrund der spezifischen Ausrichtung auf die Prävention von Stürzen im Mittelpunkt steht. Darüber hinaus ist das Dual- und Multi-Tasking-Training ein wichtiger Inhalt. Genauso wichtig ist der Stundeninhalt „Training von Alltagssituationen". Außerdem spielen die Hausaufgaben eine große Rolle, die ein Wiederholen des Erlernten und eine Neuorientierung hin zu einem bewegten Alltag fördern.

1.2.6 Anbieter und Anbieterqualifikation

Der Kurs *Standfest und Stabil* kann von unterschiedlichen Anbietern durchgeführt werden, vor allem von Sportvereinen. Diese beantragen für dieses Angebot das Qualitätssiegel „Pluspunkt Gesundheit" und „SPORT PRO GESUNDHEIT". Im Rahmen der Antragstellung wird überprüft, ob die Rahmenbedingungen des Kurses den Vorgaben entsprechen. Voraussetzung für alle Kursleiter ist die Teilnahme an einer Fortbildung des Deutschen Turner-Bundes und eine Zusatzqualifikation „Sturzprophylaxe, Stufe 1" zur Einführung in das Kursprogramm.

1.2.7 Kursgröße

Die Kursleiter sind gehalten, die Kursangebote *Standfest und Stabil* mit höchstens 15 Teilnehmern durchzuführen, um eine individuelle Betreuung und damit einhergehende Qualität sowie eine möglichst hohe Effizienz zu gewährleisten.

1.2.8 Anerkennung durch die Krankenkassen

Im *Leitfaden Prävention* hat der GKV-Spitzenverband Handlungsfelder und Kriterien zur Umsetzung von §§ 20 und 20a SGB V in Zusammenarbeit mit den Verbänden der Krankenkassen auf Bundesebene veröffentlicht. Das Kursprogramm *Standfest und Stabil* erfüllt die im *Leitfaden Prävention* geforderten qualitativen Voraussetzungen und die dort aufgeführten Qualitäts-

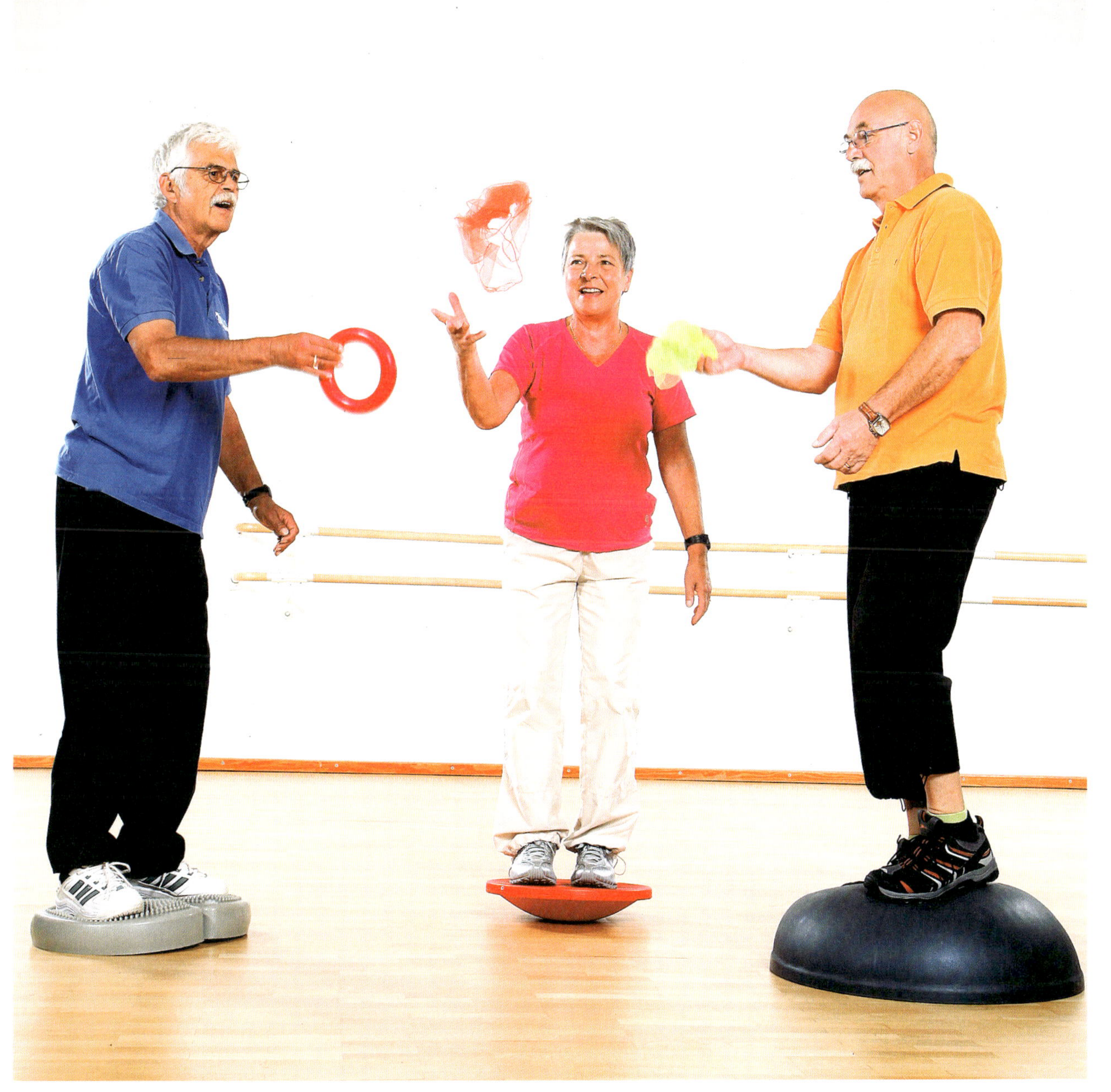

kriterien. Der Kurs *Standfest und Stabil* ist dem Handlungsfeld „Bewegungsgewohnheiten" zuzuordnen. Probleme im Bereich des Muskel-Skelett-Systems, insbesondere auch Störungen der Motorik, wie zum Beispiel ein erhöhtes Sturzrisiko oder Gangunsicherheiten, sind dort explizit aufgeführt.

Die Hauptkriterien für förderungsfähige Angebote sind zum Beispiel:

- Qualifikation des Kursleiters (Ausbildung und Fortbildungen),
- Auszeichnung des Kurses mit dem Qualitätssiegel „Pluspunkt Gesundheit" und damit mit dem Qualitätssiegel „SPORT PRO GESUNDHEIT" bei Übungsleitern,
- schriftlich ausgearbeitete Konzeption des Kursangebots:
  - wissenschaftlich fundierte Grundlage des Angebots,
  - Formulierung von Zielen, Inhalten und Methoden,
  - Kursmaterialien und Stundenbilder,
  - Teilnehmerunterlagen,
  - schriftliche Dokumentation des Kurses (z. B. Anwesenheitsliste),
- Ansprache der richtigen Zielgruppe,
- Kursgröße maximal 15 Teilnehmer sowie
- geeignete Räumlichkeiten.

Mit dem Kursprogramm *Standfest und Stabil* möchten wir den Turn- und Sportvereinen, aber auch anderen Anbietern, ein Gesamtpaket an die Hand geben, mit dem sie die Möglichkeit haben, Kurse *Standfest und Stabil* auf der Grundlage der durch die Krankenkassen geforderten Qualitätsanforderungen durchzuführen.

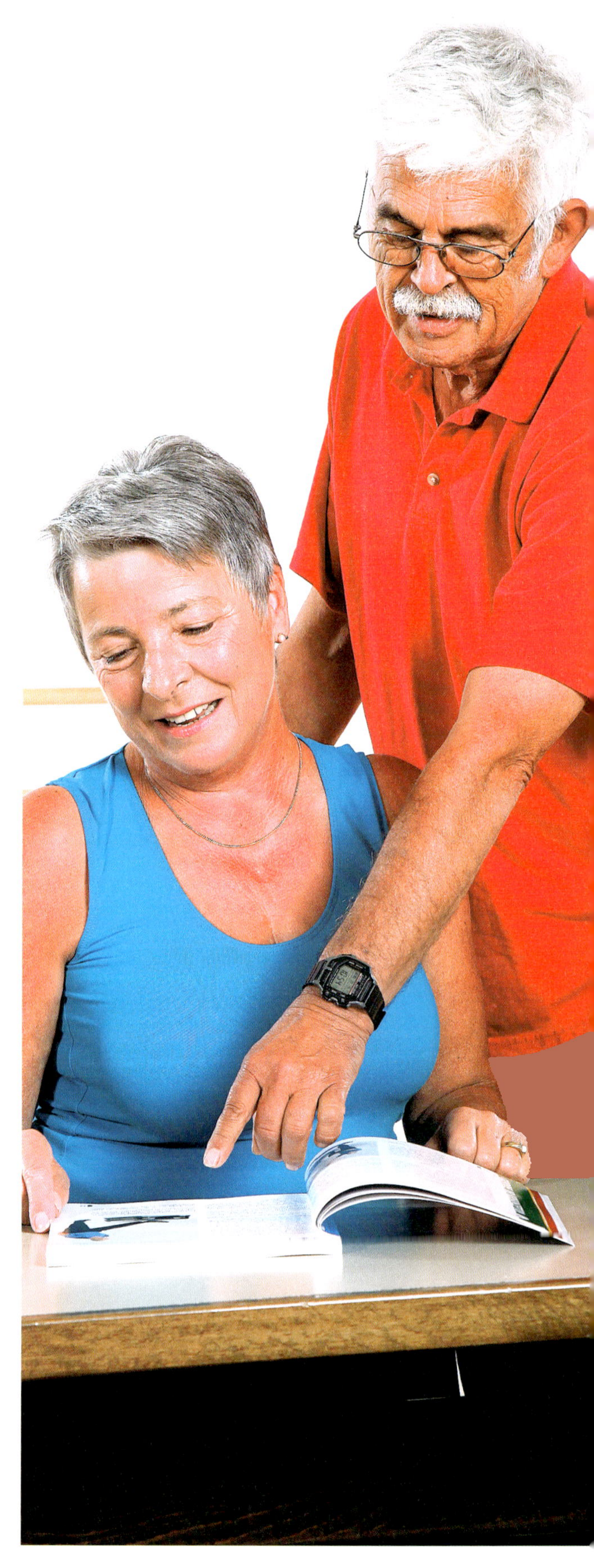

1.3 Tipps zur Organisation

1.3.1 Räumlichkeiten

Je nach Teilnehmerzahl ist eine Raum- bzw. Hallengröße von mindestens ca. 100 Quadratmetern erforderlich. Der Raum sollte nicht nur für die Bewegungssequenzen geeignet sein, sondern auch für die Phasen der Wissensvermittlung. Zu achten ist weiterhin auf eine entsprechende Raumtemperatur, auf die Möglichkeit, den Raum mit frischer Luft zu versorgen und auf eine behagliche Atmosphäre.

1.3.2 Geräte und Materialien

Zur Durchführung des Kurses *Standfest und Stabil* benötigen Sie die folgenden Materialien:

- Flipchart,
- elastische Übungsbänder (in Teilnehmeranzahl),
- Gymnastikmatten (in Teilnehmeranzahl),
- Stühle (wenn möglich mit Rückenlehne und Armstütze, in Teilnehmeranzahl),
- fünf Zollstöcke oder Maßbänder,
- eine Rolle Klebeband,
- Stifte,
- eine oder mehrere leichte Haushaltsleitern aus Aluminium.

Falls möglich, wäre es schön, wenn die folgenden Materialien (zur Auswahl) zusätzlich zur Verfügung stehen:

- Moderationskarten (Karteikarten, festes Papier),
- Klemmbretter,
- verschiedene labile Unterlagen (in Teilnehmeranzahl),
- Schwungtuch,
- Tennisringe,
- Igelbälle,
- Seilchen,
- Frisbee,
- Zeitungsblätter,
- Weichbodenmatte,
- Stäbe,
- Teppichfliesen,
- Bierdeckel,
- Langbank,
- Kastendeckel.

1.3.3 Sicherheit

Die Sicherheit der Teilnehmer geht immer vor. Es ist die Aufgabe des Übungsleiters, die Bewegungsstunde so zu gestalten, dass durch das Training selbst kein unnötiges Risiko besteht, zu stürzen. Dies ist gar nicht so einfach. Denn auf der anderen Seite muss der Übungsleiter gewährleisten, dass die Teilnehmer optimal gefordert werden, damit Funktionsverbesserungen erreicht werden können (zum Beispiel beim Gleichgewichtstraining). Dieser Gratwanderung zwischen Herausforderung und Sicherheit muss der Übungsleiter sich in jeder Stunde wieder neu stellen. Er muss den Teilnehmern herausfordernde Aufgaben stellen, darf sie aber nicht überfordern. Das funktioniert nur, wenn nicht alle Teilnehmer die gleichen Aufgaben bewältigen müssen, sondern je nach Leistungsfähigkeit individuell gefordert werden. So kann es zum Beispiel beim Gleichgewichtstraining sein, dass einige Teilnehmer Aufgaben auf instabilen Unterlagen absolvieren, während andere die gleichen Aufgaben im stabilen Stand oder mit Handfassung durch einen Partner durchführen. Eine individuelle Belastungsdosierung kann Überforderung und damit unkontrollierte und unsichere Bewegungen, die zu Stürzen führen können, verhindern.

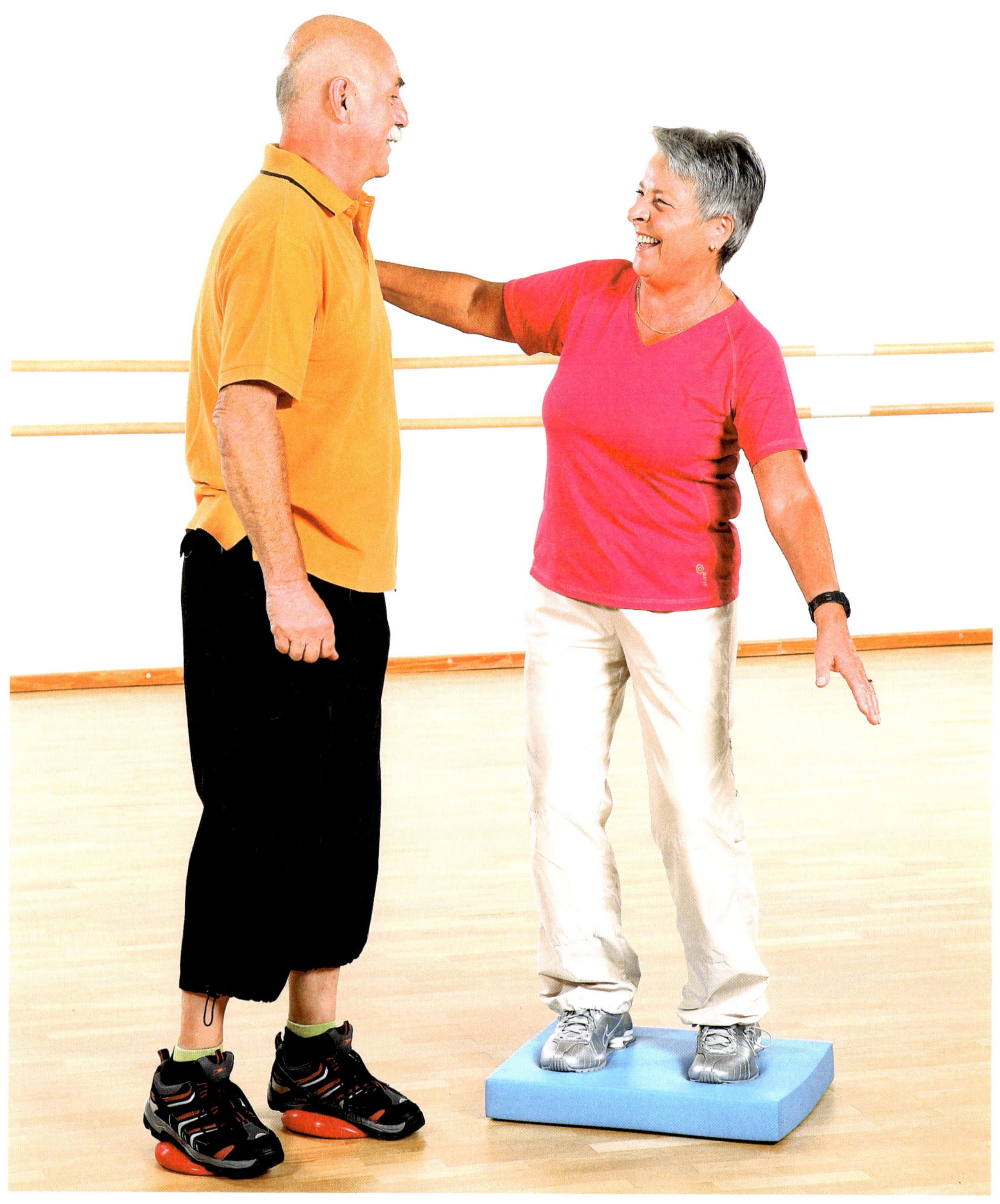

Achten Sie darüber hinaus auf die Einhaltung der folgenden Sicherheitsregeln:

- Da bei älteren Menschen in Ausnahmefällen grundsätzlich mit dem Auftreten von Krankheitsereignissen zu rechnen ist, empfehlen wir, dass während jeder Stunde ein funktionsfähiges Mobiltelefon in Reichweite ist. Damit können Sie, falls notwendig, ärztliche Hilfe anfordern.
- Achten Sie auf unsichere Teilnehmer besonders intensiv: Bleiben Sie in der Nähe dieser Teilnehmer, nehmen Sie diese ggf. selbst an die Hand und stützen Sie sie während der Durchführung einzelner Übungen.
- Wenn Sie die Teilnehmer besser kennen, können Sie diese Aufgaben ggf. an einen sicheren Teilnehmer delegieren. Motto: Die Starken achten auf die Schwachen.
- Anfangs ist es – je nach Leistungsfähigkeit der Teilnehmer – möglicherweise hilfreich, einige Übungen mit Festhalten an Rückenlehnen von Stühlen oder an der Hallenwand durchzuführen. Je sicherer die Teilnehmer mit der Zeit jedoch werden, ist es wichtig, diese Hilfen zu reduzieren und schließlich ganz wegzulassen.

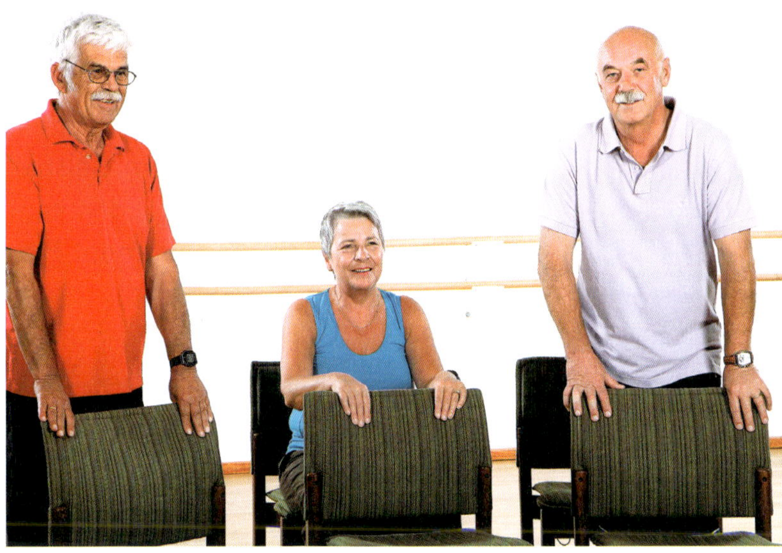

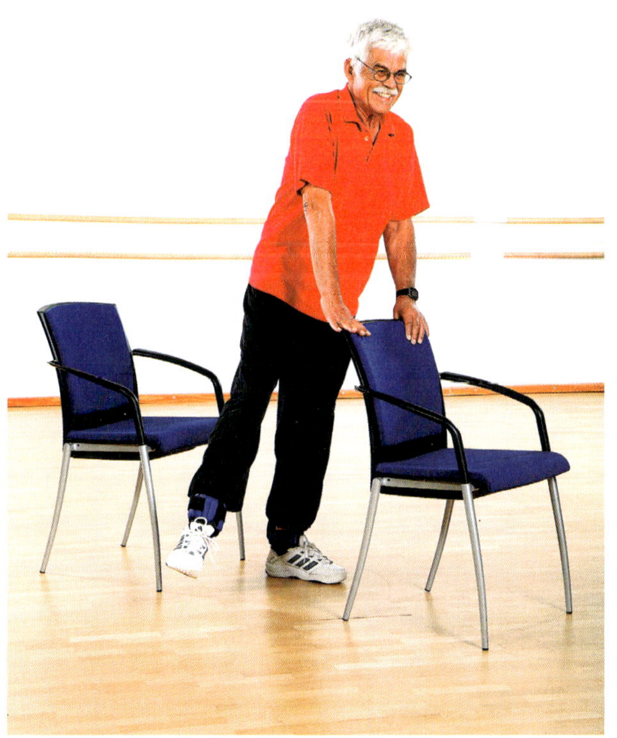

- Für recht schwache Teilnehmer bietet sich das Trainieren im kleinen Kreis mit Handhalten an. Der Trainer steht dabei immer zwischen den schwächsten Teilnehmern. Einerseits bieten die Hände des Nachbarn einen relativen Halt, andererseits können auch schwache Teilnehmer auf diese Weise anspruchsvolle Übungen trainieren, die das Gleichgewichtssystem in hoher Intensität fordern.
- Prinzipiell ist es für ein Sturzprophylaxetraining nicht notwendig, dass die Teilnehmer vorab einen Arzt aufsuchen, um dessen Einverständnis einzuholen. Es sollte jedoch eine Absprache mit dem Arzt erfolgen, um dessen Unterstützung zu sichern und die Teilnehmer zu motivieren. Bei wenigen Teilnehmern ist es nötig, eine ärztliche Beratung und Untersuchung vorzuschalten.

- Teilnehmer, die aus gesundheitlichen Gründen für den Kurs nicht geeignet sind, können sich bei ihrer Krankenkasse nach geeigneten therapeutischen Maßnahmen erkundigen, zum Beispiel Rehasport, Funktionstraining, Patientenschulung, Disease-Management-Programme.

1.3.4 Finanzierung

Die Kostenkalkulation für einen Kurs *Standfest und Stabil* sollte folgende Faktoren berücksichtigen:

Kostenfaktor	Betrag
Kursleitervergütung (12 Termine)	
Raumkosten (Abschreibung/ Miete, Strom, Wasser, Heizung, Hausmeister)	
Verwaltungskosten (Personal, Porto, Telefon)	
Teilnehmer-Kursunterlagen (Kopierkosten)	
Material-Neuanschaffungen (20 % der Anschaffungskosten, da für weitere Kurse nutzbar): z. B. Matten, Übungsbänder	
Kosten für Versicherung der Nicht-Vereinsmitglieder	
Sonstige Kosten	
Summe der Ausgaben	

Die Summe der Gesamtausgaben wird dann durch die Anzahl der Teilnehmer geteilt und ergibt so den Teilnehmerbetrag, der pro Teilnehmer angesetzt werden kann.

1.3.5 Presse- und Öffentlichkeitsarbeit

Machen Sie frühzeitig Werbung für Ihr neues Kursangebot. Für die Bekanntmachung können verschiedene Medien genutzt werden, wie beispielsweise:

- Vereinszeitung,
- Tageszeitung,
- Anzeigenblätter,
- Plakate,
- Handzettel für Ärzte, Apotheken usw.

1.3.6 Teilnehmerinformationen

Falls möglich, sollte bereits vor der ersten Kursstunde ein Treffen für die Teilnehmer angeboten werden. Hier können schon einige Fragen geklärt und für die Teilnehmer wichtige Informationen weitergegeben werden.

Ein wichtiger Bestandteil des Kurses sind die Hausaufgaben. Um die Hausaufgaben durchführen zu können, benötigen die Teilnehmer auch zu Hause einige Materialien. Es ist sinnvoll, die Teilnehmer bereits im Vorfeld darüber zu informieren. Im Einzelnen benötigen die Teilnehmer:

- eine Gymnastikmatte oder eine kostengünstige Isomatte,
- ein elastisches Übungsband,
- einen Stuhl,
- eine Uhr mit Sekundenzeiger,
- eventuell einen Partner, der während der ersten Kurswoche bereit ist, bei Wiederholung der Tests die Zeit zu messen.

2 Kernziele des *Standfest und Stabil*-Gesundheitssportprogramms

Gesundheitssport bezieht sich auf körperliche Aktivitäten, die auf gesundheitsförderliche Effekte bei Zielgruppen mit spezifischen Risiken, gesundheitlichen Problemen und Erkrankungen ausgerichtet sind. Gesundheitssport lässt sich damit abgrenzen von den anderen Sportbereichen und Konzepten zur allgemeinen Förderung körperlicher Aktivität. In Gesundheitssportprogrammen werden mit spezifischen, individuell zugeschnittenen Aktivitäten gesundheitsrelevante Kernziele zielgruppengerecht angesteuert.

Das vorliegende Kursprogramm *Standfest und Stabil* versteht sich explizit als Gesundheitssportprogramm. Es ist speziell auf die Zielgruppe der älteren Menschen mit Bewegungsmangel ausgerichtet.

Das Konzept des Gesundheitssports lässt sich über sechs Kernziele konkretisieren und begründen. Diese sind

Kernziel 1: Stärkung physischer Gesundheitsressourcen,

Kernziel 2: Stärkung psychosozialer Gesundheitsressourcen,

Kernziel 3: Verminderung von Risikofaktoren,

Kernziel 4: Bewältigung von psychosomatischen Beschwerden und Missbefindenszuständen,

Kernziel 5: Aufbau von Bindung an gesundheitssportliche Aktivität sowie

Kernziel 6: Verbesserung der Bewegungsverhältnisse.

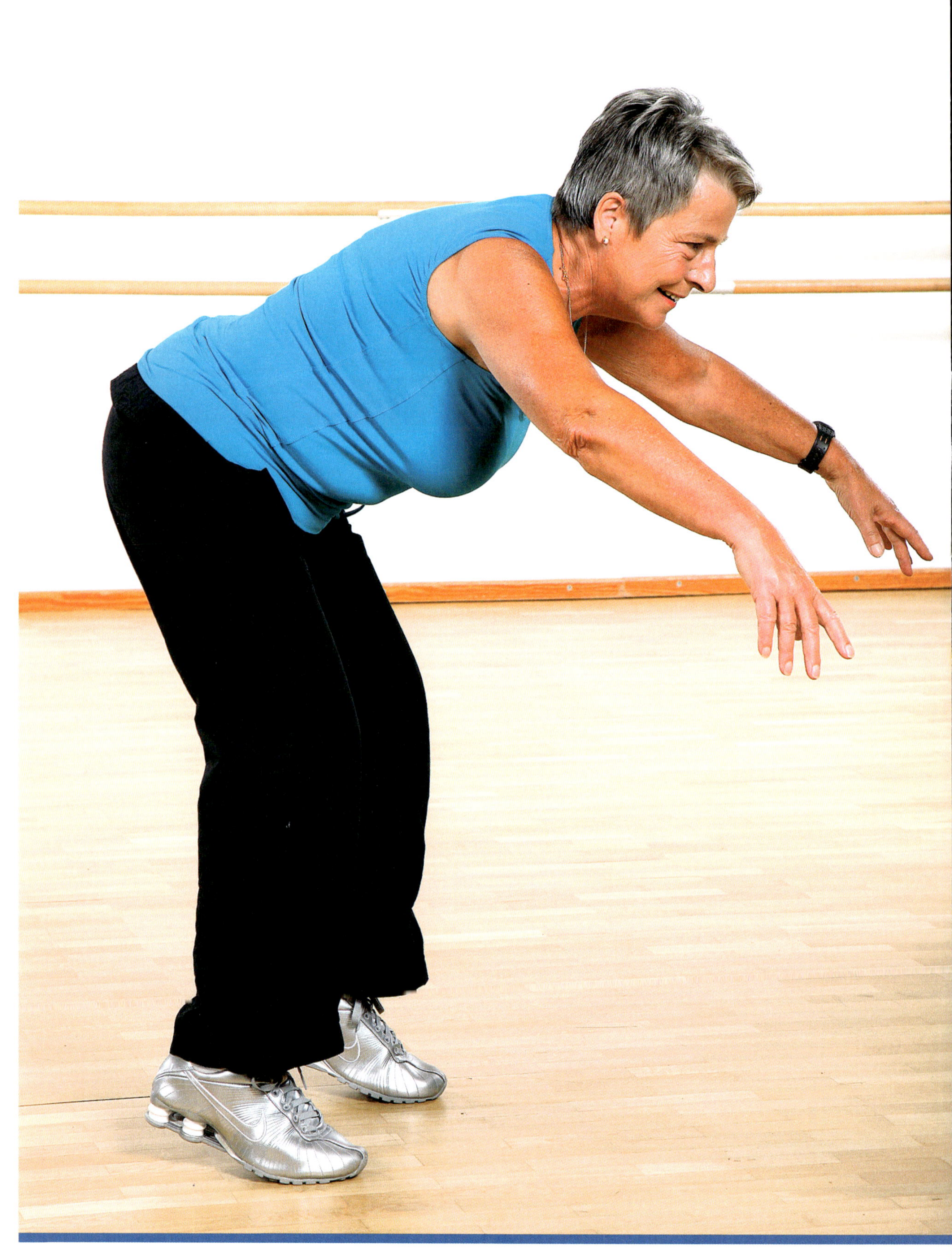

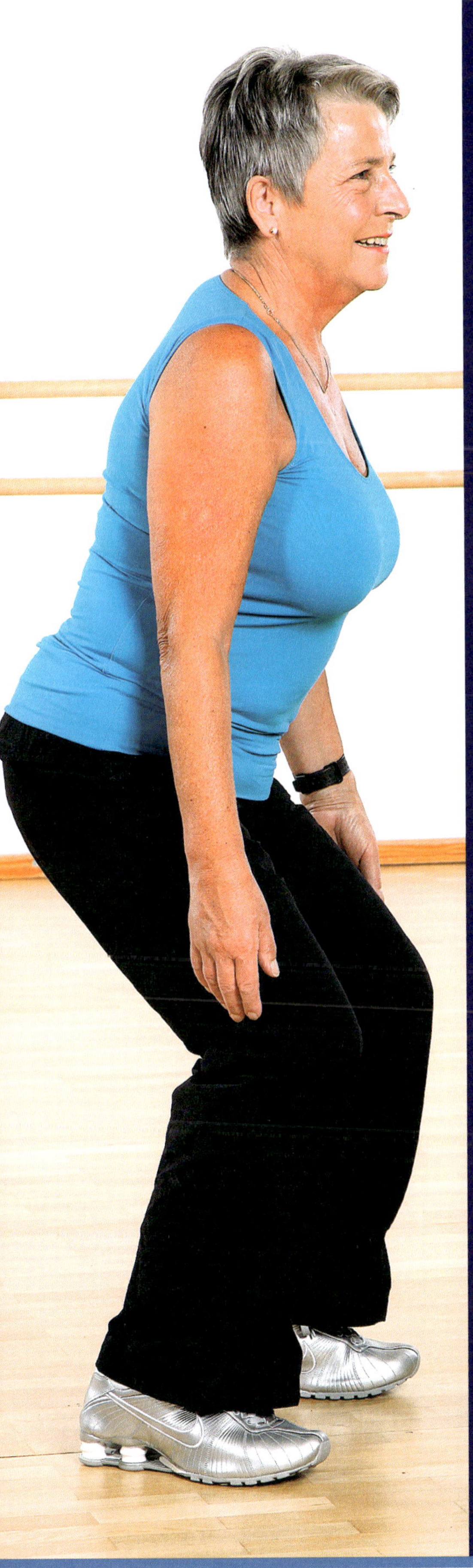

2.1 Kernziel 1

Stärkung physischer Gesundheitsressourcen

Die Stärkung der physischen Gesundheitsressourcen steht im Fokus der Gesundheitssportprogramme. Eine systematische Aktivierung der Muskeln löst Anpassungen des gesamten Organismus aus und kann dazu beitragen, diesen gesund und funktionsfähig zu erhalten. Dies gilt für das Herz-Kreislauf-System, für den Halte- und Bewegungsapparat genauso wie für das zentrale Nervensystem, die meisten inneren Organe und für physische Funktionsbereiche. Durch eine Schwerpunktsetzung von Reizen können spezifische Effekte angesteuert und erzielt werden.

Im Rahmen eines Gesundheitssportprogramms sollten diese fünf körperlichen Fähigkeiten entwickelt werden: *Kraft- und Dehnfähigkeit, Koordinations-, Ausdauer- und Entspannungsfähigkeit.*

Standfest und Stabil ist ein ganzheitliches Gesundheitssportprogramm. Dabei steht das Krafttraining und das Gleichgewichtstraining aufgrund der spezifischen Schwerpunktsetzung im Mittelpunkt. Die übrigen Fähigkeiten werden jedoch im Rahmen der einzelnen Kursstunden sowie sekundär über das Multi-Tasking-Training und über das Training der Alltagssituationen mittrainiert.

Eine zentrale Rolle zur Sicherung der Effektivität und Wirksamkeit des Trainings in Bezug auf die Stärkung der physischen Gesundheitsressourcen spielen die Hausaufgaben. Es ist wichtig, die Teilnehmer dazu zu motivieren, neben dem Training im Rahmen des Kurses die Hausaufgaben regelmäßig im angegebenen Umfang zu erledigen. Nur dann werden nach Abschluss des Kurses deutliche Verbesserungen der physischen Gesundheitsressourcen erreicht werden können.

2.2 Kernziel 2

Stärkung psychosozialer Gesundheitsressourcen

Beim Kernziel 2, der Stärkung der psychosozialen Gesundheitsressourcen, geht es darum, psychische und soziale Potenziale zu fördern, die das Gefühl des Wohlbefindens auslösen und die darüber hinaus helfen, psychosoziale Anforderungen im Alltag besser zu bewältigen. Ein Ungleichgewicht zwischen Ressourcen und Anforderungen, also geringe Ressourcen bei hohen Anforderungen, kann zu Beschwerden und im weiteren Verlauf zur Entwicklung von Krankheiten führen.

Die gezielte Förderung der folgenden psychosozialen Gesundheitsressourcen hat sich im Rahmen von Gesundheitssportprogrammen als wirksam und effektiv erwiesen:

1. Die Verbesserung der Kompetenz zum Stimmungsmanagement, um das Wohlbefinden aktiv und selbstgesteuert beeinflussen zu können.
2. Die Vermittlung von Handlungs- und Effektwissen, um körperliche Aktivität kompetent und zielgerichtet im Sinne der Gesundheitsförderung einsetzen zu können.
3. Die Stärkung des Gefühls der Selbstwirksamkeit, um selbstbewusst und überzeugt die körperliche Aktivität zur besseren Bewältigung des Alltags einsetzen zu können.
4. Die Konkretisierung und Differenzierung von Konsequenzerwartungen, um realistische und erreichbare Handlungsziele für die gesundheitssportliche Aktivität zu identifizieren.

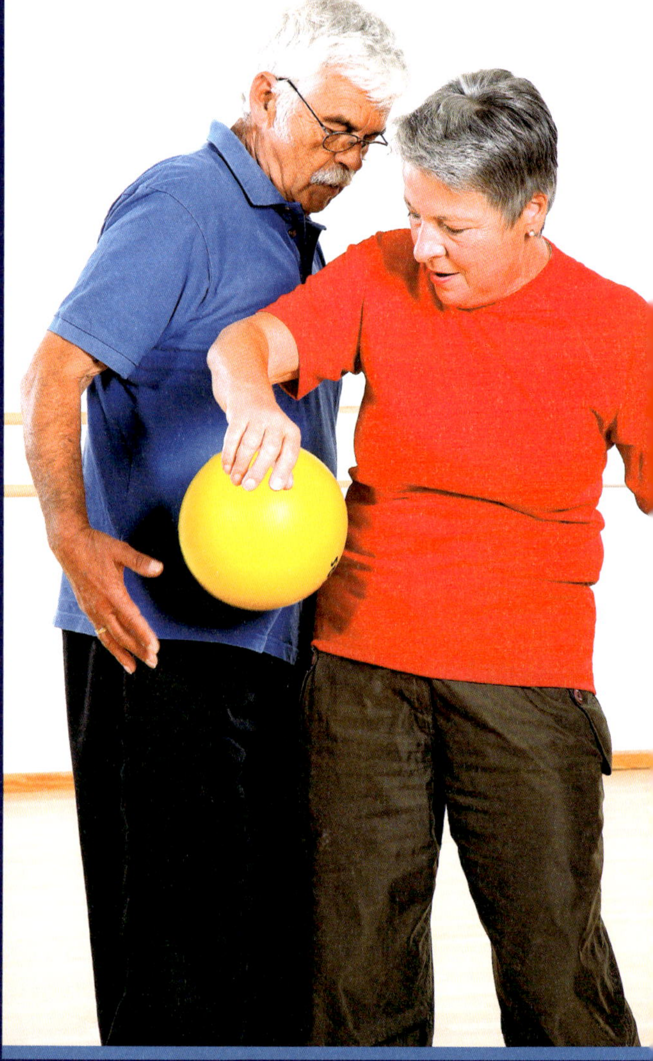

5. Die Entwicklung eines positiven Selbst- und Körperkonzepts, um mit sich selbst besser klarzukommen und um eine positive emotionale Beziehung zum eigenen Körper aufzubauen.
6. Die Förderung und Erfahrung von sozialen Kompetenzen, um sich in der Gruppe wohlzufühlen, aber auch um mehr Sicherheit im Umgang mit anderen Menschen zu entwickeln.

Im Rahmen dieses Kursprogramms werden immer wieder Spielformen in der Gruppe und Partnerübungen angeboten. Außerdem werden in der Gruppe Problemsituationen identifiziert, es werden gemeinsam

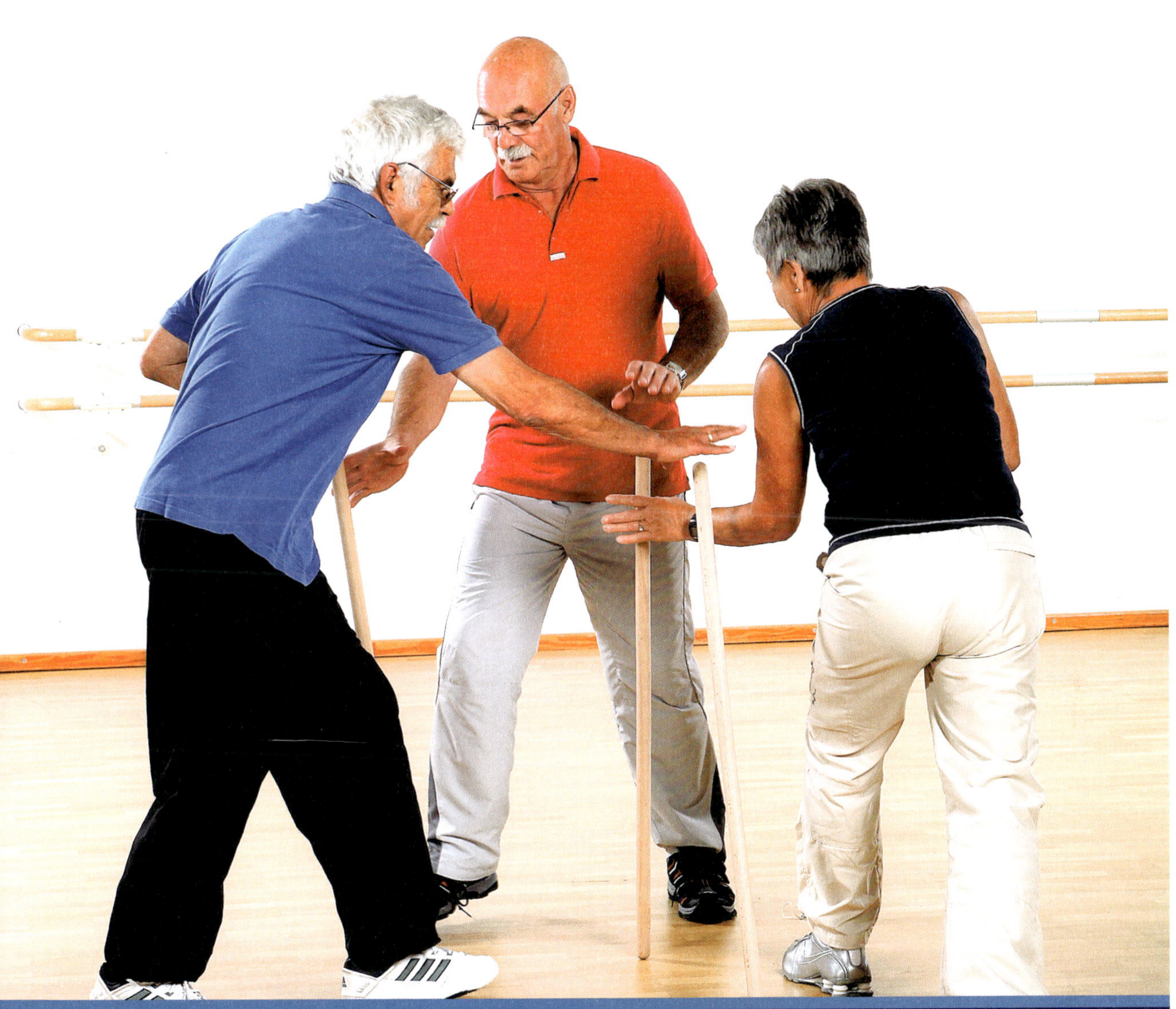

Lösungen entwickelt, ausprobiert und umgesetzt. Das Kursprogramm stärkt durch diese Inhalte die oben genannten psychosozialen Gesundheitsressourcen.

Das spielerische Training mit Partner oder in der Gruppe beeinflusst die Stimmung und das Wohlbefinden der Teilnehmer positiv. In den Wissensbausteinen der einzelnen Kursstunden wird gezielt Handlungs- und Effektwissen vermittelt. Dieses vertiefte Hintergrundwissen ermöglicht es den Teilnehmern, im Alltag eigenständig zu trainieren. Die Übertragung dieses Wissens in den Alltag wird durch den Kursinhalt „Training von Alltagssituationen" besonders gefördert. Insgesamt ist das Kursprogramm so ausgerichtet, dass positive Veränderungen und Erfolge schnell spürbar werden. Sie stärken das Selbstbewusstsein der älteren Teilnehmer und sie verstärken das Gefühl, selbst etwas tun zu können, um das Sturzrisiko zu verringern.

Neben der motivierenden und verstärkenden Funktion des Übungsleiters spielt auch die Tatsache, dass das Training in der Gruppe durchgeführt wird, eine wichtige Rolle. Das gemeinsame Bewegen und Spielen in der Gruppe steigert die Motivation und trägt dadurch zu einer langfristigen Bindung an Bewegung und Sport bei.

2.3 Kernziel 3

Verminderung von Risikofaktoren

Dem Kernziel 3, der Verminderung von Risikofaktoren, liegt die Erkenntnis zugrunde, dass die oben genannten physischen Gesundheitsressourcen nur dann auf Dauer erhalten bleiben, wenn sie regelmäßig gefordert werden. Oder andersherum: Alle Fähigkeiten und Funktionen, die nicht gefordert werden, werden abgebaut. In der Folge degenerieren nicht nur Muskeln, sondern auch die Funktionsfähigkeit der Organe und der Körpersysteme. Bewegungsmangel entwickelt sich so zu einem Risikofaktor für die Gesundheit. Dies gilt in ganz besonderem Maße für ältere Menschen, denn bei ihnen hat Bewegungsmangel besonders deutliche Einbußen der Funktionsfähigkeit. Ein Mangel an Bewegung führt im Alter zu einem deutlich schnelleren Abbau der physischen Fähigkeiten und damit auch der körperlichen Funktionen als in jüngeren Jahren.

Im Rahmen des vorliegenden Kursprogramms steht die Beseitigung der Risikofaktoren „nachlassende Gleichgewichtsfähigkeit" und „muskuläre Insuffizienz" durch Bewegungsmangel im Mittelpunkt.

Durch die körperliche Aktivierung der Teilnehmer im Rahmen des Kurses und durch das zusätzliche Heimtraining mit Hilfe der Hausaufgaben wird der Risikofaktor Bewegungsmangel reduziert – zumindest für die Dauer des Kurses. Langfristig wird durch die Motivierung der Teilnehmer zu lebenslanger körperlicher Aktivität auch eine dauerhafte Verminderung des Risikofaktors erreicht. Die Vermittlung des entsprechenden Wissens und die Vermittlung von Handlungskompetenzen sowie die Einbindung in weiterführende, dauerhafte Sportangebote spielt hierbei eine wichtige Rolle. Ziel ist es, die Teilnehmer zu einer Veränderung ihres Lebensstils zu motivieren.

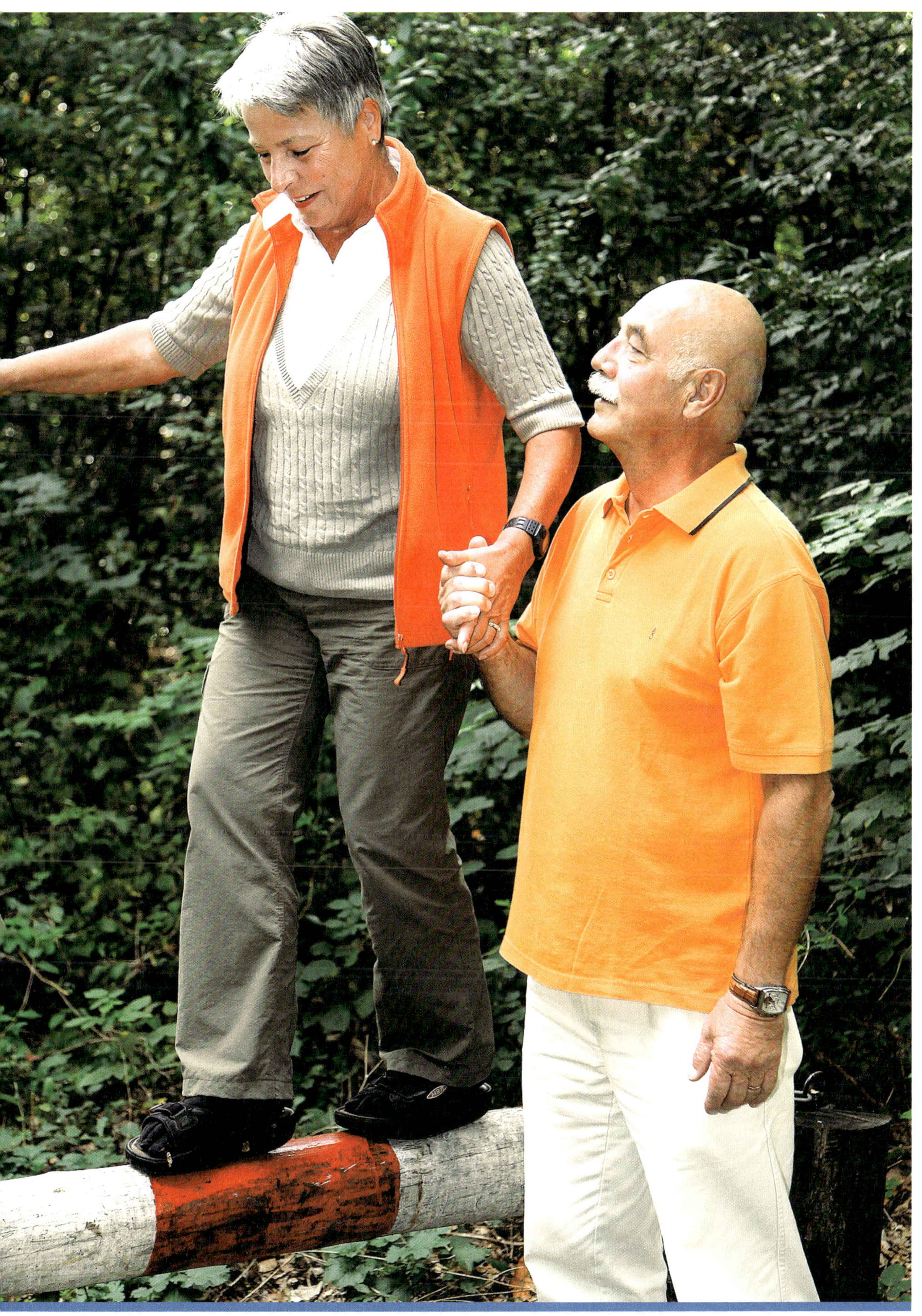

2.4 Kernziel 4

Bewältigung von psychosomatischen Beschwerden und Missbefindenszuständen

Zwei Ansätze, die sich gegenseitig ergänzen, können im Rahmen eines Gesundheitssportprogramms zur Bewältigung von Beschwerden beitragen.

1. Die Förderung problembezogener Bewältigungskompetenz: Hier geht es um die Linderung körperlicher Beschwerden. So kann zum Beispiel das gezielte Muskeltraining, das im Rahmen des Kurses absolviert wird, dazu beitragen, Gelenkschmerzen zu reduzieren.

2. Die Förderung emotionsbezogener Bewältigungskompetenz: Hier geht es darum, einen veränderten Umgang mit belastenden Emotionen zu erreichen. Ziel ist es, durch die individuelle Identifikation von angstauslösenden Alltagssituationen und durch die Entwicklung von entsprechenden Problemlösestrategien im Rahmen des Kurses die Angst der Teilnehmer vor einem Sturz zu reduzieren. Sturzangst kann psychosomatische Beschwerden auslösen und die Aktivität alter Menschen einschränken. Alte Menschen, die weniger Angst haben, die sich selbstbewusst und dennoch problembewusst verhalten, bewegen sich sicherer, selbstbewusster und lockerer im Alltag und haben auch dadurch ein verringertes Sturzrisiko.

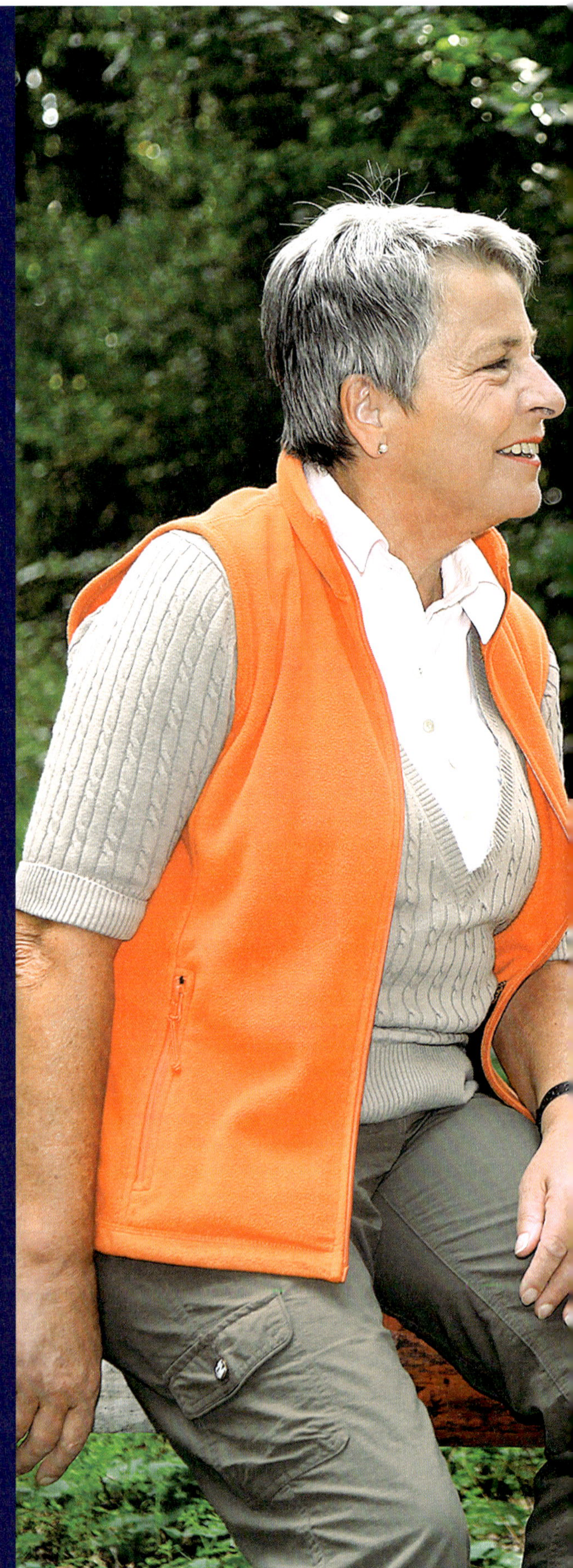

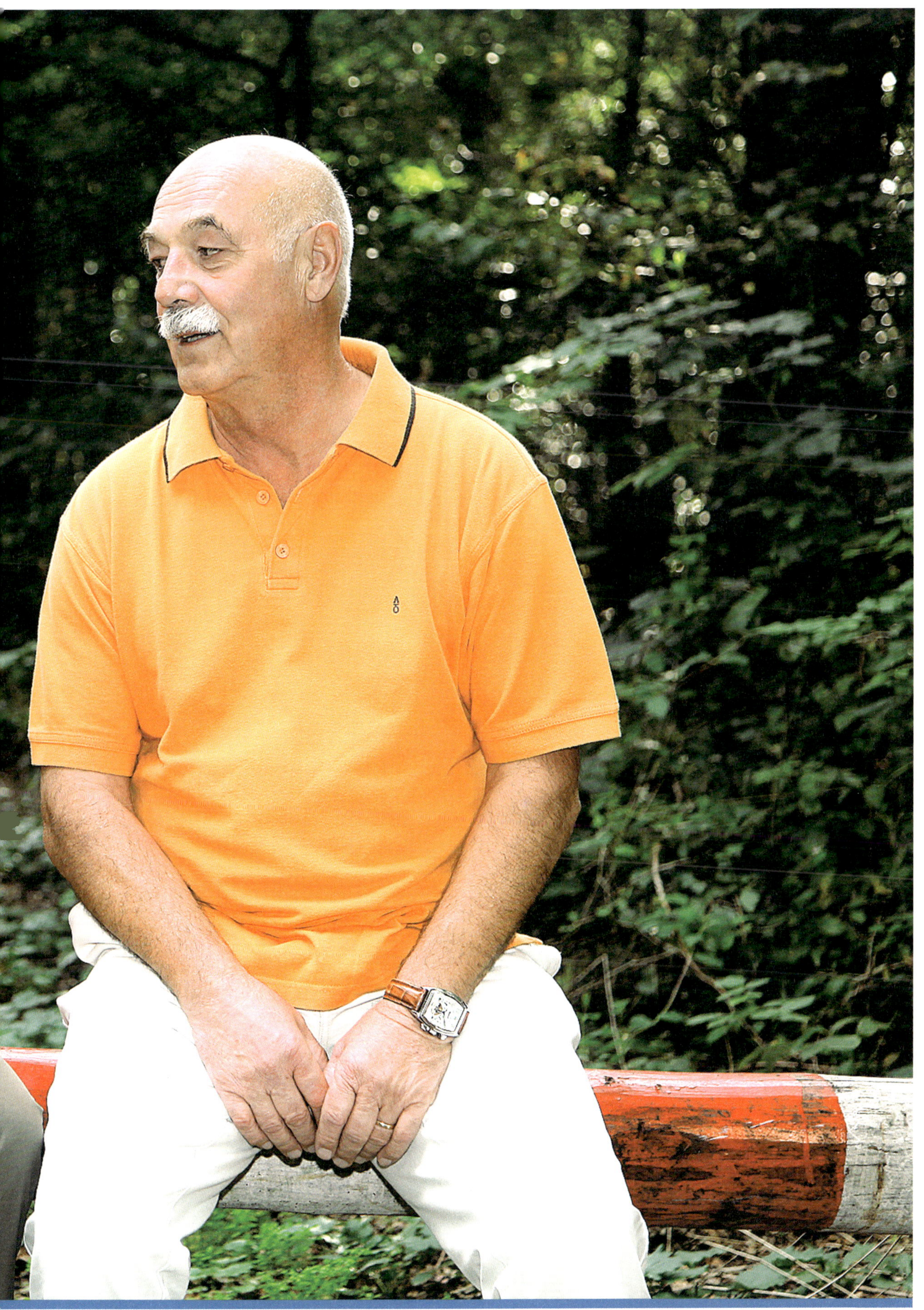

2.5 Kernziel 5

Aufbau von Bindung an gesundheitssportliche Aktivität

In diesem Kontext geht es darum, das regelmäßige Bewegen und das langfristige Dabeibleiben zu fördern. Es geht um die Sicherung von Nachhaltigkeit, die gesundheitssportliche Aktivität soll als ein fester Bestandteil des gesunden Lebensstils nachhaltig verankert werden.

Bindung an die sportliche Aktivität ist eine notwendige Voraussetzung für das dauerhafte Erreichen der übrigen Kernziele. Nur, wenn die Teilnehmer langfristig aktiv bleiben, können die anderen Kernziele dauerhaft erreicht werden.

In wissenschaftlichen Untersuchungen ist festgestellt worden, dass Menschen eine langfristige Bindung an regelmäßige körperliche Aktivität aufbauen, wenn sie beim Sport positive Gefühle erleben, wenn sie der Bewegung einen Sinn zuschreiben und wenn sie sich dabei sozial eingebunden, aufgehoben und unterstützt fühlen. Bei älteren Menschen, die bisher keinen Sport getrieben haben, ist es für die langfristige Bindung an körperliche Aktivität darüber hinaus wichtig, dass sie das Gefühl haben,

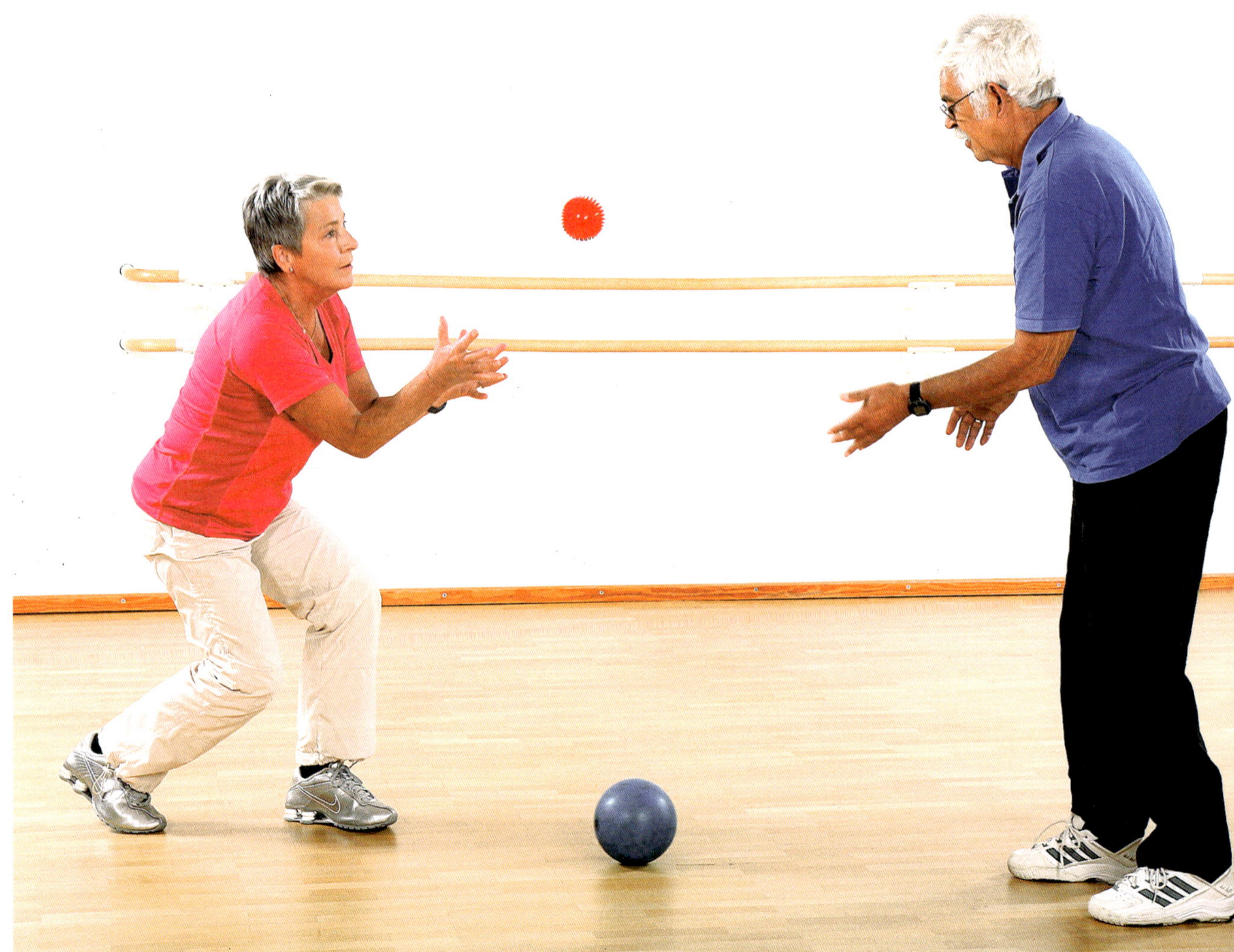

dass sie das Programm bewältigen können („Ich kann das!") und dass sie Ängste abbauen können („Ich schaffe das, ohne zu fallen!").

Im Rahmen des Gesundheitssportprogramms *Standfest und Stabil* wird den Teilnehmern das Wissen zur Durchführung und zu den positiven Effekten eines präventiven, gesundheitsorientierten Bewegungstrainings mit dem Schwerpunkt Haltungs- und Bewegungstraining zur Reduzierung des Sturzrisikos vermittelt. Es werden individuelle und realistische Trainingsziele gesetzt. Dadurch können die Teilnehmer am eigenen Körper Verbesserungen erleben, erfahren und spüren. Aufgrund der Durchführung von Tests und Retests können die gespürten Veränderungen sogar manifestiert und dokumentiert werden. Das Wissen und die Erfahrung, den eigenen Fitness- und Gesundheitszustand beeinflussen zu können, stärkt das Selbstvertrauen der Teilnehmer. Außerdem fördert das Training in der Gruppe den Spaß an der Bewegung und das Wohlbefinden. Insgesamt wird durch diese Effekte die Barriere zu gesundheitssportlicher Betätigung abgebaut und im Gegenzug eine hohe Bindung und Motivation zu lebenslangem Sporttreiben aufgebaut.

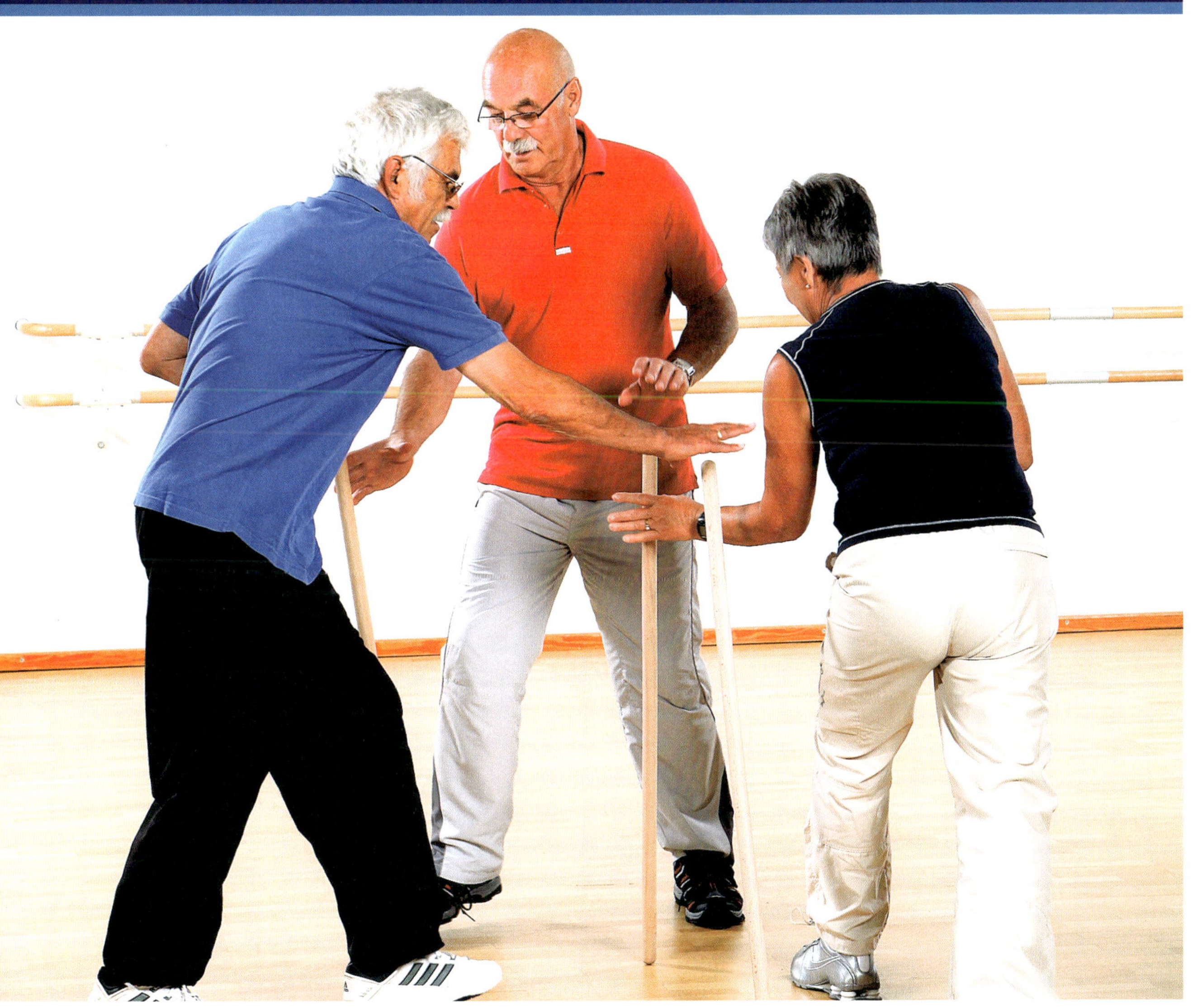

2.6 Kernziel 6

Verbesserung der Bewegungsverhältnisse

Die Verbesserung der Bewegungsverhältnisse ist ein wesentlicher Faktor für die Gewinnung der richtigen Zielgruppe und für die langfristige Bindung dieser Teilnehmer an die Bewegung. Durch den Aufbau kooperativer Netzwerke kann es gelingen, Menschen für das Gesundheitssportprogramm zu gewinnen, die Barrieren, Ängste und Hemmungen haben und nur schwer zu einer Veränderung ihres Lebensstils zu bewegen sind. Mitarbeiter aus Senioreneinrichtungen, Seniorenklubs oder von ambulanten Pflegediensten haben einen persönlichen Bezug zu älteren Menschen und können dazu beitragen, sie für einen bewegten Neuanfang zu begeistern. Wenn es um die Motivation zu langfristigem Aktivbleiben geht, ist es besonders wichtig, dass die Einstiegskurse gezielt weitergeführt werden. Turn- und Sportvereine können dies sehr gut gewährleisten. Darüber hinaus zeigt sich die Qualität der Bewegungsverhältnisse in der Standardisierung von Gesundheitssportprogrammen, durch besonders qualifizierte und geschulte Kursleiter, durch adäquate Räumlichkeiten und Geräte sowie in Form eines kontinuierlichen Qualitätsmanagements. All diese Voraussetzungen erfüllt das standardisierte Gesundheitssportprogramm *Standfest und Stabil*.

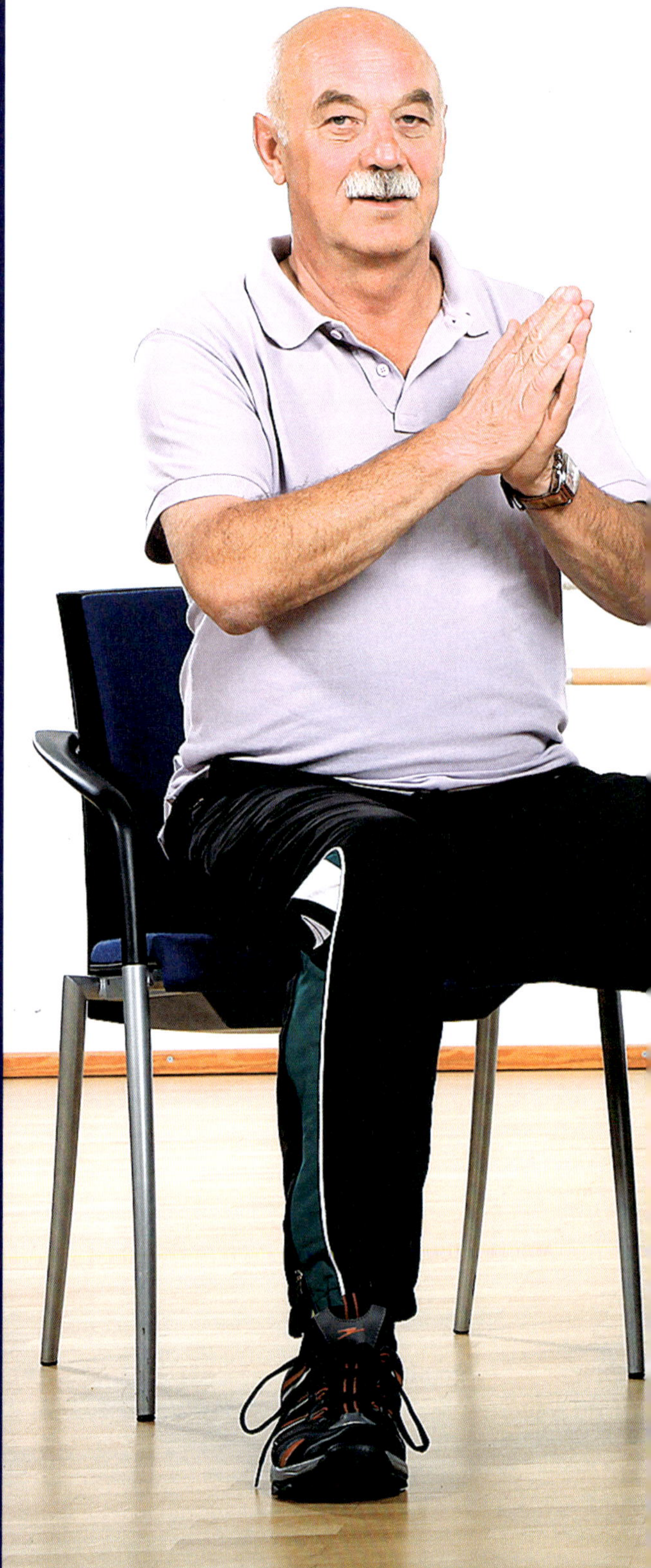

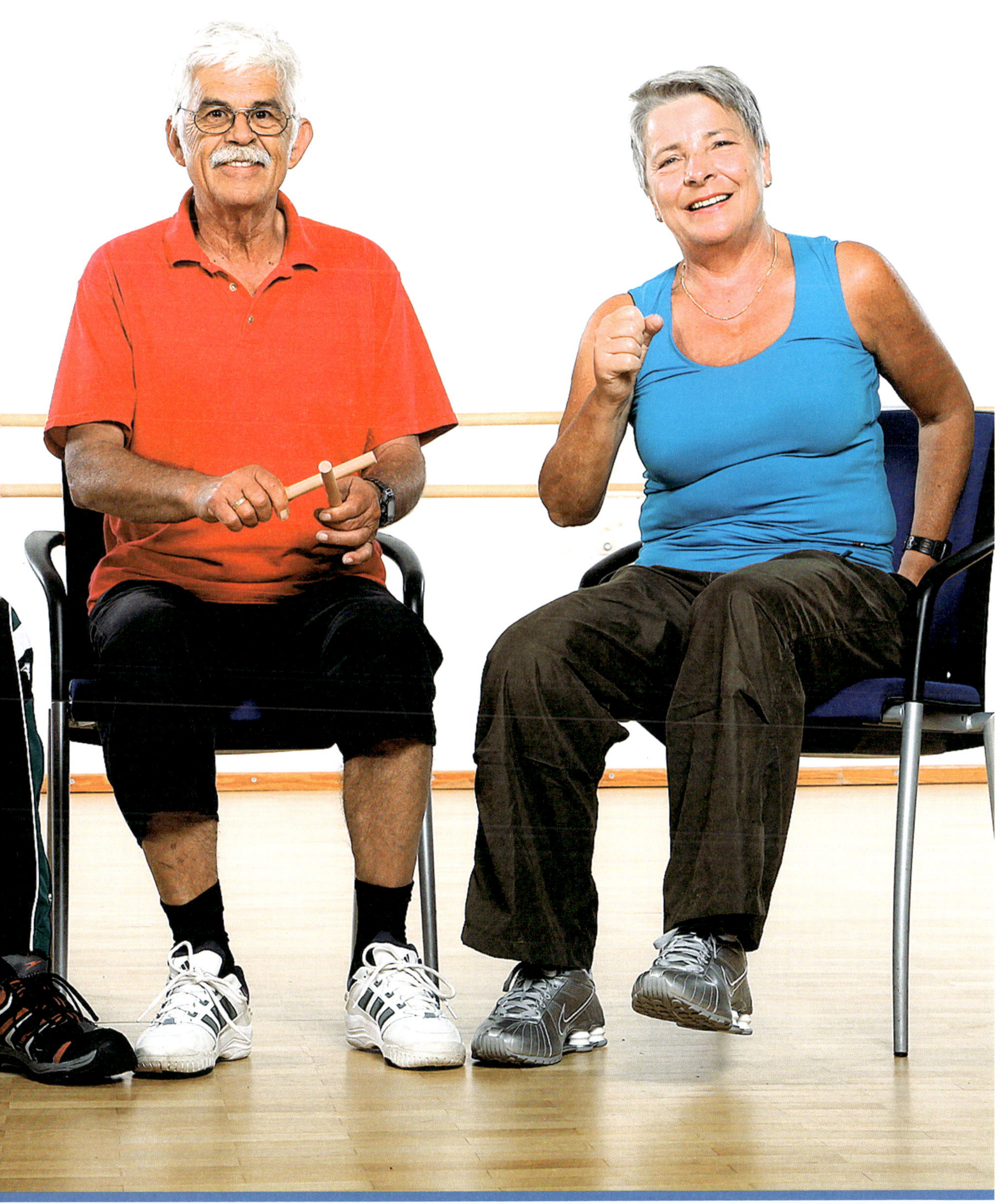

3 Die Kursphasen von *Standfest und Stabil*

Die 12 Kursstunden des Gesundheitssportprogramms *Standfest und Stabil* dauern jeweils etwa 60 min. Eine Kursstunde besteht aus den folgenden Kursphasen:

1. Begrüßung und Wissensbaustein: Gruppengespräch/Vortrag und praktische Informationsvermittlung, Vermittlung von Handlungs- und Effektwissen,
2. Training von Alltagssituationen,
3. Dual- und Multi-Tasking-Training,
4. Gleichgewichts- oder sensomotorisches Training,
5. Krafttraining sowie
6. Ausklang (Dehnen/Entspannung) und Hausaufgaben.

Wichtig!

Die methodische Übungsreihe zur Steigerung der Schwierigkeit

Die Übungen in den praktischen Modulen sind als methodische Übungsreihe angelegt. Sie besitzen also eine Steigerung des Schwierigkeitsgrades von leicht nach schwer. Welche Übungen Sie für Ihre Kursteilnehmer auswählen, also bei welchem Schwierigkeitsgrad Sie ein- und wieder aussteigen, hängt von der Leistungsfähigkeit Ihrer Kursteilnehmer ab. Der Übungspool ist deshalb sehr breit und umfangreich angelegt. Das bedeutet auch, dass Sie nicht alle Übungsvorschläge (sowohl vom Volumen als auch vom Schwierigkeitsgrad her) in einer Kursstunde schaffen müssen.

3.1 Die Grundstruktur einer Kursstunde

Die Kursphasen innerhalb einer Kursstunde werden je nach Stundenschwerpunkt unterschiedlich gewichtet. Jede Kursstunde hat ein „Schwerpunktthema", das ausführlich theoretisch und praktisch erarbeitet wird. Deshalb kommt es vor, dass in einer Stunde ein Modul gar nicht oder nur sehr knapp bearbeitet wird. Andererseits ist es auch möglich, verschiedene Module zu einem Modul zusammenzufassen, wie z. B. das Modul „Krafttraining" und „Gleichgewichtstraining". Jedoch findet in jeder Kursstunde das Modul „Wissensbaustein" statt.

3.2 Kursphase 1: Begrüßung und Wissensbaustein

Begonnen wird in jeder Kursstunde mit dem Modul „Begrüßung" und „Wissensbaustein". Diese Phase ist von großer Bedeutung für das Zusammenfinden der Gruppe und die Einstimmung auf die Stunde. Am Anfang der Stunde finden sich die Kursteilnehmer zur Begrüßung zusammen. In der ersten Stunde stellen sich an dieser Stelle sowohl die Kursleiter als auch die Teilnehmer vor, falls dies nicht bereits in einem Vortreffen oder in einer Vorbesprechung geschehen ist.

So wird jeweils als Stundeneinstieg die Frage nach der Befindlichkeit der Kursteilnehmer gestellt. Diese Frage sollte ab der zweiten Kursstunde mit einem Erfahrungsaustausch über die Umsetzung der Hausaufgaben verbunden werden. Dieses Vorgehen sollte von Ihnen während des gesamten Kurses ritualisiert werden. Es verfolgt das Ziel, den Kursteilnehmern den hohen Stellenwert der Hausaufgaben, die für sie eine zusätzliche zweite und dritte Trainingseinheit in der Woche bedeuten, deutlich zu machen. Außerdem treten beim selbstständigen Üben immer wieder Fragen auf, die gemeinsam in der Gruppe angeregt diskutiert und geklärt werden können. Durch diesen Erfahrungsaustausch, bei dem einige Kursteilnehmer sicherlich über positive Trainingseffekte berichten, begeistern und motivieren Sie alle Teilnehmer, auch die „wankelmütigen Kursteilnehmer", regelmäßig die Hausaufgaben zu machen.

Nach diesem Stundeneinstieg wird im Rahmen eines Gruppengesprächs Handlungs- und Effektwissen zum jeweiligen Stundenthema vermittelt. Dieses pädagogisch-didaktische Vorgehen zeichnet qualifizierte Gesundheitssportkurse aus.

Bei der Vermittlung von „Effektwissen" erklären Sie Ihren Kursteilnehmern, weshalb das jeweilige Stundenthema für die Vermeidung von Stürzen eine hohe Relevanz hat. So vermitteln Sie Ihren Kursteilnehmern Wissen, zum Beispiel über die Effekte und Wirkungen eines speziellen Trainings zur Prävention von Stürzen. Ein Beispiel hierfür wäre es, den Kursteilnehmern das Nachlassen der Gleichgewichtsfähigkeit durch Bewegungsmangel im Alter zu erläutern und die Möglichkeiten, dies durch spezielle Übungen zu verhindern.

Bei der Vermittlung von „Handlungswissen" steht das Wissen über die konkrete sportpraktische Umsetzung des jeweiligen Stundenthemas im Vordergrund. Um bei dem Stundenschwerpunkt „Gleichgewichtstraining" zu bleiben – bei der Vermittlung von Handlungswissen in Bezug auf das Gleichgewichtstraining steht das Kennenlernen der richtigen Bewegungsausführung, von verschiedenen Trainingsvarianten sowie die Dosierung dieser Trainingsform im Vordergrund.

Übergeordnetes Ziel dieses Vorgehens ist es, die Selbstwirksamkeitserwartung im Hinblick auf die Ausübung gesundheitssportlicher Aktivitäten zu steigern.

Bei der Vermittlung des Handlungs- und Effektwissens werden besondere Herausforderungen an die didaktisch-pädagogischen Fähigkeiten der Kursleiter gestellt. Gerade die angestrebte Stärkung der psychosozialen Gesundheitsressourcen der Kursteilnehmer in Bezug auf die Veränderung der Einstellung zu gesundheitssportlichen Aktivitäten und die Verbesserung der mentalen Leistungsfähigkeit stellt an den Kursleiter neue Herausforderungen. Es geht nicht, wie häufig in anderen Kursen praktiziert, um ein Vormachen und Nachmachen von Übungen. Der Kursleiter hat in diesem Konzept eine moderierende Rolle. Seine Aufgabe ist es, die Kursteilnehmer zu motivieren, sich aktiv mit Wortbeiträgen in die Gruppe einzubringen.

Daneben ist seine Aufgabe die der Ergebnissicherung – in mündlicher und schriftlicher Form. Damit dieses Vorgehen auch umgesetzt werden kann, gehört z. B. zu den unverzichtbaren Kursmaterialien auch ein Flipchart.

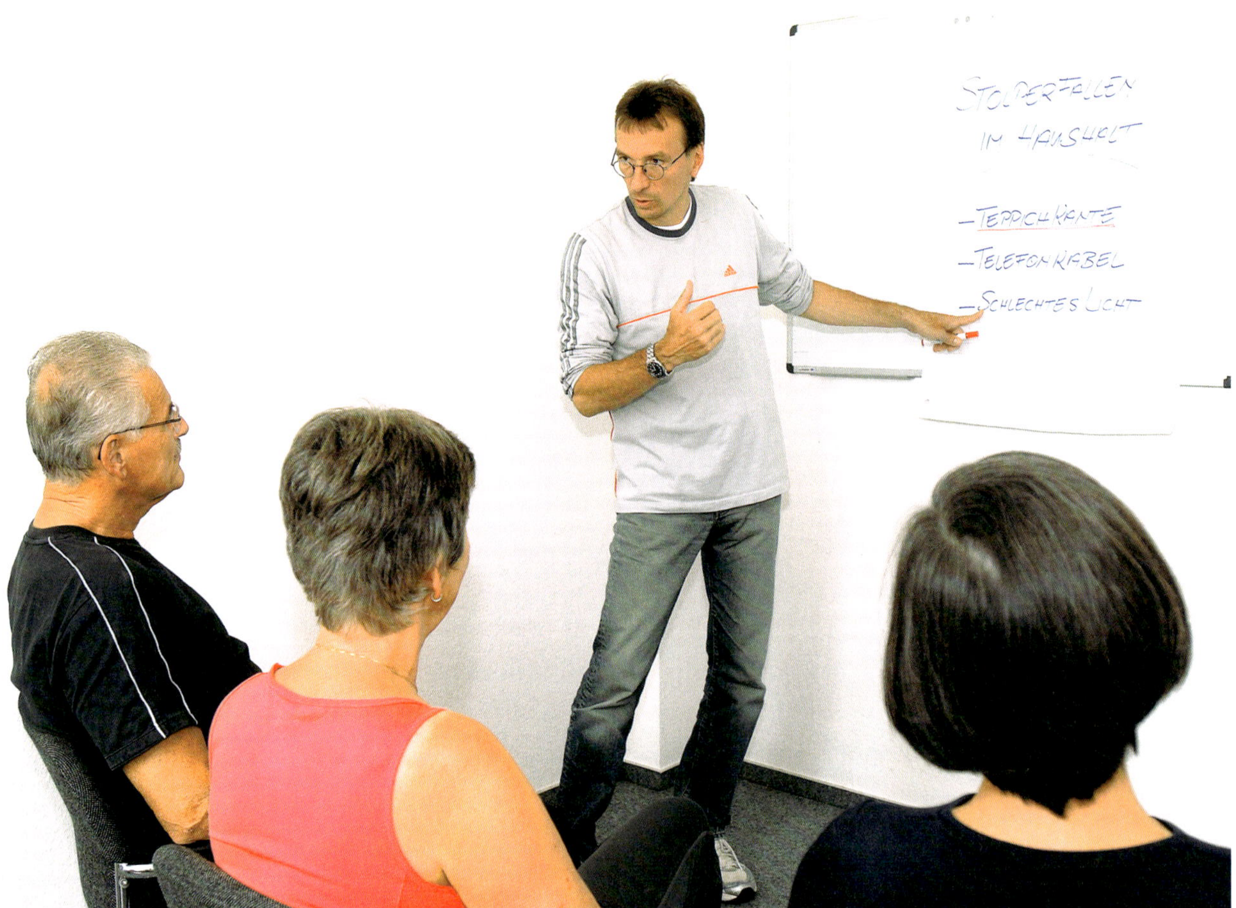

Durch dieses Vorgehen wird gewährleistet, dass der pädagogische Auftrag – die Wissensvermittlung von Ursachen und das Erarbeiten individueller Präventionsmaßnahmen gegen Stürze – auch umgesetzt wird.

Der zeitliche Umfang dieses Moduls sollte jedoch ca. 10-15 min nicht überschreiten. So wird einerseits gewährleistet, dass der theoretische Block nicht zu langatmig wird. Andererseits ergibt die Summe der fünf anderen sportpraktischen Stundenphasen 45-50 min. Dieser Umfang sollte für ein zielgerichtetes Training nicht unterschritten werden.

3.3 Kursphase 2: Aufwärmen und Training von Alltagssituationen

Diese Phase startet mit Gehvariationen auf Musik zum Einstimmen und Aufwärmen. Im Fokus dieses Kurses steht die Prävention von Stürzen. Dabei ist ein hoher Alltagsbezug unerlässlich. Stürze passieren in der Regel im Alltag, deshalb muss sowohl in Theorie als auch in der Sportpraxis eine Übertragbarkeit in den Alltag gewährleistet sein.

Sturzgefährdete und angstbesetzte Situationen können, nachdem sie mittels Moderationskarten oder Flipchart von den Teilnehmern abgefragt worden sind, in der Turnhalle alltagsnah nachgestellt und

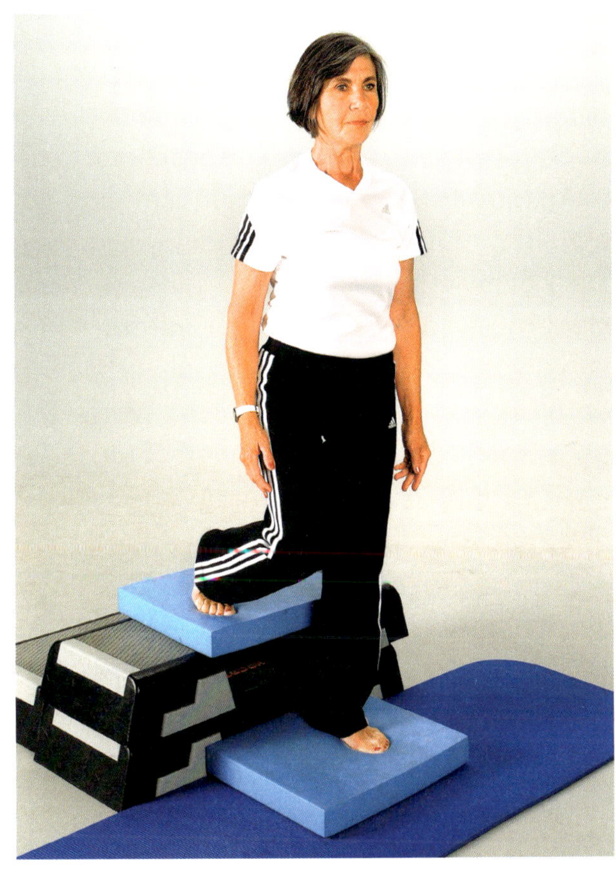

geübt werden. Durch Variationen in den Bewegungsausführungen können diese Situationen von den Teilnehmern praktisch erprobt und gemeinsam diskutiert und eingeordnet werden. Daraus entwickeln die Kursteilnehmer eine realistische Selbsteinschätzung für den Alltag. Das körperliche Training problemassoziierter Situationen im Alltag sollte immer in Gesprächen mit den Kursteilnehmern und, darauf aufbauend, mit gemeinsam entwickelten Lösungsvorschlägen verbunden werden.

3.4 Kursphase 3: Dual- und Multi-Tasking-Training

Die Verknüpfung von Erkennen und Steuern von Bewegungsabläufen verschlechtert sich häufig bei älteren Menschen. So erfordert allein das Gehen im Alter eine erhöhte kognitive Aufmerksamkeit, die im zunehmenden Alter nachlässt. Die zur Verfügung stehenden Wahrnehmungs- und Bewegungsmuster und ein geringerer Aktivitätsgrad der Wahrnehmungs- und Orientierungsfunktionen verhindern es, in unvorhergesehenen Situationen schnell, sicher und adäquat zu reagieren.

So passieren die meisten Stürze beim Gehen, z. B. durch Stolpern, da das Gehen allein bei älteren Menschen eine erhöhte Aufmerksamkeit erfordert. Folgendes Phänomen kann bei älteren Menschen häufig beobachtet werden: Wenn sie während des Gehens angesprochen werden, bleiben sie oft stehen („stopp walking when talking"). Das Angesprochenwerden stellt eine zusätzliche Aufgabe an die Betroffenen dar. Die verbliebenen Ressourcen von Älteren (verminderte Wahrnehmungs-,

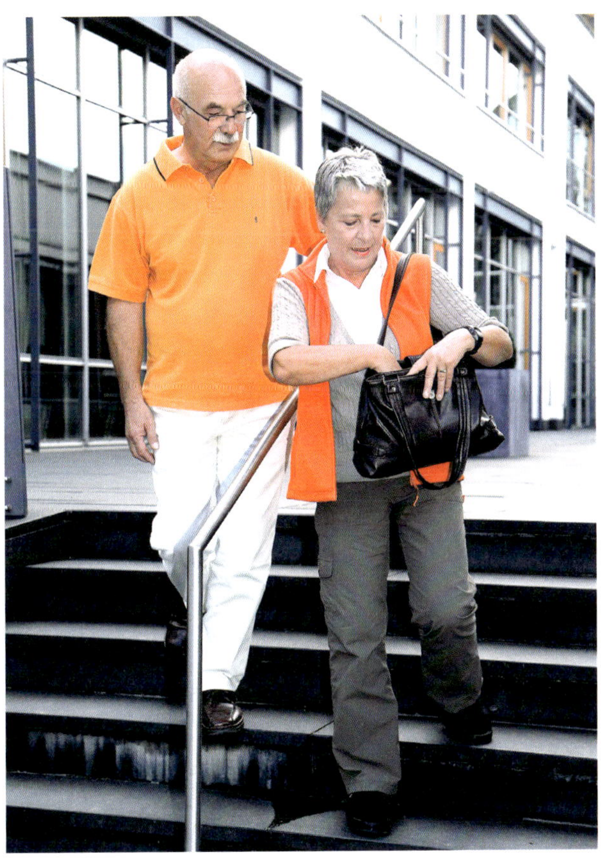

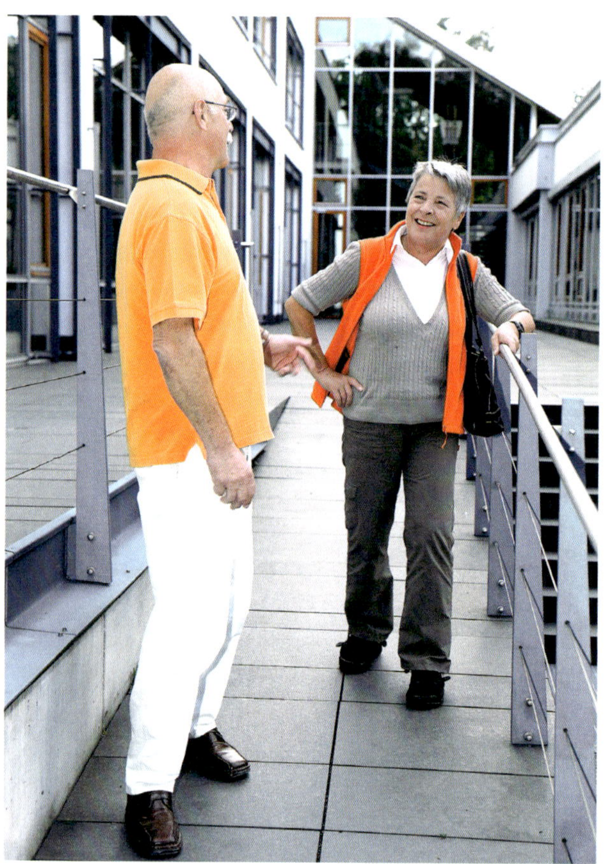

Verarbeitungs-, und Steuerungsfähigkeit) reichen häufig nicht aus, um zwei Aufgaben gleichzeitig zu lösen.

Dabei stellt das „Stehenbleiben während des Angesprochenwerdens" für Ältere ein kleineres Problem dar. Kritisch kann es werden, wenn im Alltag verschiedene Situationen plötzlich, zielsicher und gleichzeitig bewältigt werden müssen, wie z. B. Gehen in Eile (den Bus noch erreichen wollen) und plötzlich auftretende Hindernisse (Hund mit Leine). Durch das plötzliche Aufeinandertreffen von unvorhergesehenen Situationen, die gleichzeitig richtige, schnelle und zielgeführte Entscheidungen erfordern, kann es häufig zu einer Überforderung des Seniors und dadurch zu einem Sturz kommen.

Deshalb stellt das Dual- und Multi-Tasking-Training in diesem Kurskonzept aufgrund des hohen Alltagbezugs einen zentralen Baustein dar. Zur Belastungsdosierung in dieser Trainingsform gilt das Gleiche, wie auch für andere, hier angesprochene Trainingsformen: Um Anpassungseffekte zu erzielen, muss der Reiz überschwellig sein. Der Schwierigkeitsgrad in diesem Baustein muss so weit gesteigert werden, dass er von den Kursteilnehmern als schwierig empfunden wird. Gelegentliche Misserfolge – sofern sie nicht zu einem Sturz führen – sind beim Üben nicht auszuschließen und durchaus erwünscht.

3.5 Kursphase 4: Gleichgewichtstraining

Die methodischen Stufen des Gleichgewichtstrainings bestehen aus folgenden Schritten:

1. Reduktion der Standfläche, z. B. Tandemgang, Einbeinstand etc.,

2. Einschränkung der sensorischen Informationen, z. B. Schließen der Augen, Abdunkeln des Raums, Benutzung labiler Unterlagen etc.,

3. Kombination des Gleichgewichtstrainings mit Dual-Tasking-Aufgaben, z. B. Zählen, Rechnen, Bälle hochwerfen etc.,

4. Störung des Gleichgewichts durch reaktives Training, also plötzliche Impulse, die das Gleichgewicht stören, wie z. B. das Fangen eines schweren Pezziballs, ein leichter Stoß durch den Partner etc.

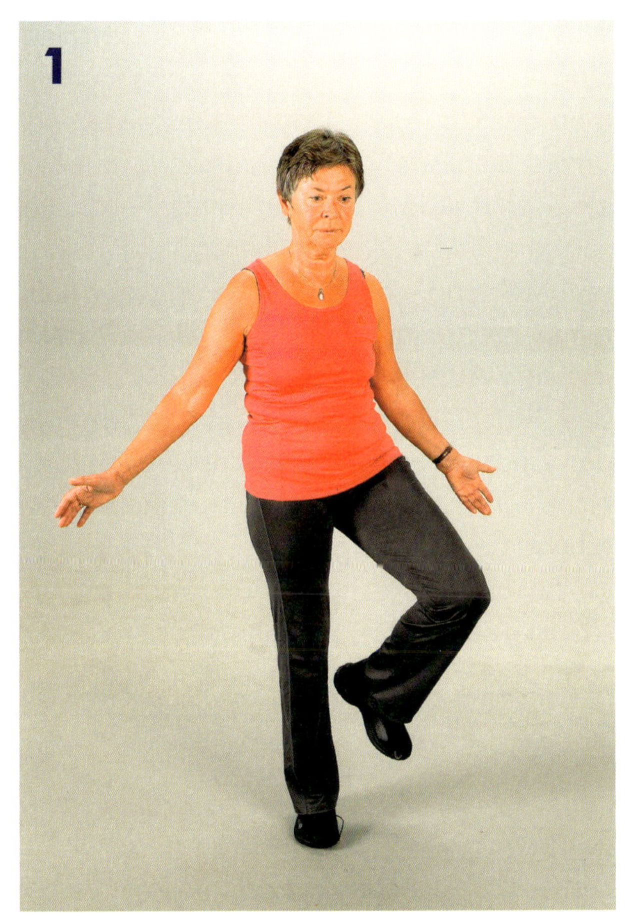
1

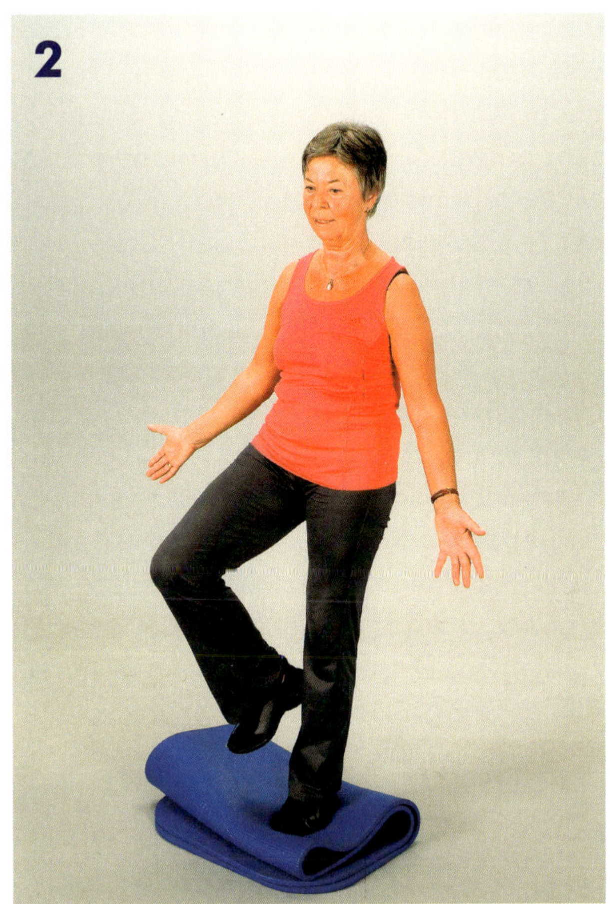
2

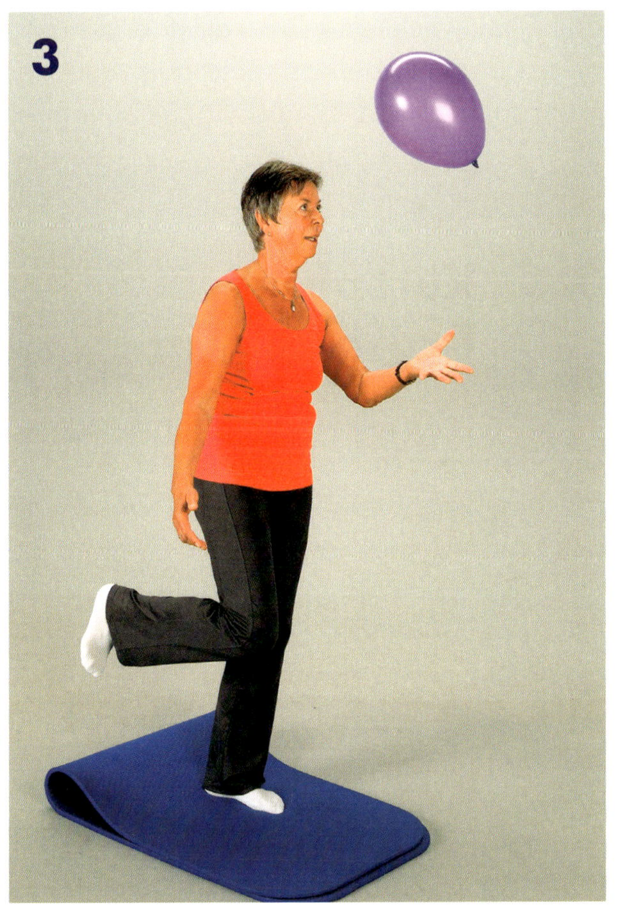
3

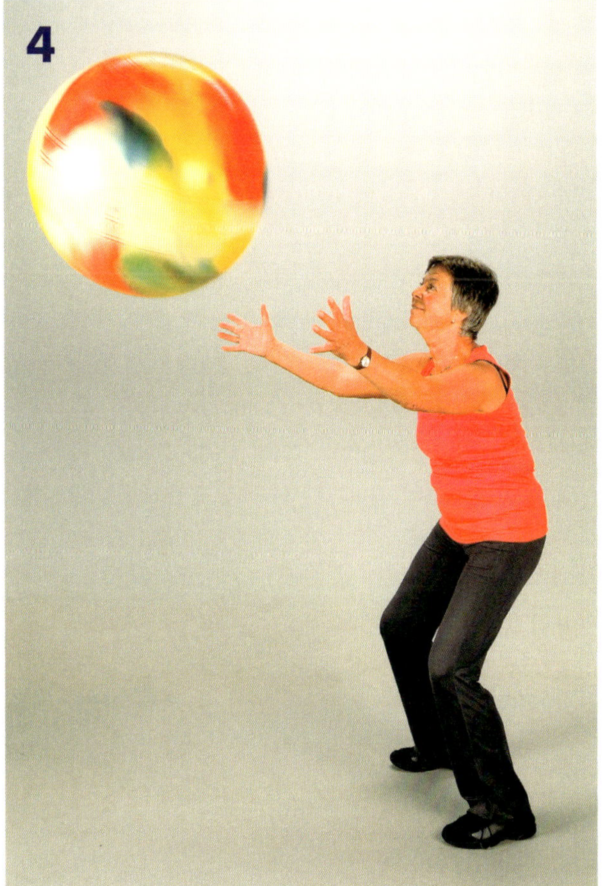
4

Inhaltlich sollten Übungen im *Steady State*, also aus dem Stand oder dem Gehen, geübt werden. Zukunftweisend, allerdings sehr aufwendig und in der Gruppe schwerer zu organisieren, sind *reaktive* und *proaktive* Übungen. Hier wird der Kursteilnehmer destabilisierenden Reizen ausgesetzt, kann diese aber nicht beeinflussen, er kann somit nur auf diese reagieren. Ein Übungsbeispiel hierfür wären Rollbretter unter einer Weichbodenmatte, auf der der Kursteilnehmer steht. Die Matte würde von den anderen Kursteilnehmern in verschiedene Richtungen gezogen werden, der Proband hat das Ziel, auf der Matte stehen zu bleiben. Diese Übung hat einen hohen Alltagsbezug, sie würde die Situation Älterer in öffentlichen Verkehrsmitteln, z. B. in einem anfahrenden Bus, simulieren.

Diese methodischen Schritte beim Gleichgewichtstraining können miteinander kombiniert werden, z. B. Einbeinstand auf labiler Unterlage in Kombination mit Werfen und Fangen eines Balls. Der zu wählende Schwierigkeitsgrad ist wie immer von den sensomotorischen Fähigkeiten der Kursteilnehmer abhängig. Grundsätzlich gilt auch beim Training des Gleichgewichts: „Ein Trainingsreiz muss überschwellig sein, damit sich der Körper anpasst." Jedoch darf der Reiz nicht so stark gewählt werden, dass der Kursteilnehmer sich selbst gefährdet und sogar stürzt. Als Faustregel gilt: Den Schwierigkeitsgrad der Übung so weit steigern, dass deutliche Muskelaktivitäten im Sprunggelenk und in der Hüfte (sogenannte *Sprunggelenks-* und *Hüftstrategie*) provoziert werden. Sobald jedoch seitens der Kursteilnehmer mit großen Oberkörperschwankungen oder sogar mit Ausfallschritten auf den Trainingsreiz reagiert wird, muss der Schwierigkeitsgrad der Übung für den Teilnehmer reduziert werden.

Wichtig – nicht nur beim Gleichgewichtstraining – ist die Binnendifferenzierung im Rahmen der Übungen. Da alle Kursteilnehmer unterschiedliche Trainingszustände aufweisen, sollte jede Übung in mindestens zwei verschiedenen Schwierigkeitsstufen, „etwas leichter" und „etwas schwerer", angeboten werden. Der Kursleiter stellt die „etwas leichtere Ausführung" vor und lässt sie von den Kursteilnehmern ausführen. Sollte er den Eindruck haben, dass diese Ausführung nicht für alle Kursteilnehmer einen überschwelligen Trainingsreiz darstellt, bietet er im nächsten Durchgang die Variante „etwas schwerer" an. Hierbei ist aber darauf zu achten, dass die Kursteilnehmer eine realistische Selbsteinschätzung der eigenen Fähigkeiten haben. Unter Umständen muss der Kursleiter hier regulierend eingreifen.

Trainingsdosierung des Einbeinstandes: Pro Bein maximal 15 s Standzeit, dann das Bein wechseln. Der zeitliche Umfang dieses Stundenthemas sollte aufgrund der neuromuskulären Ermüdung nicht länger als 30 min betragen.

3.6 Kursphase 5: Krafttraining

Im Rahmen des Bausteins „Handlungswissen beim Krafttraining" müssen Sie sich mit den Teilnehmern über die Dosierung des Krafttrainings unterhalten. Erklären Sie Ihren Kursteilnehmern, weshalb mit 10-15 Wiederholungen im Zwei-Satz-Training gearbeitet wird. Besprechen Sie die Notwendigkeit der sauberen und kontrollierten Bewegungsausführung während des Trainings. Weisen Sie Ihre Kursteilnehmer unbedingt darauf hin, während des Trainings muskulär stabilisiert zu stehen.

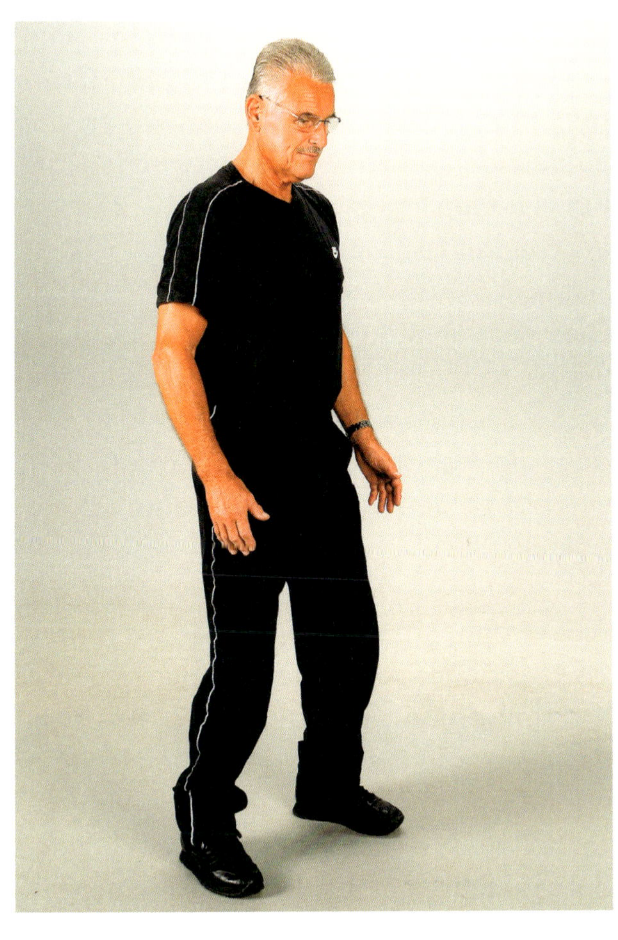

Das Thema *Sturz* hat immer mit dem Nachgeben gegen die Schwerkraft zu tun, Sturzprophylaxe bedeutet also, immer gegen die Schwerkraft zu arbeiten. Diesen Umstand berücksichtigen wir auch in den Übungspositionen beim Krafttraining – wir arbeiten immer, bis auf das Bauchmuskeltraining, im Stehen.

Um einen Sturz mit einem Ausfallschritt zu verhindern, muss die dafür benötigte Muskulatur nicht nur kräftig (deshalb Krafttraining) und schnell ansteuerbar (deshalb sensomotorisches Training) sein. Der Muskel muss auch in der Lage sein, schnell zu kontrahieren. Dafür sind die sogenannten *Fast-Twitch-Fasern* (schnell kontrahierende Fasern) relevant. Dies ist besonders unter dem Aspekt wichtig, dass im Alter der Anteil dieser Muskelfasern besonders stark abnimmt. Aus methodischer Sicht folgt da-

Das Krafttraining kann sehr effektiv mit den unterschiedlichsten Trainingsgeräten, wie z. B. elastischen Bänder, freien Gewichten, Maschinen oder anderen Gerätschaften, durchgeführt werden. Damit Sie als Kursleiter auf bewährte und sicherlich überall vorhandene Trainingsgeräte zurückgreifen können und teure Neuanschaffungen vermeiden, verwenden wir beim Krafttraining ausschließlich elastische Bänder, elastische Band Loops, Tubes und Kurzhanteln. Sicherlich kann das Krafttraining auch an Geräten durchgeführt werden. Dies ist jedoch einerseits aufgrund von fehlenden Gerätschaften nicht jedem Kursleiter möglich. Andererseits besitzen die oben aufgeführten Krafttrainingsgeräte mehrdimensionale Trainingseigenschaften. Da auch im Alltag mehrdimensional und nicht geführt gearbeitet wird, besitzt diese Trainingsform einen sehr hohen Alltagsbezug.

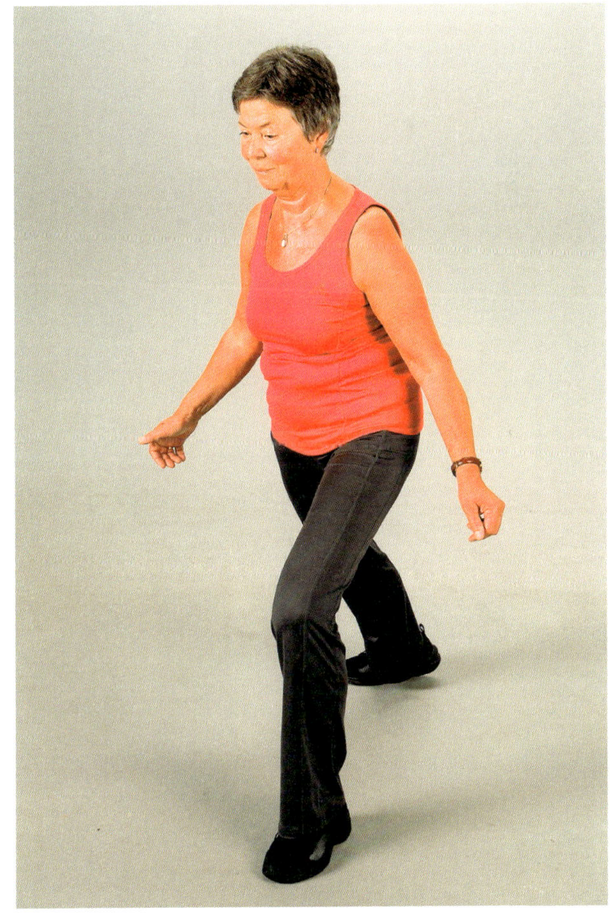

raus, dass z. B. nach dem Erlernen eines kontrollierten und stabilen Ausfallschritts, dieser auch in schneller Ausführung und/ oder mit zusätzlicher Beeinflussung geübt werden muss.

3.7 Kursphase 6: Ausklang (Dehnen/Entspannen) und Hausaufgaben

Zum Ausklang der Kursstunde werden Dehnübungen und/oder Entspannungsübungen angeboten. Um einen nachhaltigen und messbaren Trainingserfolg zu erreichen, ist ein einmaliges Training in der Woche im Rahmen dieses Kurses zwar gut (sozusagen besser als kein Training), aber nicht ausreichend. Aus diesem Grunde verfolgt unser Konzept den klaren und eindeutigen Ansatz: „Auch zwischen den Kursstunden muss mindestens 2 x in der Woche trainiert werden."

Dies geschieht durch „Hausaufgaben", die Sie als Kursleiter zum Stundenende aufgeben. Zu jedem neuen Stundenanfang werden die Hausaufgaben abgefragt, d. h., wer hat sie gemacht, gab es dabei Schwierigkeiten etc.

Auch wenn Ihre Kursteilnehmer am Anfang etwas stöhnen, spätestens in der Mitte des Kurses werden sie merken, wie viel ihnen die Hausaufgaben bringen. Die Hausaufgaben sind so angelegt, dass sie von den Teilnehmern ohne großen Geräteaufwand durchgeführt werden können. Am Anfang des Kurses ist der Umfang geringer, er nimmt aber von Kursstunde zu Kursstunde weiter zu. Am Ende des Kurses liegt der Umfang einer Trainingseinheit für zu Hause bei etwa 35 min.

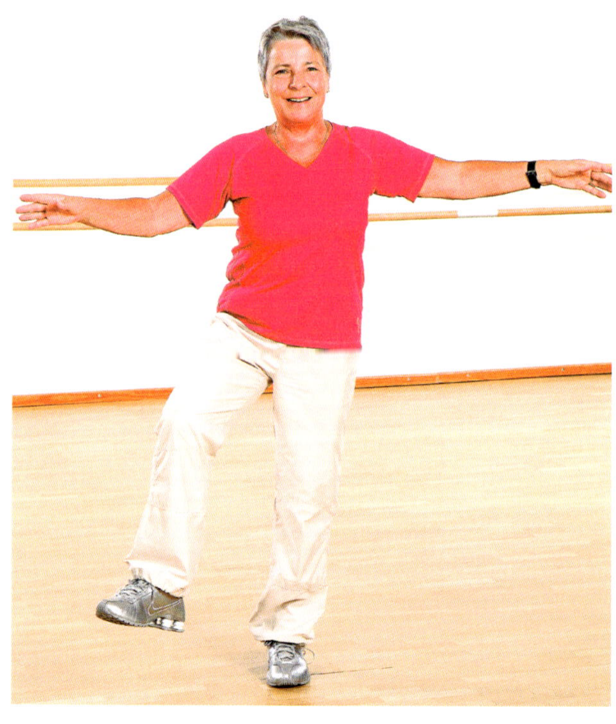

4 Die Kursstunden *Standfest und Stabil*

Die 12 Kursstunden des Kurses *Standfest und Stabil* bestehen aus festgelegten sechs Inhaltsbereichen. Je nach Zielsetzung und Stundenthema der entsprechenden Kursstunde werden die Kursphasen unterschiedlich gewichtet.

Folgende sechs Kursphasen bilden den inhaltlichen Schwerpunkt von *Standfest und Stabil*:

1. Begrüßung und Wissensbaustein,
2. Aufwärmen und Training von Alltagssituationen,
3. Dual- und Multi-Tasking-Training,
4. Gleichgewichts- oder sensomotorisches Training,
5. Krafttraining sowie
6. Ausklang (Dehnen/Entspannen) und Hausaufgaben.

Die Kursphasen werden in der Regel in der oben dargestellten Reihenfolge innerhalb einer Kursstunde durchgeführt.

Das vorliegende Kursleitermanual geht von 12 Kursstunden mit einer jeweiligen Kursstundendauer von 60 min aus.

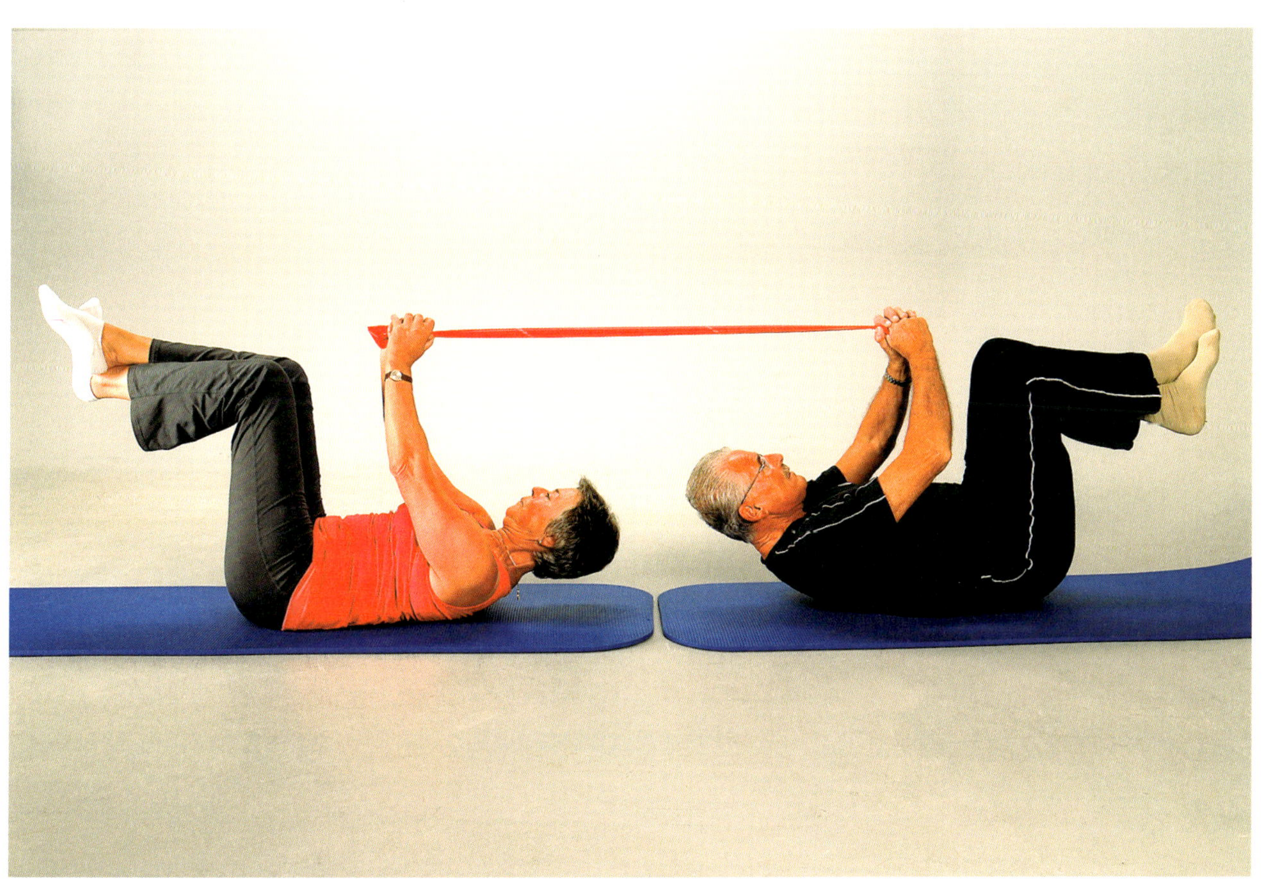

4.1 Kursstunde 1: Erkennen des eigenen Sturzrisikos

Modul	Inhalte	Zeit
Begrüßung und Wissensvermittlung ÜL informiert und leitet das Gespräch	Begrüßung und Vorstellung des Kursleiters Vorstellung des Kursablaufs und der Kursstruktur Notwendigkeit des lebenslangen regelmäßigen und dosierten Trainings erklären Herstellung des Bezugs: Zielgerichtetes und regelmäßiges körperliches Training gleich Reduktion des Sturzrisikos	15 min
Aufwärmen/ Einstimmen Training von Alltagssituationen ÜL erklärt, leitet an und demonstriert	Gehvariationen auf Musik Motorische Tests: • Bestimmung des Gehtempos • Chair-Rise-Test • Geschlossener Stand • Semi-Tandem-Stand • Timed-up-and-Go-Test	35 min
Dehnen Hausaufgaben ÜL erläutert und erklärt/ demonstriert	Dehnübungen für Beinmuskulatur und Schulter/ Nacken Erklärung der Notwendigkeit, zu Hause zusätzlich zum Kurs zu trainieren Vorstellen der Hausaufgaben	10 min
Material	Fünf Stühle, fünf Zollstöcke, eine Rolle Klebeband, fünf Uhren mit Sekundenzeiger, Testprotokolle in doppelter Teilnehmeranzahl	

Kursphase: Begrüßung und Wissensbaustein

Nach einer freundlichen, zugewandten und empathischen Begrüßung der Teilnehmer und der Vorstellung des Kursleiters sollten in der ersten Kursstunde in der Kursphase *Begrüßung und Wissensbaustein* den Kursteilnehmern der Kursablauf und der modulare Stundenaufbau vorgestellt werden.

Danach sollten den Kursteilnehmern die Ursachen von Stürzen vermittelt werden. Daraus resultiert die Notwendigkeit eines gezielten und regelmäßigen körperlichen Trainings auch und gerade im Alter.

Sturzrisiken

Ursache	Erhöhung des Risikos
Muskeldefizite	4,4
Sturz in den letzten Jahren	3,0
Gangstörungen	2,9
Gleichgewichtsschwächen	2,9
Gebrauch von Gehhilfen	2,6
Seheinschränkungen	2,5
Arthritis	2,4
Dranginkontinenz	2,3
Eingeschränkte Alltagsbewältigung	2,3
Angst	1,8
Alter	1,7

Ein Odds Ratio von 1 bedeutet kein erhöhtes Sturzrisiko, ist also ein Normwert, ein Odds Ratio von z. B. 2,0 bedeutet eine Verdopplung des Risikos zu stürzen.

Diese Risikoeinordnung sollte den Kursteilnehmern vorgestellt werden und gemeinsam mit den Teilnehmern besprochen werden. Nachdem insbesondere die Sturzursache Nummer eins, das Muskeldefizit, besprochen worden ist, kann gut auf die Notwendigkeit eines regelmäßigen Trainings gerade im Alter übergeleitet werden. Bei älteren Menschen kommt es in den Bereichen Kraft- und Ausdauerfähigkeit ab dem 30. Lebensjahr zu einer Verschlechterung von 1 % pro Jahr. Dieser Verlauf ist nicht linear, er nimmt im höheren Alter überproportional zu. So kann es ab dem 60. Lebensjahr zu einem Muskelmassenverlust von bis zu 3 % pro Jahr kommen. Die daraus resultierende reduzierte körperliche Leistungsfähigkeit führt häufig dazu, dass Ältere ein Ausrutschen oder Stolpern nicht durch einen schnellen und zielgerichteten Ausfallschritt kompensieren können. Stattdessen kommt es zur Risikoverwirklichung, einem Sturz, der fatale Folgen haben kann. So ereignen sich in Deutschland jedes Jahr zwischen 4-5 Millionen Stürze, die zwischen 200.000-250.000 Knochenbrüche zur Konsequenz haben.

Die Zahlen sind beeindruckend, doch was sind die Konsequenzen? Gibt es nicht sogar Tabletten, die gegen Stürze und deren fatale Folgen wirken? Die Antwort darauf lautet eindeutig ja! Tabletten helfen beim Knochenwachstum, gegen das Altern und gegen Stürze, aber nur wenn sie kiloweise über einen langen und steilen Nachhauseweg getragen werden. Das bedeutet, das einzige „Medikament", das wirklich helfen kann, Stürze zu verhindern, ist körperliches Training.

Lernziel dieser Stunde in dieser Kursphase *Begrüßung und Wissensbaustein* ist es, den Teilnehmern die unbedingte Notwendigkeit der körperlichen Aktivität in Form eines regelmäßigen, gut dosierten und unter qualifizierter Anleitung zusammengestellten Trainings deutlich zu machen.

Kursphase: Aufwärmen und Training von Alltagssituationen

Gestartet wird mit Gehvariationen auf Musik mit einfachen Aufgaben wie Schattengehen, geometrische Figuren,....

Vorstellung der Tests zur Identifikation des Sturzrisikos

Nun beschreibt der Kursleiter die fünf Tests. Wichtig ist es, den Teilnehmern dabei deutlich zu machen, dass der Test keine *Physical*

Fitness abfragt, sondern die Funktionskapazität in Bezug auf regelmäßig anfallende Alltagssituationen. Die körperlichen Anforderungen an die Teilnehmer im Rahmen der Tests stellen außerdem auch ein geeignetes Training für die Teilnehmer dar.

Die fünf Tests überprüfen drei wichtige motorische Funktionsbereiche, nämlich die Kraft, das Gleichgewicht und die Gehgeschwindigkeit.

Test 1: **Bestimmung des Gehtempos**

Der Teilnehmer wird aufgefordert, in seinem normalen Gehtempo zu gehen. Falls der Teilnehmer üblicherweise eine Gehhilfe benutzt, soll er sie auch während der Untersuchung benutzen. Die Art der Gehhilfe wird vermerkt. Die Messstrecke beträgt 10 m. Der Teilnehmer startet etwa 4 m vor der ersten Markierung und geht bis etwa 2 m hinter die zweite Markierung. Es werden zwei Messungen durchgeführt und der Durchschnittswert berechnet.

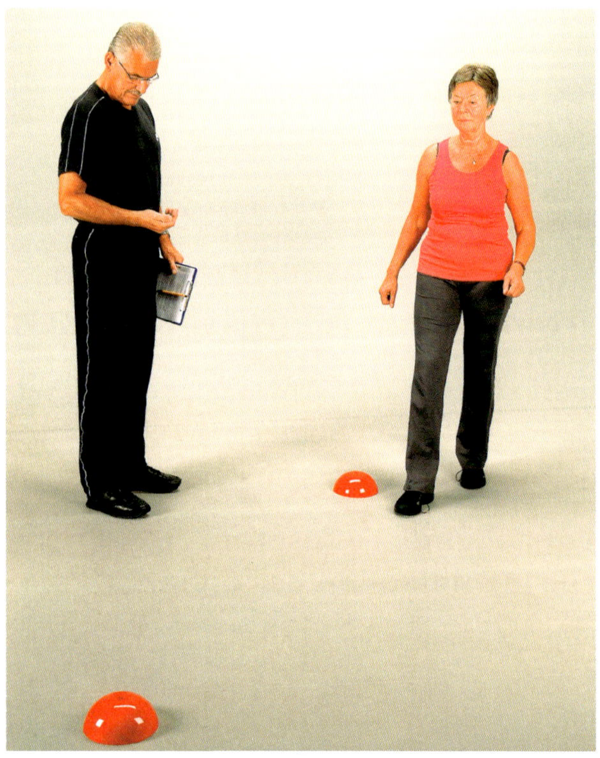

Test 2: **Chair-Rise-Test**

Dieser Test gibt Auskunft über koordinative Fähigkeiten und die Kraft bei einer Basisfunktion.

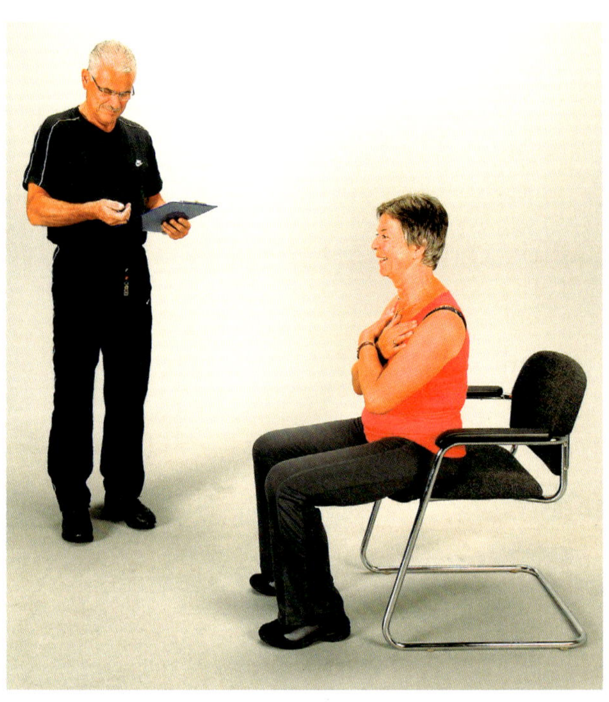

Der Teilnehmer sitzt auf einem Stuhl mit Armlehnen. Der Teilnehmer wird aufgefordert, die Arme auf der Brust zu kreuzen und dann aufzustehen und sich wieder zu setzen. In der Standposition soll der ganze Körper aufrecht stehen. Die Arme sollen nach Möglichkeit nicht benutzt werden.

Falls dies unmöglich ist, darf der Teilnehmer auch die Armlehne benutzen. Die Benutzung dieser Hilfe wird vermerkt. Der Testablauf wird vom Untersucher selbst noch einmal erklärt und gezeigt. Der Teilnehmer wird nun aufgefordert, möglichst schnell 5 x hintereinander aufzustehen und sich wieder zu setzen. Der Test und die Zeitnahme beginnen nach Aufforderung des Untersuchers und endet mit der letzten Berührung des Teilnehmers an der Sitzfläche des Stuhls. Die Zeitnahme erfolgt mit einer Stoppuhr.

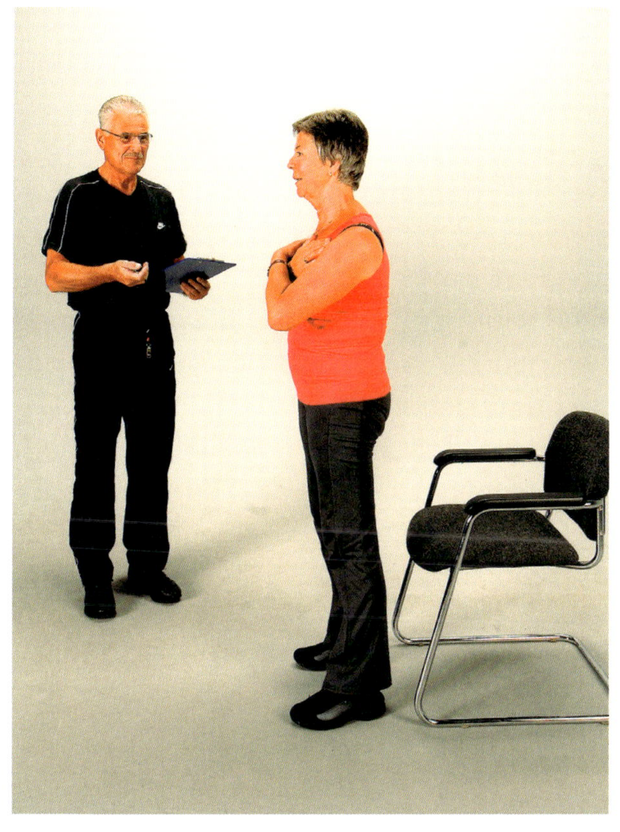

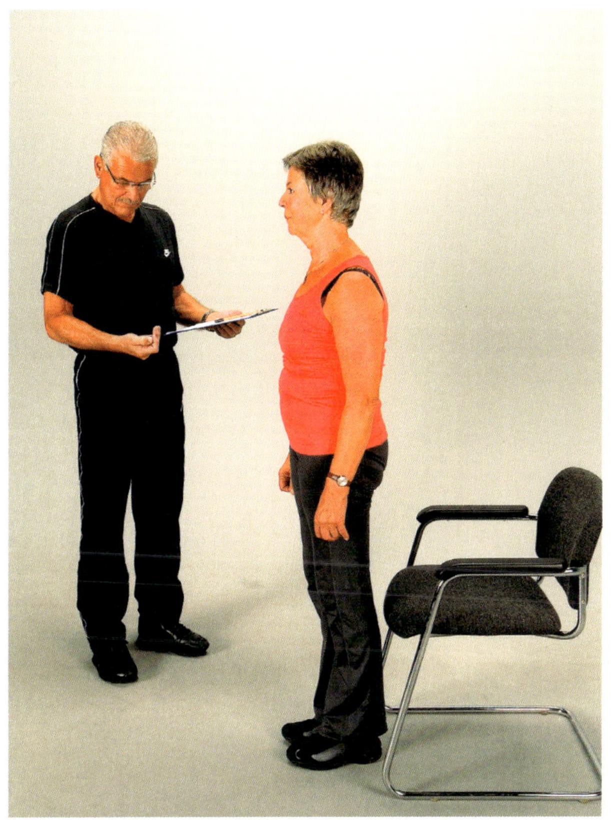

ACHTUNG: Stellen Sie den Stuhl nicht unmittelbar wegen der Gefahr einer Kopfverletzung an die Wand.

Test 3: **Geschlossener Stand**

Dieser Test gibt Auskunft über die Sicherheit im Stand. Bei dem Test wird der Teilnehmer aufgefordert, im geschlossenen Stand zu stehen. Das bedeutet: Die Fußinnenseiten berühren sich. Beide Fußspitzen befinden sich auf gleicher Höhe. Wenn diese Position, wegen Übergewicht, Ödemen, Kniedeformationen etc., nicht eingenommen werden kann, nimmt der Teilnehmer eine möglichst dichte Fußstellung ein. Die Abweichung wird jedoch im Testprotokoll vermerkt.

Der Kursleiter erklärt, dass es das Ziel ist, die oben beschriebene Position möglichst 10 s lang ohne Hilfe zu halten. Arme und Oberkörper dürfen während des Tests bewegt werden, aber die Zeit wird angehalten, wenn der Teilnehmer sich an einem Gegenstand oder am Untersucher festhält oder wenn ein Fuß versetzt wird. Der Untersucher steht dicht genug, um einen Sturz zu verhindern. Nach Erklärung und Demonstration der Position soll der Teilnehmer die Position einnehmen. Der Untersucher kann dabei helfen und den Teilnehmer bis zum Start der Zeitnahme sichern.

Es wird nur 1 x getestet. Wiederholungen sind nur bei offensichtlichem Missverständnis erlaubt. Die Zeitnahme erfolgt mit einer Stoppuhr.

Test 4: **Semi-Tandem-Stand**

Für diesen Test wird der Kursteilnehmer aufgefordert, im Semi-Tandem-Stand zu stehen. Das heißt, die Füße stehen leicht versetzt, sodass die Ferse des vorderen Fußes die Großzehe des hinteren Fußes an der Innenseite berührt.

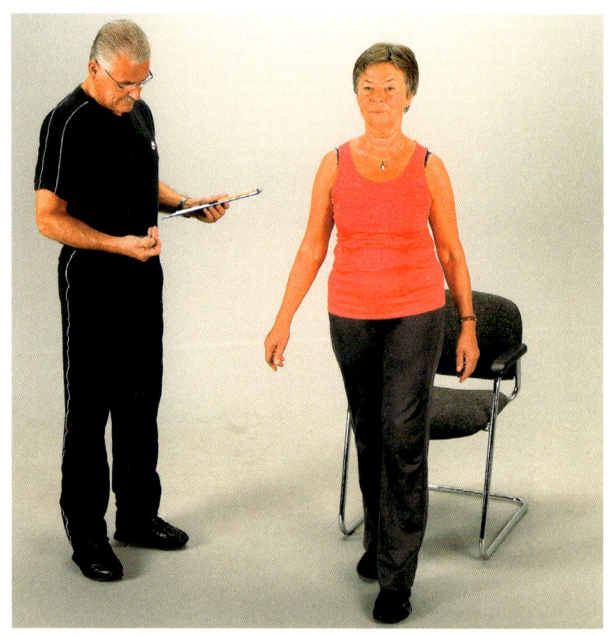

Ansonsten ist die Testdurchführung, wie oben beim geschlossenen Stand beschrieben.

Test 5: **Timed-up-and-Go-Test**

Über den Timed-up-and-Go-Test erhält man Informationen über den Zustand der Mobilität des Probanden.

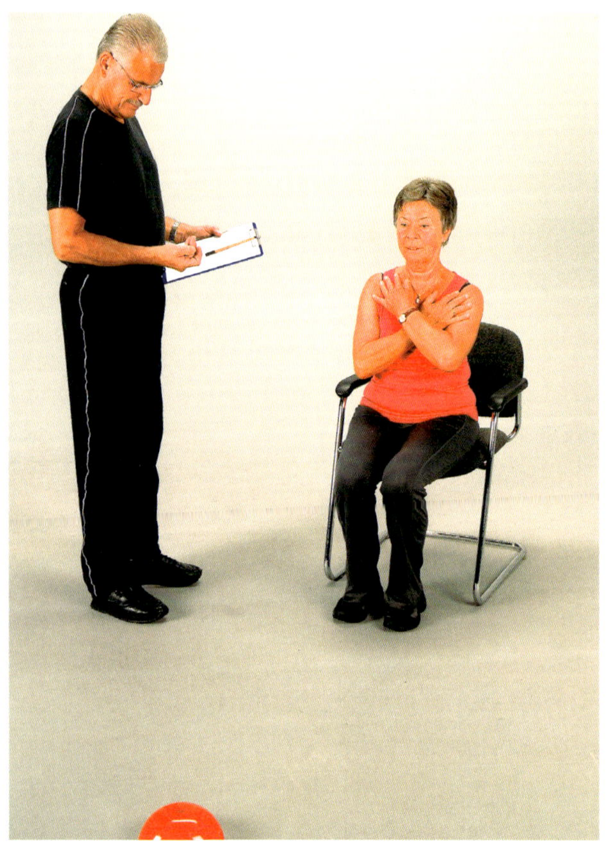

Der Teilnehmer sitzt auf einem Stuhl mit oder ohne Armlehne. Gegebenenfalls darf er ein Hilfsmittel (z. B. Stock) benutzen.

Nach Aufforderung soll der Proband aufstehen und mit seinem normalen Gehtempo 3 m gehen (bis zu einer Markierung oder Hütchen), dort um die Markierung herumlaufen, wieder zurück zum Stuhl gehen und sich dann wieder hinsetzen. Die benötigte Zeit wird in Sekunden notiert. Der Teilnehmer darf den Bewegungsablauf 1 x vor Beginn des eigentlichen Tests ausprobieren.

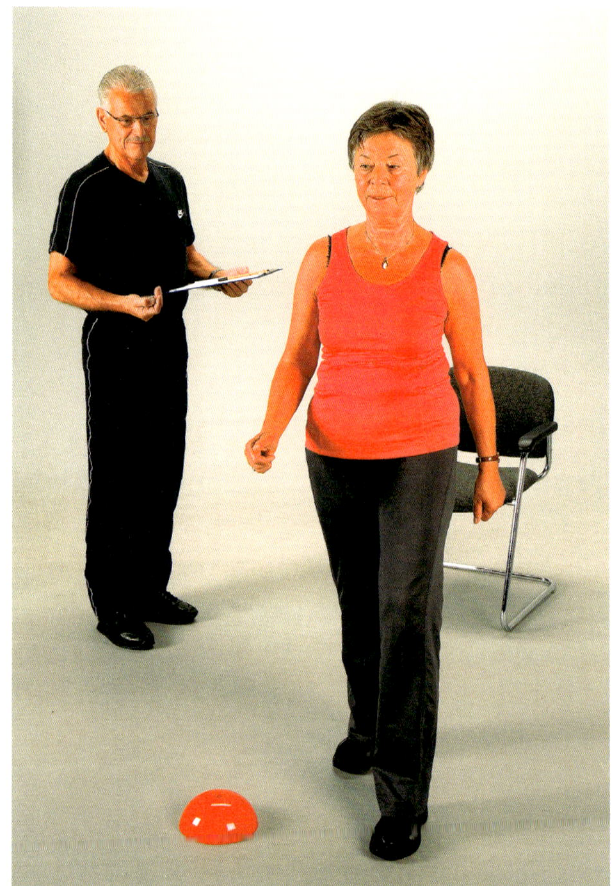

Der Test kann mit oder ohne Zusatzaufgaben durchgeführt werden. Eine Zusatzaufgabe kann z. B. sein, die Arme während des Tests über Kreuz vor die Brust zu nehmen. Dadurch wird das Aufstehen aus dem Stuhl und das Laufen deutlich erschwert.

Tests	Zeit
1. Bestimmung des Gehtempos	0,6-0,8 m/s
2. Chair-Rise-Test	11-15 s
3. Geschlossener Stand	10 s
4. Semi-Tandem-Stand	< 10 s
5. Timed-up-and-Go-Test	10-15 s

Die Zeitempfehlungen in der Tabelle sind Empfehlungen der *Bundesinitiative Sturzprävention* aus 12/2009 für ältere Menschen mit moderatem Sturzrisiko. Sollte ein Kursteilnehmer bei mehr als einem Test die Zeitempfehlungen deutlich überschreiten, so sollten Sie mit dem Kursteilnehmer besprechen, ob es nicht sinnvoller wäre, in eine etwas leistungsschwächere Gruppe zu wechseln. So reduzieren Sie das Sturzrisiko für diesen Kursteilnehmer. Ferner müssen Sie eine geringere Binnendifferenzierung für diesen Kursteilnehmer vornehmen und können zielgerichteter die relativ homogene Gruppe fördern.

Im Rahmen der Testdurchführung gilt es, Folgendes zu berücksichtigen:

- Die Kursteilnehmer sollten Kleingruppen (am besten Zweier- oder Dreiergruppen) bilden.
- Jeder Test wird von Ihnen als Kursleiter 1 x vor der gesamten Gruppe durchgeführt.
- Anschließend führen Sie mit einem Kursteilnehmer den Test vor der gesamten Gruppe durch.

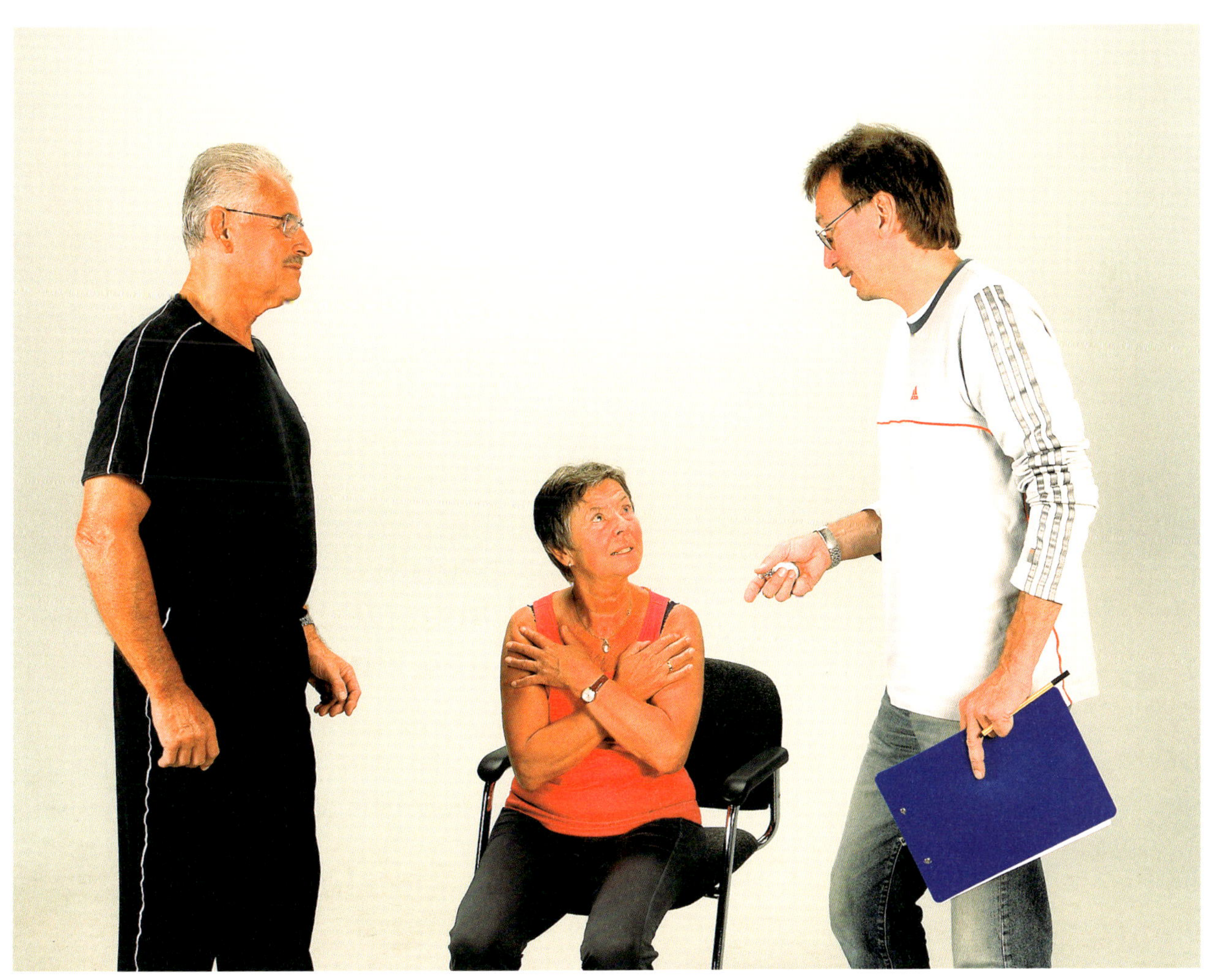

- Erst danach testen sich die Kursteilnehmer selbst.
- Jeder Kursteilnehmer führt den Test 2 x durch, das beste Testergebnis wird notiert. Ausnahme sind der geschlossene und der Semi-Tandem-Stand. Hier zählt nur der erste Versuch.
- Die Testdokumentation übernehmen die Kursteilnehmer selbst. Bitten Sie deshalb Ihre Kursteilnehmer, die Testergebnisse sorgfältig zu dokumentieren.
- Ihre Aufgabe als Kursleiter ist es, eventuell auftretende Fragen zu beantworten und auf eine saubere Testdurchführung und -dokumentation bei den Teilnehmern zu achten.

Benötigte Materialien für die Tests:

Da Sie bei 15 Teilnehmern fünf Teststationen benötigen, sind dafür folgende Unterlagen notwendig:

- fünf Stühle, Höhe ca. 46 cm, am besten mit Armlehnen,
- fünf Zollstöcke oder Bandmaße,
- eine Rolle Klebeband,
- Testprotokolle in Teilnehmeranzahl, Klemmbretter und Stifte,
- fünf Uhren mit Sekundenzeiger.

Da die Kursteilnehmer in jeder Stunde in der Kursphase 1 *Begrüßung und Wissensbaustein* lesen müssen, sollten sie bei Bedarf zu jeder Kursstunde auch ihre Brille mitnehmen.

Aufgrund des zeitlichen Umfangs der praktischen Tests zur Erfassung des individuellen Sturzrisikos ist es in der ersten Kursstunde nicht möglich, andere praktische Module durchzuführen.

Im Sinne einer identischen Test-Retest-Situation sollte dieses Vorgehen auch in der letzten Kursstunde gewählt werden. Damit die Testergebnisse der ersten im Vergleich zur letzten Trainingsstunde auch verglichen werden können (Test-Retest), ist es wichtig, sie sorgfältig zu dokumentieren. Diese Dokumentation muss gut abgelegt werden, damit sie in der letzten Kursstunde wieder zur Verfügung steht.

Es ist wichtig, nach der Testdurchführung mit der gesamten Gruppe die Testergebnisse zu besprechen. Hierbei sind Fragen wie: „Welcher Test war für Sie schwierig?" und: „Weshalb war dieser Test für Sie schwierig?" sehr hilfreich.

Für die Teilnehmer ist es im Sinne einer realistischen Selbsteinschätzung hilfreich, die durch die Tests aufgezeigten, unterschiedlichen Funktionskapazitäten untereinander zu vergleichen und einzuordnen. Diese Diskussion sollten Sie fördern und moderieren.

Kursphase: Ausklang (Dehnen/Entspannen) und Hausaufgaben

Zunächst demonstriert der Kursleiter jeweils sowohl eine Dehnübungen für die vordere und hintere Oberschenkelmuskulatur als auch jeweils eine für die Nacken- und Brustmuskulatur.

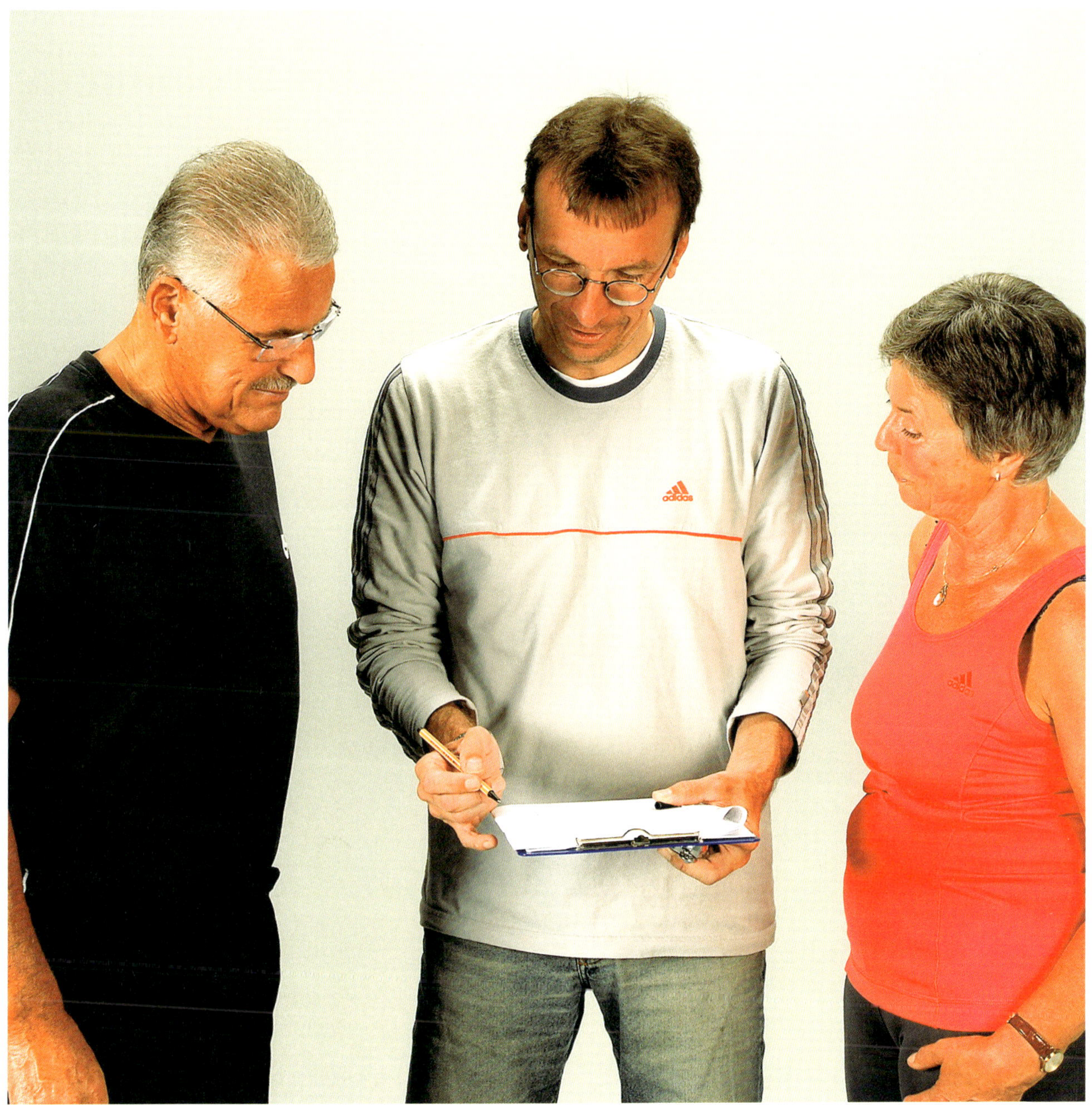

Da die für den Test benötigten Materialien nur aus einem Stuhl, einem Markierungspunkt und einer Uhr bestehen, können die Teilnehmer diese Tests sehr gut auch zu Hause durchführen. Um der Notwendigkeit eines regelmäßigen körperlichen Trainings Nachdruck zu verleihen, ist es sinnvoll, die Teilnehmer aufzufordern, die Tests auch außerhalb der Kursstunde zu Hause zu üben.

Geben Sie den Teilnehmern die kopierten Teilnehmerunterlagen für die Kursstunde 1 – Erkennen des eigenen Sturzrisikos – mit nach Hause.

So werden neben der wöchentlichen Trainingsstunde auch weitere Trainingsreize gesetzt. Der daraus resultierende Trainingserfolg wird die Teilnehmer motivieren und anspornen, regelmäßig die Kursstunden zu besuchen. Als weitere Hausaufgabe sollen die Teilnehmer darüber nachdenken, welcher Alltagsbezug zu den Tests hergestellt werden kann.

4.2 Kursstunde 2: Einführung in das Gleichgewichtstraining

Modul	Inhalte	Zeit
Begrüßung und Wissensvermittlung Lehrgespräch	Abfragen der Erfahrungen bei der Umsetzung der Hausaufgaben Abfragen von Alltagssituationen, bei denen ein gutes Gleichgewicht notwendig ist Herstellung des Bezugs: Zielgerichtetes und regelmäßiges Gleichgewichtstraining zur Reduktion des Sturzrisikos	10 min
Aufwärmen und Gleichgewichtstraining	Gehvariationen auf Musik Methodische Übungsreihen: • Tandemgang • Einbeinstand • Einbeinstand und labile Unterlage	30 min
Krafttraining	Einführung in den Squat	10 min
Ausklang (Dehnen/ Entspannung) und Hausaufgaben	Dehnen der Beinmuskulatur Vorstellen der Hausaufgaben	10 min
Material	Labile Unterlagen sowie Gymnastikmatten, ggf. 15 Stühle	

Kursphase: Begrüßung und Wissensbaustein

Als Erstes wird mit den Teilnehmern besprochen, ob die Hausaufgaben durchgeführt worden sind und ob gegebenenfalls dabei Schwierigkeiten aufgetreten sind.

Anschließend wird sich dem neuen Stundenschwerpunktthema zugewendet:

„Weshalb Gleichgewichtstraining?"

Die aktuellen Forschungsergebnisse zeigen eindeutig, dass das Gleichgewichts- oder sensomotorische Training besonders wichtig ist, wenn es darum geht, Stürze zu verhindern.

Ein guter Stundeneinstieg in dieses Thema ist es, auf dem Flipchart Situationen im Alltag zu sammeln, bei denen das Gleichgewicht eine große Rolle spielt. Dies geschieht interaktiv, der Kursleiter notiert die Antworten der Kursteilnehmer und fasst die genannten Alltagssituationen zusammen. Hier werden sehr häufig das Ein- und Aussteigen in die Badewanne, das Treppensteigen, Ein- und Aussteigen in den Bus, Überwinden von Bordsteinkan-

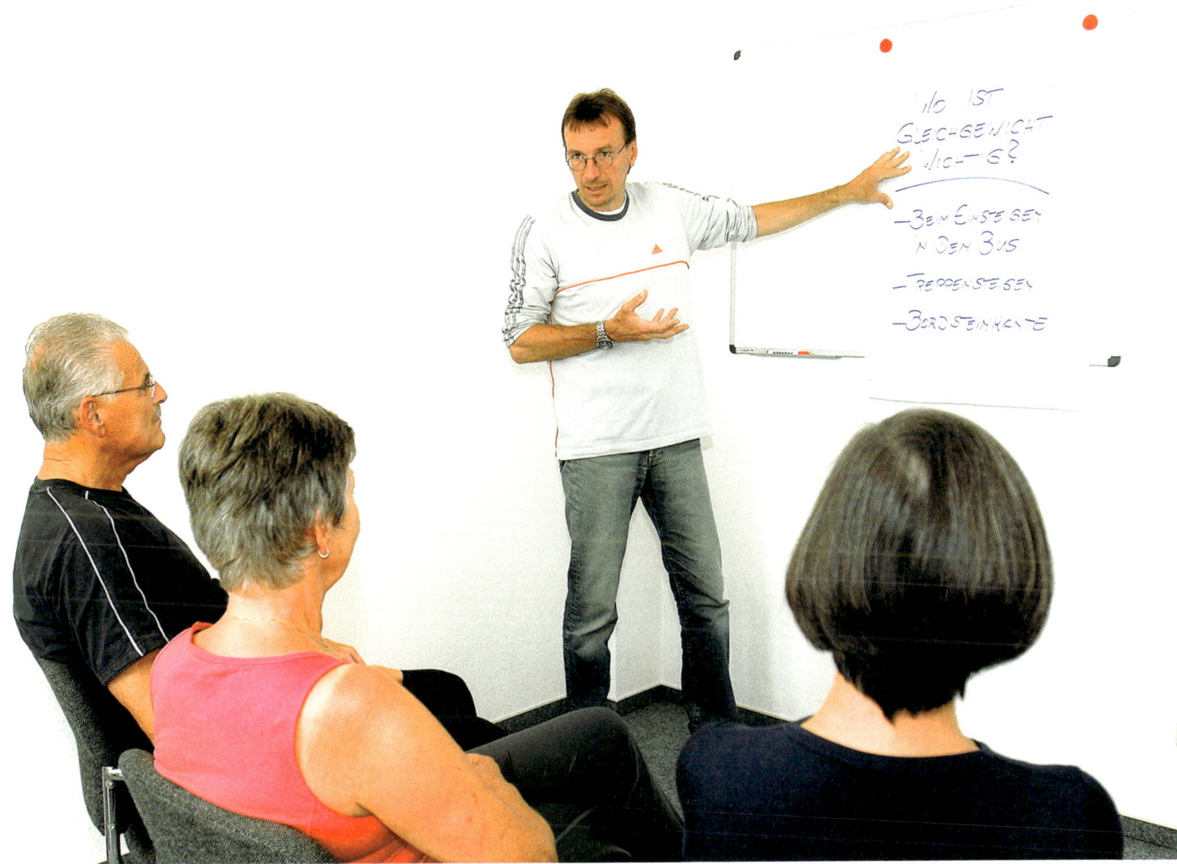

ten etc. genannt. Durch dieses interaktive Abfragen erkennen die Kursteilnehmer die Notwendigkeit eines regelmäßigen Gleichgewichtstrainings.

Ein weiterer Ansatz ist es, auf die Gleichgewichtstests und deren Ergebnisse der letzten Kursstunde Bezug zu nehmen und den hohen Stellenwert einer guten Gleichgewichtsfähigkeit zur Vermeidung von Stürzen herauszuarbeiten.

Kursphase: Aufwärmen und Gleichgewichtstraining

Im anschließenden praktischen Teil werden konkrete Übungen zu den bereits theoretisch erarbeiten Grundlagen aus dem Modul *Wissensbaustein* durchgeführt. So wird eine sinnvolle Verknüpfung zwischen Theorie und Praxis erreicht.

Der Einstieg erfolgt wiederum mit Gehen auf Musik. Die Teilnehmer sollen dabei Kontakt mit anderen Kursteilnehmer aufnehmen, zusammengehen, sich wieder trennen und einen anderen Partner finden.

Eine zentrale Frage für das Gleichgewichtstraining im Gesundheitssport ist die, ob mit Schuhen oder barfuß bzw. mit rutschfesten Socken trainiert werden soll. Das Argument für ein Barfuß- bzw. Sockentraining ist, dass durch den Schuh der Trainingsreiz auf die Rezeptoren in der Fußsohle reduziert wird. Für ein Training mit Schuhen spricht der hohe Alltagsbezug, d. h., Stürze finden in der Regel nicht barfuß statt. Deshalb lautet unsere Empfehlung: mal mit und mal ohne Schuhe trainieren.

Wichtig: Im Folgenden werden methodische Übungsreihen für alle Stundeninhalte, sowohl für das Gleichgewichts-, das

Kraft-, das Dual-Tasking-Training und für das Training der Alltagsmotorik aufgeführt – und zwar von leicht nach schwer. Da die Kursteilnehmer in den verschiedenen Kursen unterschiedliche motorische Fähigkeiten und außerdem möglicherweise körperliche Einschränkungen haben, ist es die Aufgabe und Entscheidung des Kursleiters, bei welchem Schwierigkeitsgrad innerhalb der methodischen Übungsreihe begonnen wird und wichtiger – wann die Übungsreihe für die Teilnehmer zu schwer wird – Sie also aussteigen.

Methodische Übungsreihen für ein dynamisches Gleichgewichtstraining (mit Schuhen dargestellt, kann aber auch barfuß durchgeführt werden):

Tandemgang

Beim Tandemgang vorwärts gehen die Teilnehmer so, dass die Ferse des vorn aufgesetzten Fußes jeweils die Fußspitze des hinteren Fußes berührt.

1. Die Teilnehmer gehen im Tandemgang auf einer Linie durch die Halle.

2. Die Teilnehmer gehen im Tandemgang kreuz und quer durch die Halle.
   - Die Teilnehmer gehen im Tandemgang in unterschiedlichen Geschwindigkeiten „langsam – mittel – schnell".

3. Die Teilnehmer gehen im Tandemgang rückwärts gerade auf einer Linie.

4. Die Teilnehmer gehen im Tandemgang rückwärts kreuz und quer durch die Halle. Beim Tandemgang rückwärts berührt die Fußspitze des hinten aufgesetzten Fußes jeweils die Ferse des vorderen Fußes.
   - Die Teilnehmer gehen im Tandemgang rückwärts in unterschiedlichen Geschwindigkeiten „langsam – mittel – schnell".

5. Die Teilnehmer gehen im Tandemgang auf einem Seilchen gerade durch die Halle.

6. Die Teilnehmer gehen im Tandemgang auf einem Seilchen kreuz und quer durch die Halle.

7. Steigerung wie gehabt.

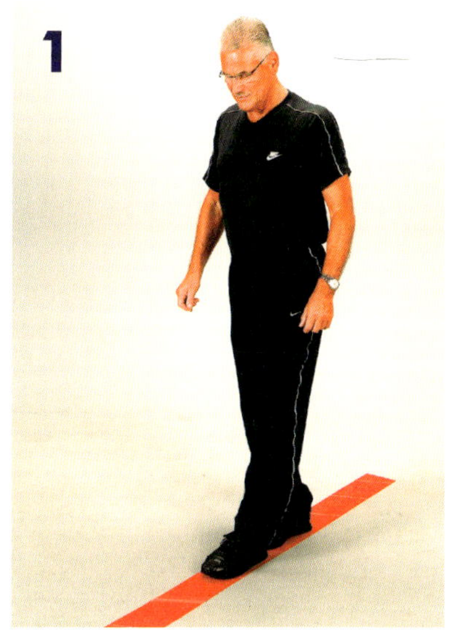

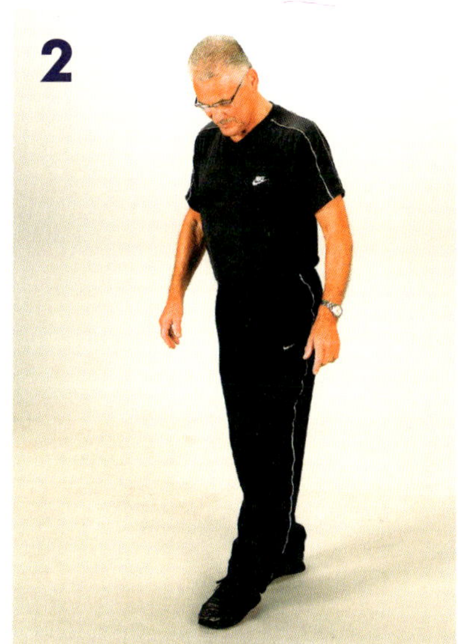

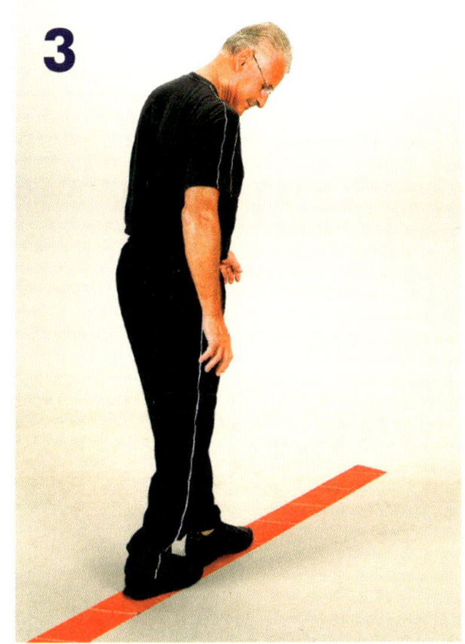

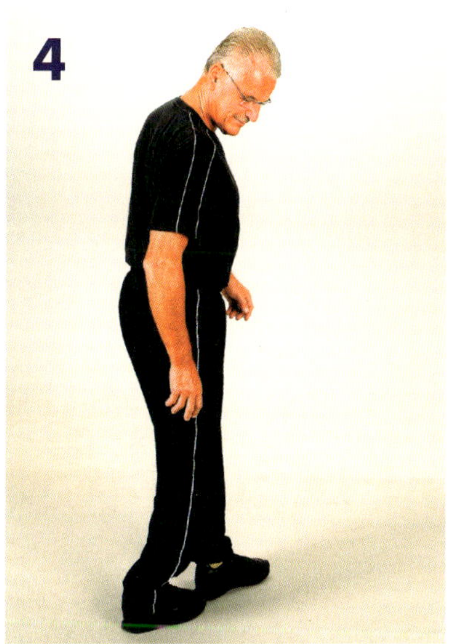

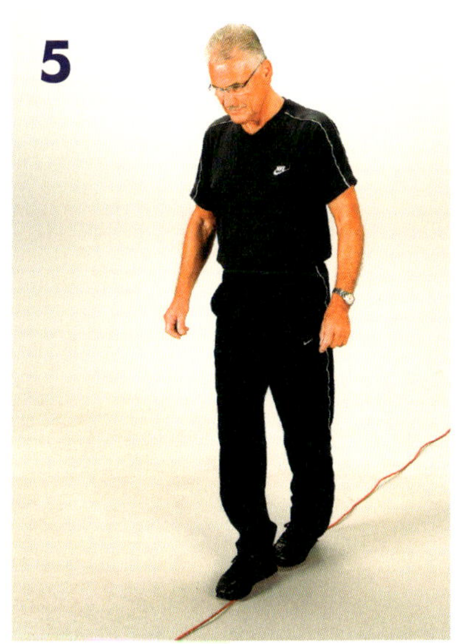

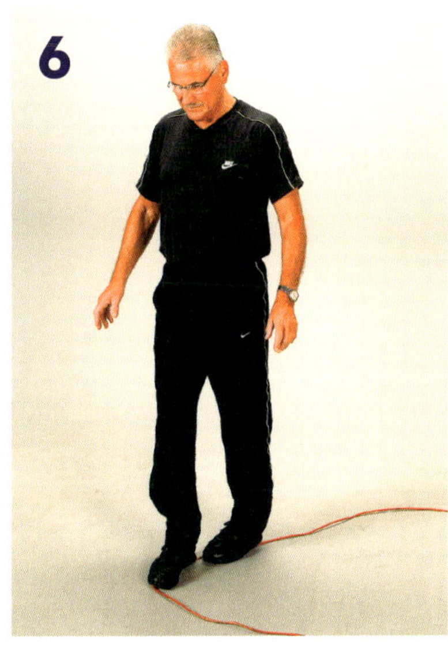

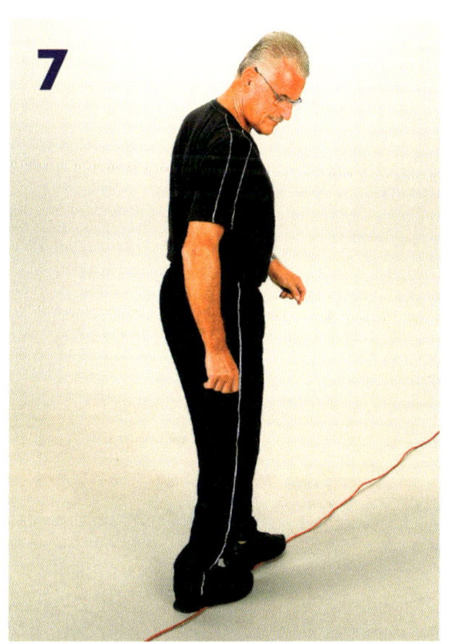

Wichtige Information zur Trainingsdosierung des dynamischen Gleichgewichtstrainings:

Spätestens nach 45 s wird eine Pause gemacht!

Einbeinstand

Beim Einbeinstand stellen sich die Teilnehmer auf einen Fuß, den anderen Fuß vom Boden lösen. Das Standbein ist leicht gebeugt, das Spielbein leicht außenrotiert. Die Brustwirbelsäule ist aufgerichtet, die Handflächen zeigen nach vorne.

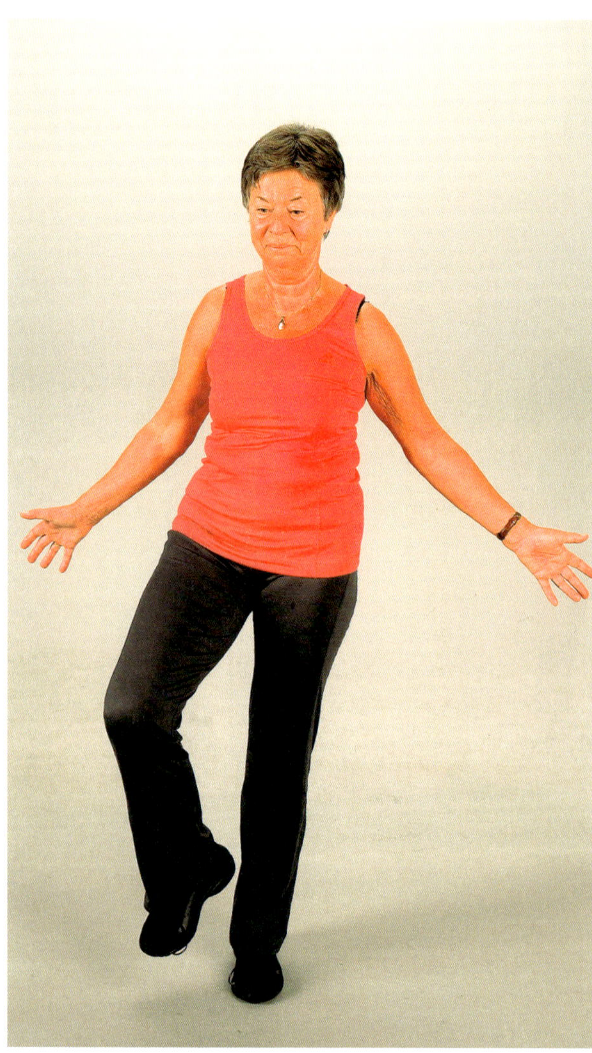

- Die Teilnehmer werden aufgefordert, 10 s lang auf ihrem „Lieblingsbein" zu stehen.
- 10 s lang auf dem anderen Bein stehen.
- Die Teilnehmer werden aufgefordert, die Gleichgewichtsfähigkeit auf der rechten und linken Seite zu vergleichen.

Einbeinstand und labile Unterlage

1. Die Teilnehmer stellen sich in den Einbeinstand. Sie stehen dabei aber nicht auf dem Boden, sondern auf einer Gymnastikmatte, die normal, also einfach, hingelegt wird.
2. Die Teilnehmer stellen sich in den Einbeinstand. Sie stehen dabei auf einer Gymnastikmatte, die doppelt zusammengelegt ist.
3. Die Teilnehmer stellen sich in den Einbeinstand. Sie stehen dabei auf einer Gymnastikmatte, die vierfach zusammengelegt ist.
4. Einbeinstand. Die Teilnehmer stehen auf einer Gymnastikmatte, die locker zusammengerollt ist.
5. Einbeinstand. Die Teilnehmer stehen auf einer Gymnastikmatte, die eng zusammengerollt ist.
6. Einbeinstand. Die Teilnehmer stehen auf einer instabilen Unterlage, zum Beispiel auf einem instabilen Kissen.
7. Einbeinstand. Die Teilnehmer stehen auf einer etwas wackeligeren instabilen Unterlage, zum Beispiel auf einer Weichbodenmatte.

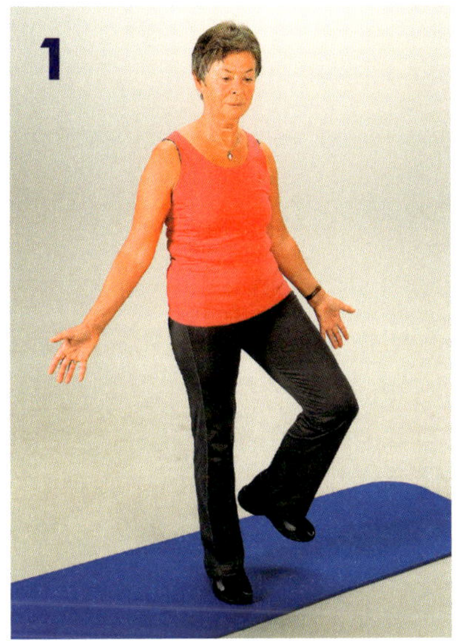

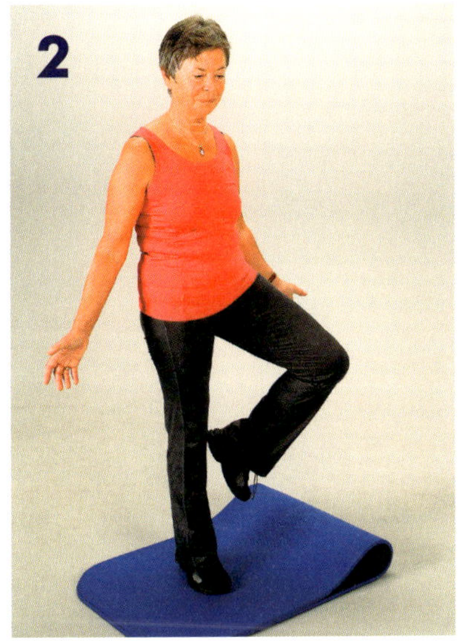

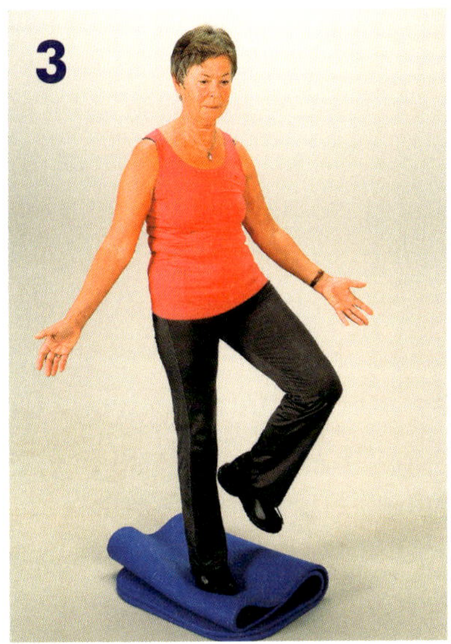

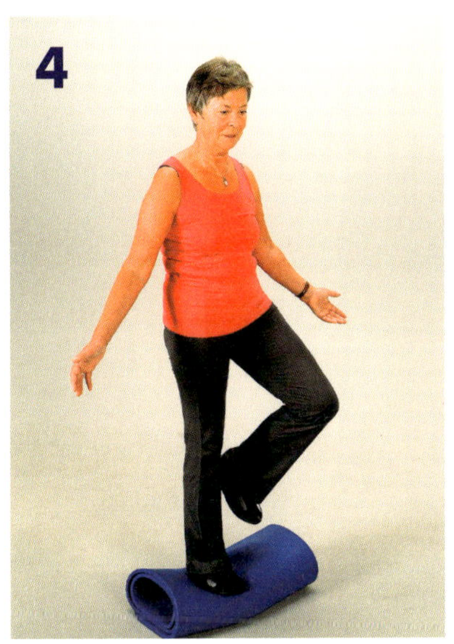

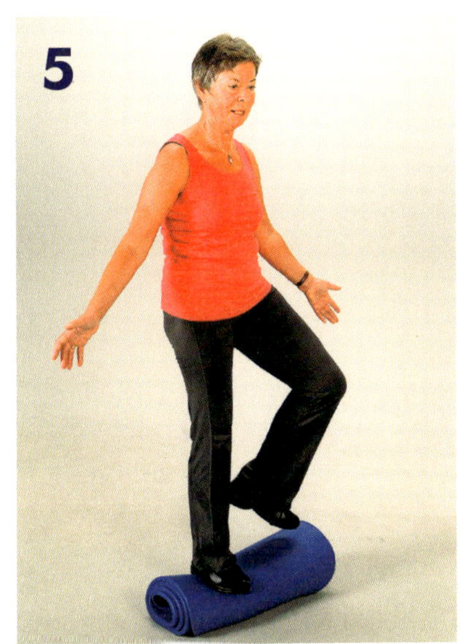

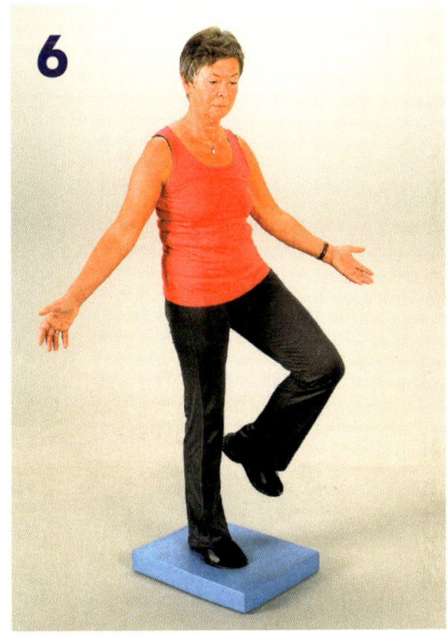

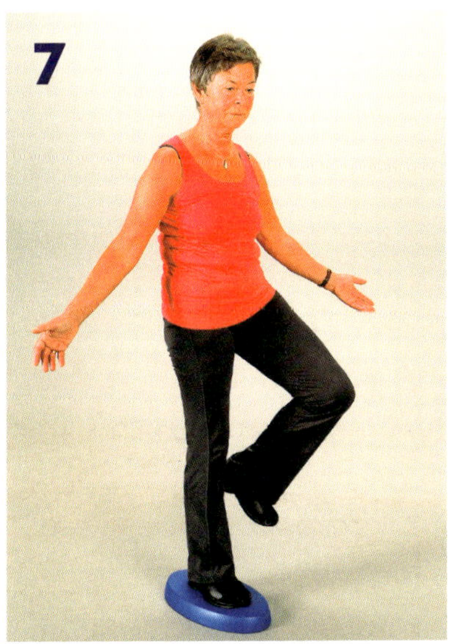

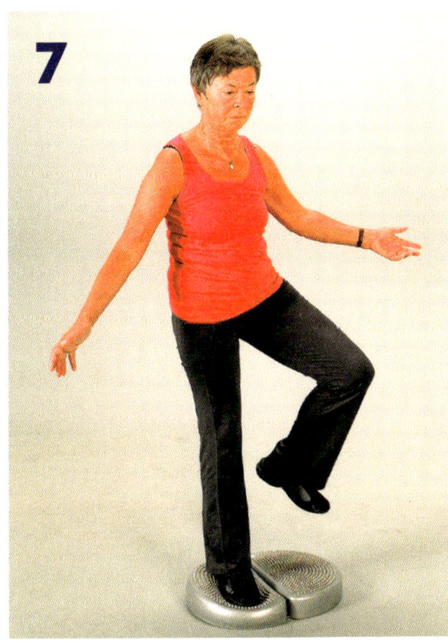

Trainingsdosierung des Einbeinstandes:

Pro Bein maximal 15 s Standzeit, dann das Bein wechseln.

Der zeitliche Umfang dieses Stundenschwerpunkts sollte aufgrund der neuromuskulären Ermüdung nicht mehr als maximal 30 min betragen.

Kursphase: Krafttraining

In dieser Kursphase wird der „Squat", die tiefe Kniebeuge, erarbeitet. Diese Bewegung ist sehr komplex und anspruchsvoll, wenn sie richtig ausgeführt wird. Deshalb kann nicht erwartet werden, dass sie von allen Kursteilnehmern zum Stundenende sauber beherrscht wird. Das Erlernen des Squats (tiefe Kniebeuge) bis hin zur Automatisierung des sauberen Bewegungsablaufs wiederholt sich deshalb in den folgenden Stunden.

Auf dem Weg zur Erarbeitung der richtigen Bewegungsausführung bietet sich zuerst die Erarbeitung des stabilen Stands an: Um dies zu erreichen, gehen Sie mit den Teilnehmern folgende Checkpunkte für den stabilen Stand durch:

- breiter Stand,
- gebeugte Knie,
- Gesäß ist hinten,

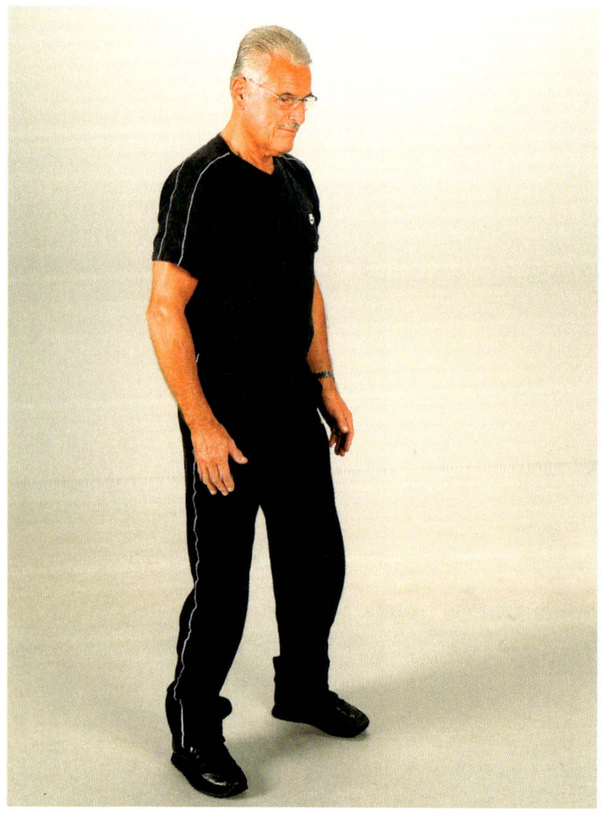

- die Lendenwirbelsäule befindet sich in der Wohlfühllordose,
- der Oberkörper ist leicht nach vorne gebeugt.

Aufbauend auf dem stabilen Stand, folgt die methodische Übungsreihe zur Erarbeitung des Squats. Da Sie mit Ihren Kursteilnehmern bereits an der Bewegungsausführung des stabilen Standes gearbeitet haben, werden die Kursteilnehmer schneller den Squat verstehen, da der stabile Stand die Auftaktbewegung für den Squat ist.

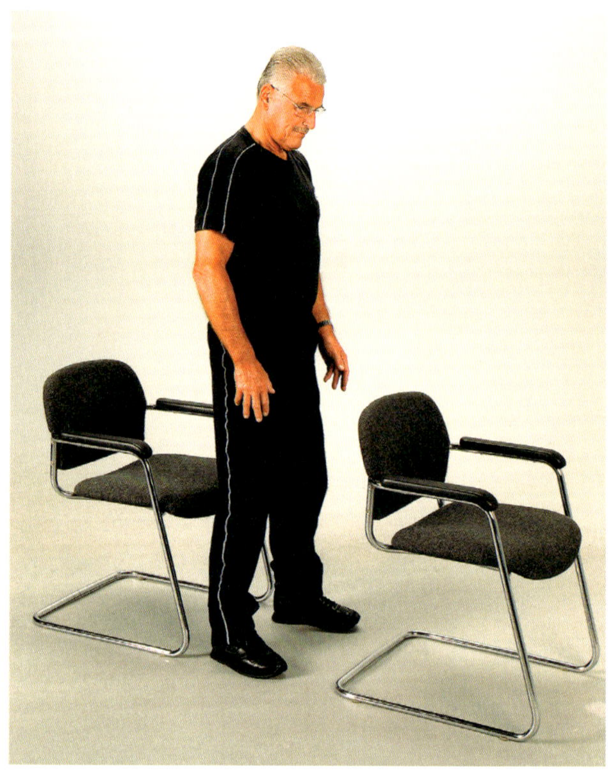

Hierbei steht jeder Teilnehmer vor einem Stuhl, alternativ vor 2-3 übereinandergestellten Steps. Sind mehrere Stühle vorhanden, kann der Teilnehmer zusätzlich hinter einem Stuhl stehen (sogenannter *doppelter Stuhlkreis*) und die Rückenlehne des vorderen Stuhls als Unterstützung benutzen. Der hintere Stuhl hat zwei Funktionen: Erstens gibt er den Teilnehmern ein Biofeedback, dass sie den unteren Umkehrpunkt erreicht

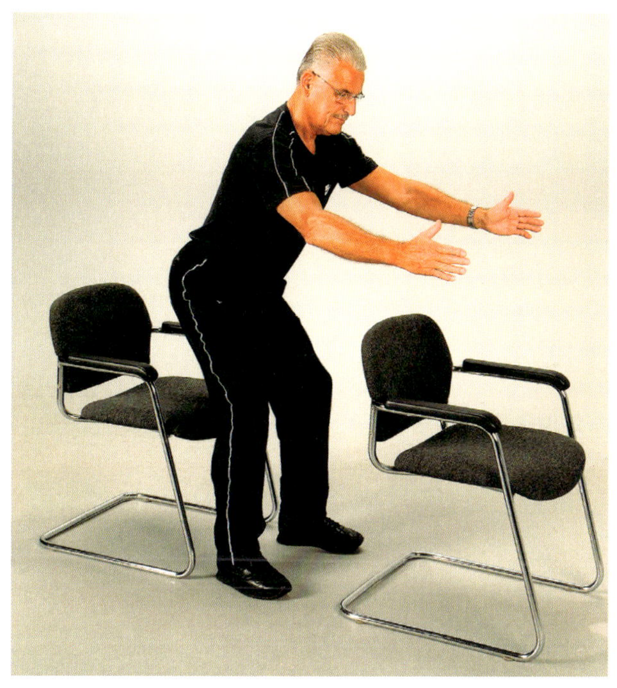

haben. Zweitens besteht bei Bewegungsneueinsteigern, die den Squat erlernen, die Gefahr, dass sie das Gleichgewicht nach hinten verlieren. In diesem Falle stürzen sie nicht, sondern kommen zum Sitzen auf den Stuhl.

Bewegungbeschreibung des Squats (tiefe Kniebeuge)

- Die Teilnehmer stehen im mindestens hüftbreiten Stand.

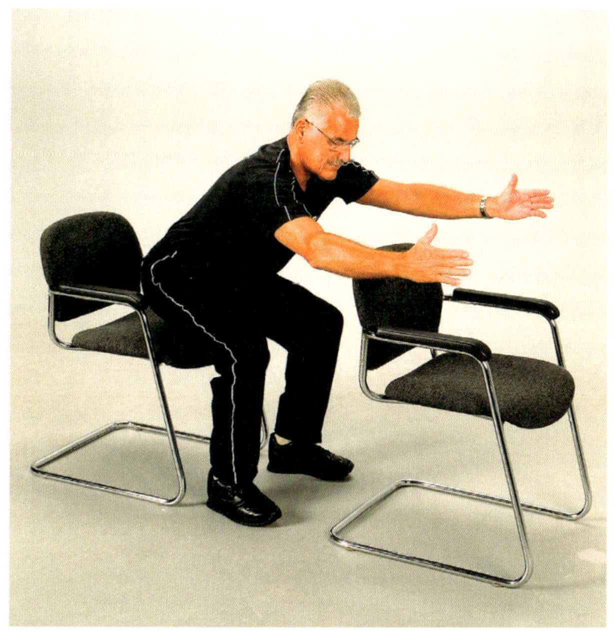

- Sie bringen das Gesäß nach hinten in Richtung zur Sitzfläche des hinteren Stuhls. Dabei berühren sie den Stuhl mit dem Gesäß jedoch nur leicht. Nicht vollständig hinsetzen.
- Am unteren Umkehrpunkt bilden Ober- und Unterschenkel einen rechten Winkel.
- Der Oberkörper ist leicht nach vorne geneigt.
- Die Schultern sind abgesenkt und entspannt.
- Die Wirbelsäule befindet sich in ihrer physiologischen Krümmung.
- Die Kniescheibe befindet sich hinter den Fußspitzen.

Nachdem die Bewegung vom Kursleiter in den einzelnen Schritten erklärt und demonstriert worden ist, führen die Teilnehmer drei Durchgänge (Sätze) mit jeweils 15 Wiederholungen durch. Die Bewegungsgeschwindigkeit ist langsam und kontrolliert. Für die Bewegung nach hinten und unten in Richtung zum Stuhl (exzentrische Muskelkontraktion) werden 3 s benötigt, für das Aufrichten (konzentrische Muskelkontraktion) ebenfalls 3 s.

Kursphase: Ausklang (Dehnen/Entspannen) und Hausaufgaben

Dehnung der vorderen und hinteren Oberschenkelmuskulatur.

In der zweiten Kurswoche sollen die Teilnehmer 2 x selbstständig zu Hause ein Gleichgewichtstraining von jeweils 15 min durchführen. Sie können aus den in der Kursstunde vorgestellten Übungen die Übungen auswählen, die ihnen gut gefallen haben und mit denen sie gut klargekommen sind.

4.3 Kursstunde 3: Schrittmuster, Parcours und Gleichgewicht

Modul	Inhalte	Zeit
Begrüßung und Wissensvermittlung Gespräche ÜL – TN	Abfragen, Einordnen und Reflexion der Erfahrungen bei der Umsetzung der Hausaufgaben Abfragen von Stolperfallen im häuslichen Alltag Sensibilisierung für Sturzrisiken im häuslichen Alltag Erarbeiten von Vorschlägen zur Verhältnisprävention	10 min
Aufwärmen Gleichgewichtstraining ÜL erläutert, demonstriert und korrigiert ggf.	Stop and Go-Spiel im Gehen, Atomspiel im Gehen Wiederholung von 1-2 Übungen der letzten Stunde Erarbeiten von Parcours: • Fallschirm- und Schwungtuchparcours • Gleichgewichts-/sensomotorischer Parcours • Schrittmusterparcours	30 min
Krafttraining ÜL demonstriert und korrigiert	Wiederholung des Squats	10 min
Ausklang (Dehnen/ Entspannung) und Hausaufgaben	Dehnung der hinteren und vorderen Beinmuskulatur, des Nackens und der Brustmuskulatur Vorstellen der Hausaufgaben	10 min
Material	Diverse Sportgeräte zum Bau der Parcours, labile Unterlagen sowie Gymnastikmatten, Klebestreifen oder Bieruntersetzer	

Kursphase: Begrüßung und Wissensbaustein

Als Stundeneinstieg sammelt der Kursleiter auf dem Flipchart sogenannte *Stolperfallen*. Er stellt den Teilnehmern die Frage nach den äußeren Sturzrisiken. Diese können bekanntlich sehr vielfältig sein. Neben den bereits in der vorherigen Stunde erarbeiteten Ursachen, einem mangelhaften Trainingszustand und einer beeinträchtigten Gleichgewichtsfähigkeit, gibt es weitere Ursachen, die dem Bereich der „Verhältnisprävention" zuzuordnen sind.

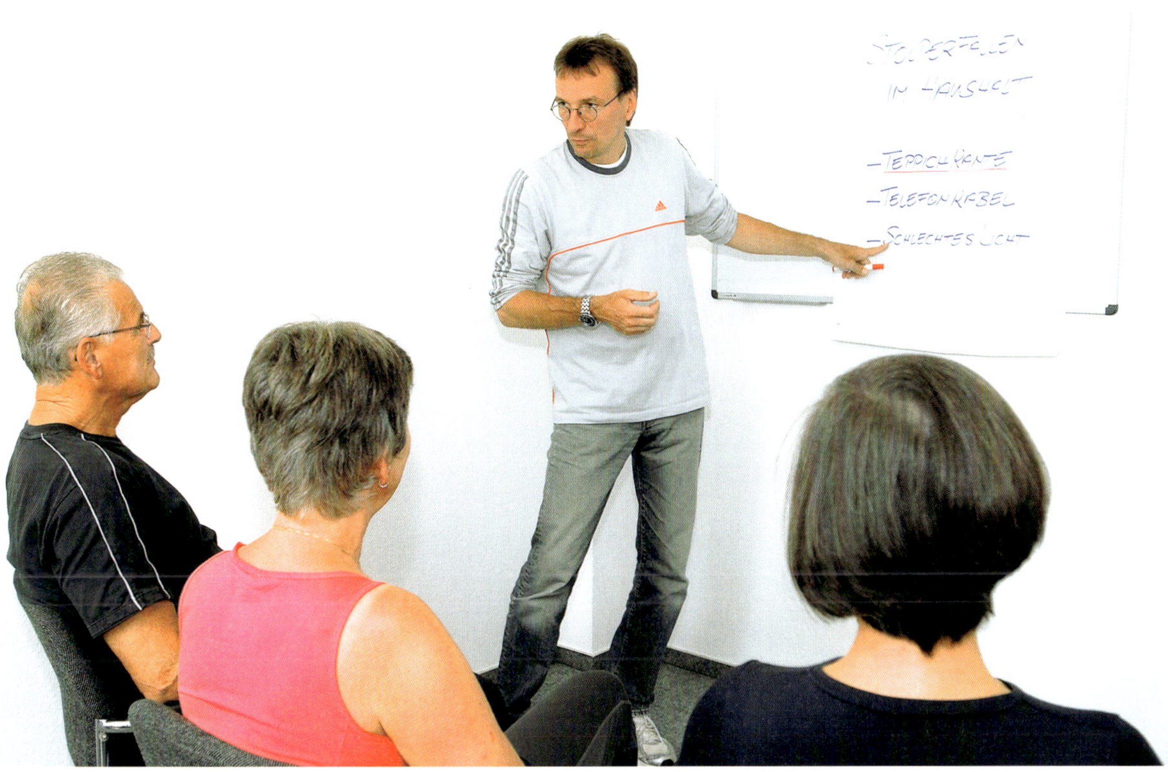

Dazu zählen z. B. schlechte Schuhe, nicht vorhandene Beleuchtung, Stolperfallen in der Wohnung, Gleitsichtbrille, bestimmte Medikamente, nicht vorhandene Griffe im Badezimmer etc.

Das Sammeln dieser Risikofaktoren dient dazu, die Kursteilnehmer für eventuell vorhandene Stolperfallen im häuslichen Alltag zu sensibilisieren und möglicherweise Veränderungen vorzunehmen. So sollte mit den Teilnehmern diskutiert werden, ob es ihnen im Rahmen eines nächtlichen Toilettenbesuchs (der im Alter nicht unwahrscheinlich ist) möglich ist, das Licht vom Bett aus anzuschalten oder ob sie sich erst bis zum Lichtschalter an der Wand im Dunkeln vortasten müssen. Ein weiterer möglicher Diskussionspunkt ist das Anbringen von Haltegriffen im Badezimmer oder das Anbringen von Bewegungsmeldern an der Kellertreppe. Fordern Sie Ihre Kursteilnehmer auf, selbst Ideen einzubringen und der Gruppe vorzustellen. So erzielen Sie eine interaktive Lernsituation im Modul *Wissensbaustein*. Die Kursteilnehmer bringen sich aktiv ein und setzen sich mit den Vorschlägen ihrer Kurskollegen auseinander. So wird die Reflexion mit der eigenen häuslichen Situation eingeleitet. Dies ist eine unbedingte Voraussetzung für eine Verhaltens- und Verhältnisänderung.

Kursphase: Aufwärmen und Gleichgewichtstraining

Zunächst Aufwärmen mit einem Stop and Go-Spiel und Atomspiel im Gehen.Wiederholung von 1-2 Übungen aus der letzten Stunde entsprechend den motorischen Leistungsfähigkeiten der Kursteilnehmer.

Anschließend wird am Gang- bzw. Schrittautomatismus gearbeitet. Dies ist wichtig, damit ältere Menschen ihre Schritte je nach Situation schnell und adäquat anpassen können, um einen Sturz zu vermeiden. Bisherige Gang- und Schrittautomatismen sollen aufgebrochen werden und eine hohe Flexibilität des Schrittrepertoires erreicht werden. Dazu bieten sich verschiedene Parcours an. Wählen Sie bitte für Ihr Training in der Kursstunde zwei der aufgeführten Parcours aus, abhängig davon, welche Sportgeräte oder Materialien Ihnen zur Verfügung stehen.

1. Fallschirm-/ Schwungtuchparcours

Unter ein Schwungtuch werden verschiedene (keine scharfkantigen oder rutschigen) Gegenstände, wie zum Beispiel Tennisringe, Igelbälle, Seilchen, Frisbee, Zeitungsknäul, instabile Unterlagen etc., gelegt. Das Schwungtuch wird mit Matten seitlich abgedeckt.

- Alle Kursteilnehmer gehen mit geöffneten Augen über das Schwungtuch und ertasten mit den Füßen die darunterliegenden Gegenstände.

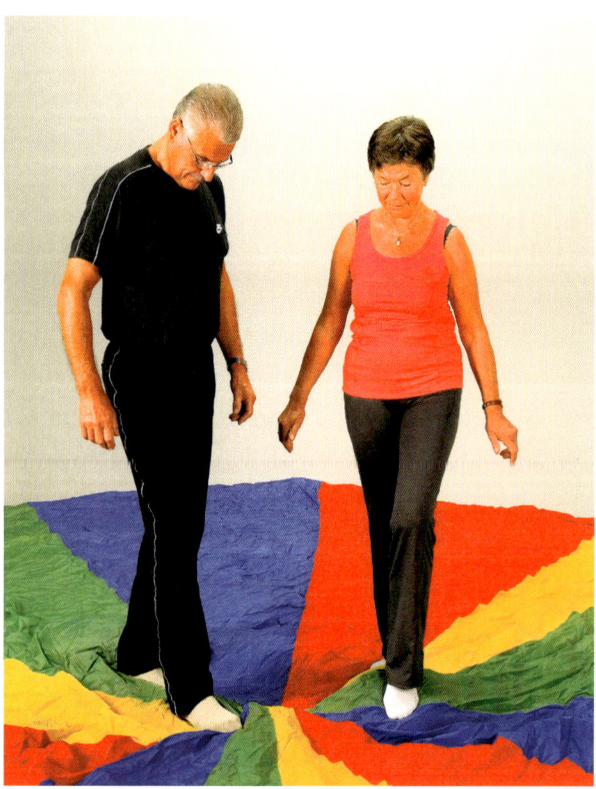

- Die Teilnehmer führen sich paarweise über das Schwungtuch, wobei ein Teilnehmer die Augen geschlossen hat. Anschließend wird gewechselt.

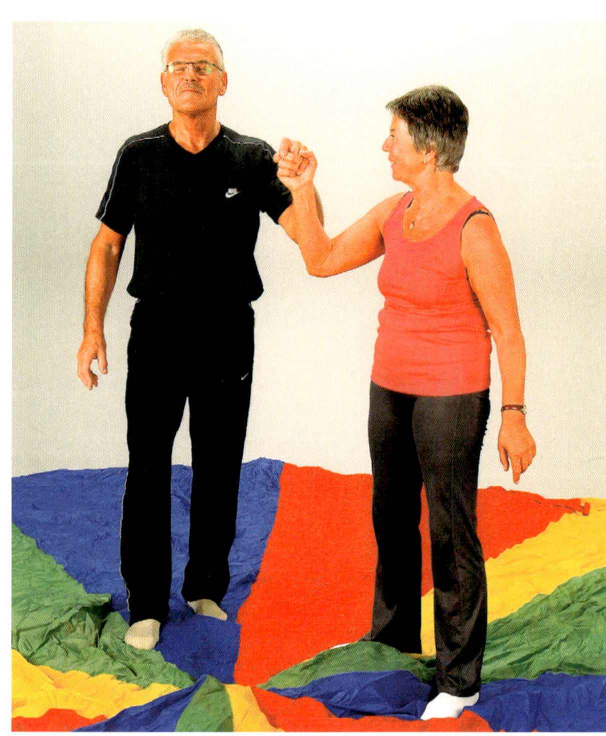

- Alle Kursteilnehmer gehen mit geschlossenen Augen ohne Partnerhilfe über das Schwungtuch und versuchen, Gegenstände mit den Füßen zu ertasten.

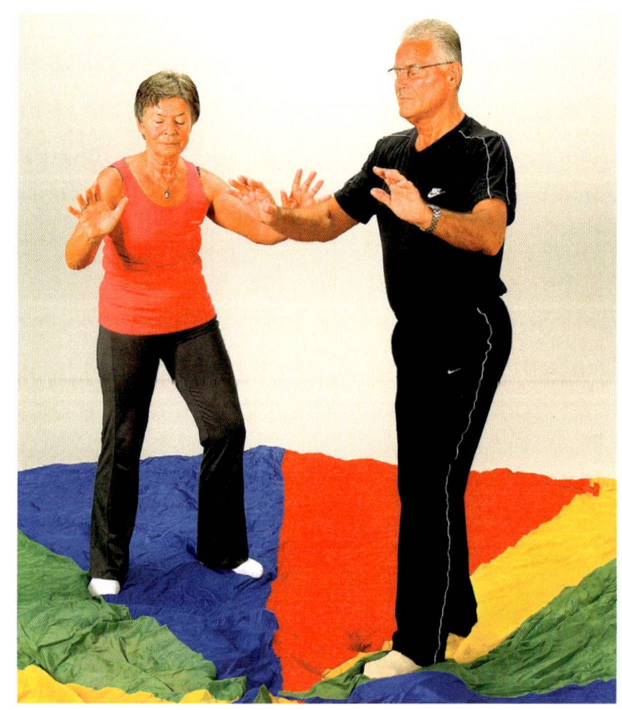

2. Gleichgewichts- oder sensomotorischer Parcours

Mithilfe verschiedener, in der Sporthalle vorhandener Sportgeräte wird ein sensomotorischer Parcours von etwa 8 m Länge gebaut. Die Teilnehmer gehen auf diesem Parcours entlang. Er wird so aufgebaut, dass sich verschiedene Anforderungen und Aufgabenstellungen (wie unten beschrieben) ergeben. Geeignete Materialien zum Aufbau des sensomotorischen Parcours sind zum Beispiel: Steps, Weichbodenmatten, Stäbe, Teppichfliesen, labile Unterlagen, Gymnastikmatten, Langbänke, Kastendeckel und so weiter.

Mögliche Aufgabenstellungen innerhalb des Parcours sind:

- hoch und tief,

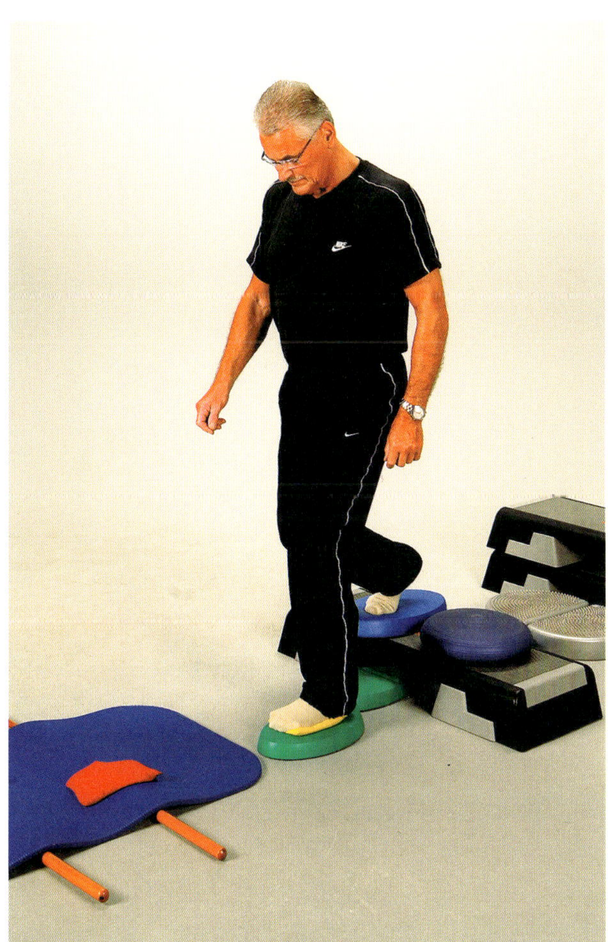

- schräg bergauf und schräg bergab (Rampen),

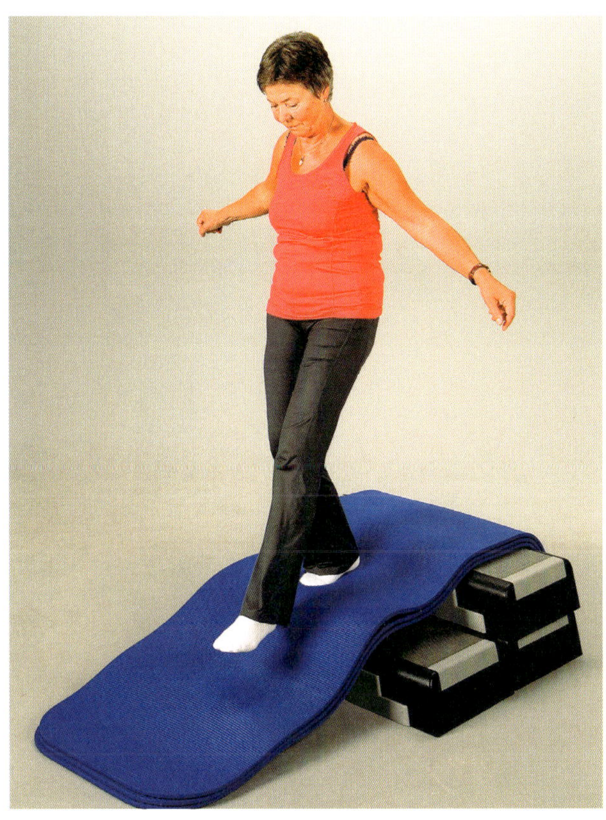

- hart und weich,
- Drehung,
- vorwärts und rückwärts,

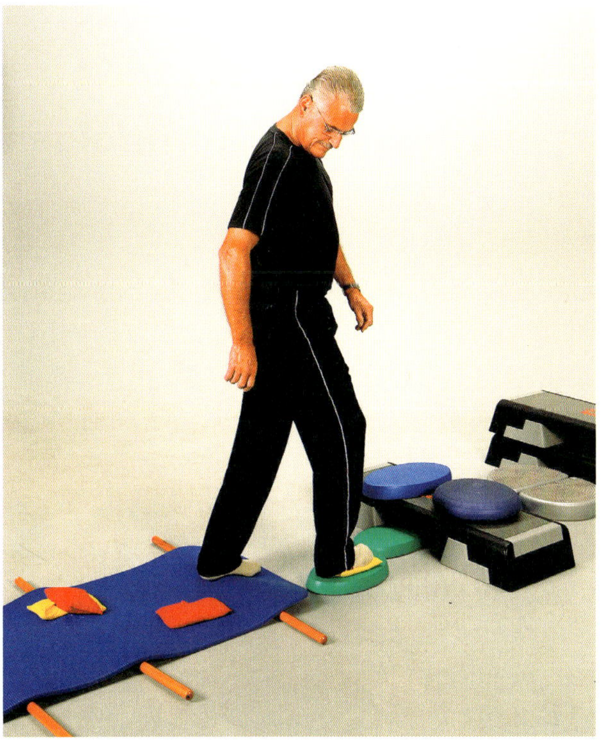

- offene und geschlossene Augen (mit Partnerhilfe).

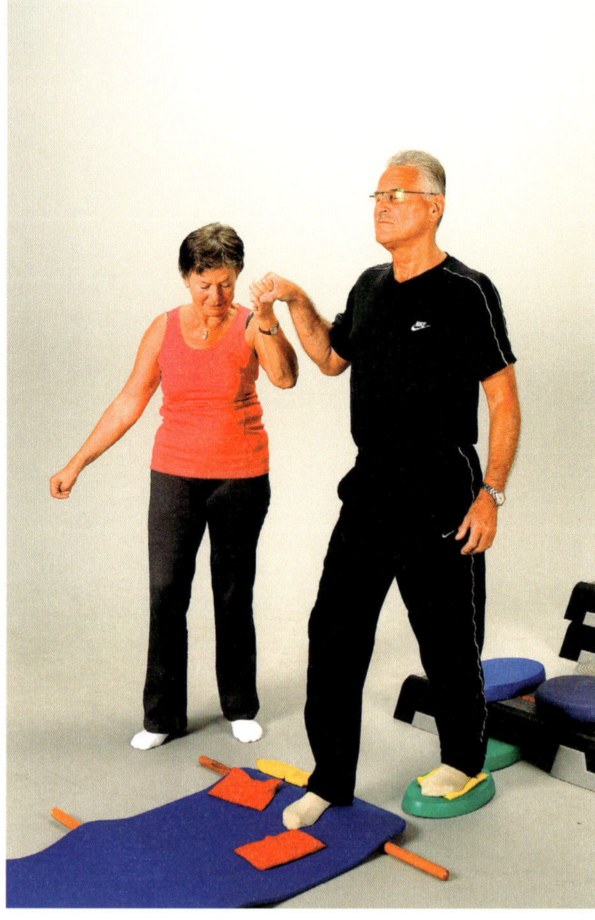

3. Schrittmusterparcours mit verschiedenen Schrittfolgen

Kleben Sie mit Kreppklebestreifen einen Schrittmusterparcours, bei dem die Teilnehmer mit jedem Schritt einen Klebestreifen berühren sollen. Anstelle von Klebestreifen können Sie auch Bieruntersetzer verwenden. Sie können eine leichtere und eine etwas anspruchsvollere Variante (gekennzeichnet durch die weißen bzw. schwarzen Klebestreifen) auf den Hallenboden kleben. So kann jeder Kursteilnehmer, entsprechend seines Leistungsstandes, die für ihn geeignete Variante wählen.

Mögliche Aufgabenstellungen sind:

- unterschiedliche Schrittlänge,

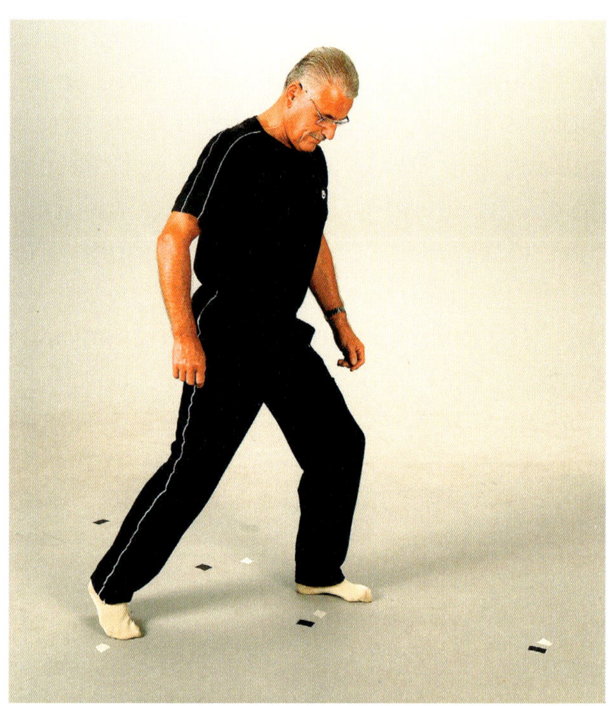

- mit und ohne Abrollen des Fußes,
- mit und ohne Armeinsatz,
- mit Ausfallschritten nach rechts und links,
- mit Ausfallschritten nach vorne oder nach schräg vorne.

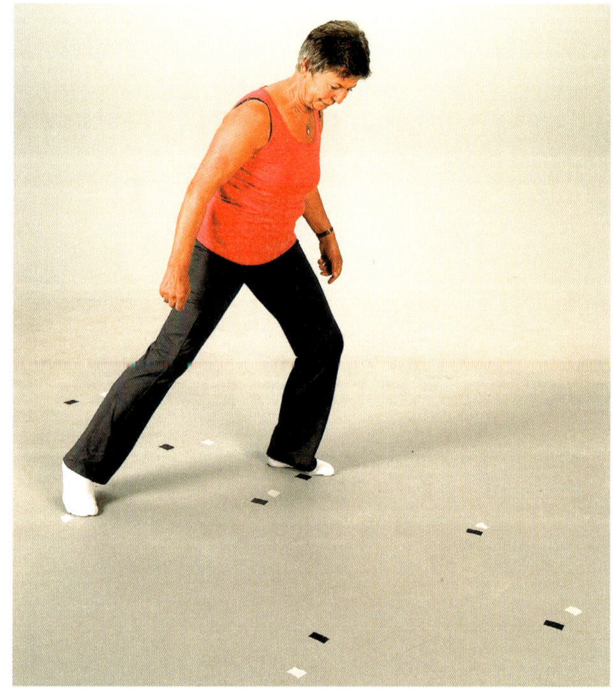

- Vorwärts und rückwärts,

leichtere Variante:

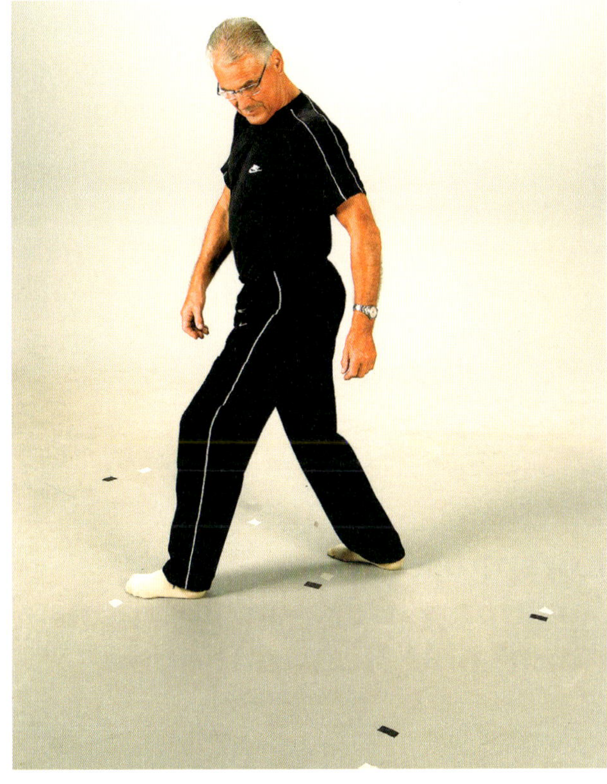

anspruchsvollere Variante:

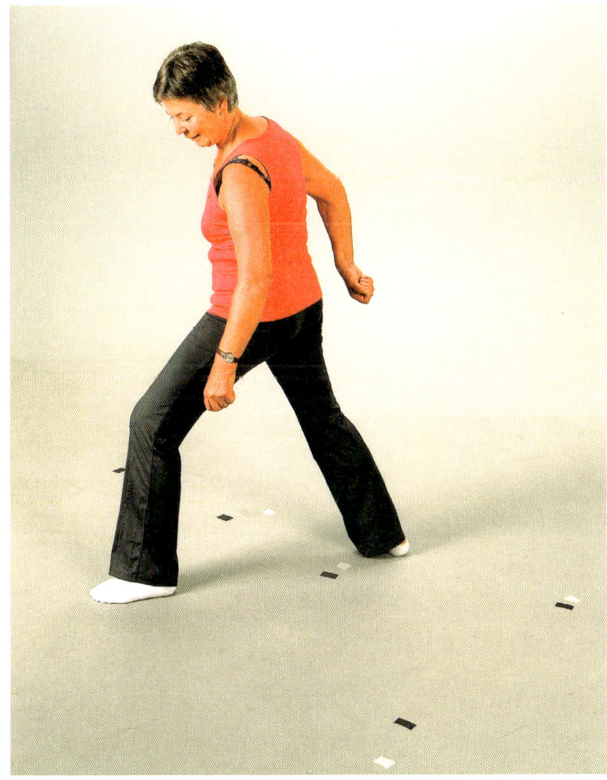

- schnell und langsam.

4. Rhythmusparcours

Die Kursteilnehmer gehen durch die Halle und klatschen dabei. Pro Klatscher wird ein Schritt gemacht. Mögliche Übungsformen:

- schnell und langsam,
- unrhythmisches Klatschen,
- vorwärts und rückwärts,
- seitwärts.

Kursphase: Krafttraining

Beim Krafttraining in der dritten Kursstunde wird der Squat (tiefe Kniebeuge) wiederholt. Da diese sehr zielgerichtete Form des Muskeltrainings sehr komplex und anspruchsvoll ist, sollte nochmals auf die bereits in der zweiten Kursstunde beschriebene, korrekte Bewegungsausführung eingegangen werden. Nutzen Sie dabei einen senkrecht vor der Fußspitze aufgestellten Gymnastikstab, um den Teilnehmern zu

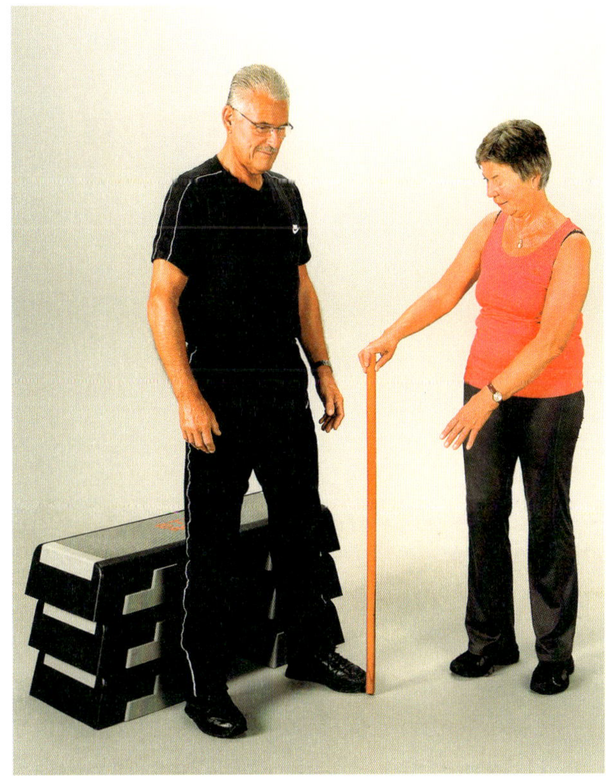

Ausgangsstellung

verdeutlichen, dass der Squat damit beginnt, das Gesäß nach hinten zu führen. Sollten fälschlicherweise die Knie dabei über den Stab nach vorn geschoben werden, hat der Teilnehmer eine sehr gute optische Rückmeldung und kann sich selbst entsprechend korrigieren.

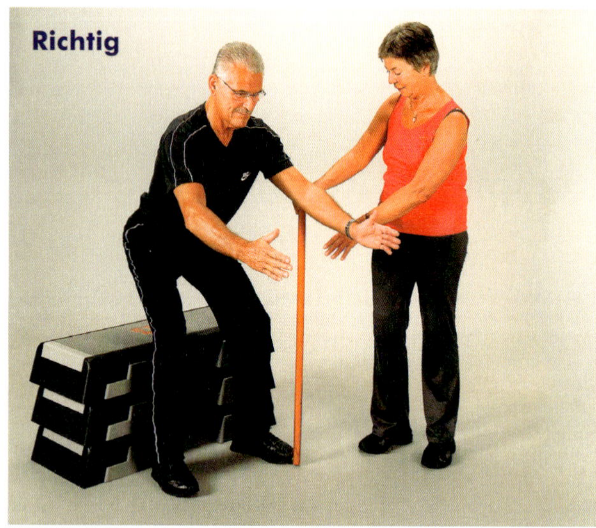
Richtig

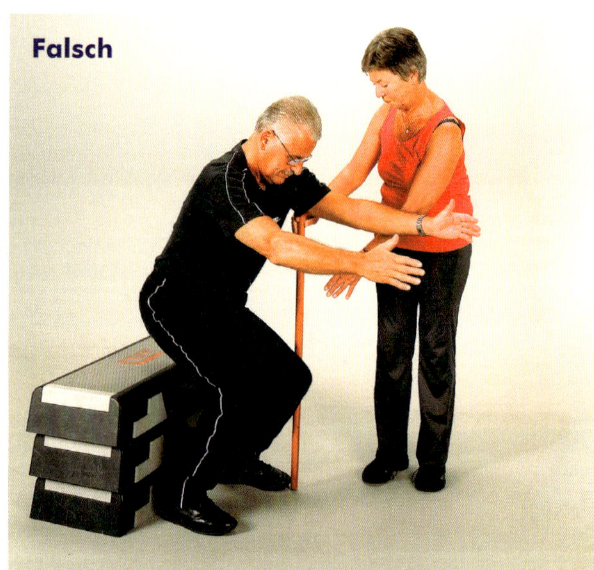
Falsch

Bitten Sie einen Kursteilnehmer, einen „Squat" vor der Gruppe zu demonstrieren. Loben Sie zuerst die richtigen Punkte in der Bewegungsausführung. Derart gelobt, verkraftet der Kursteilnehmer auch kleinere Korrekturen der Bewegungsausführung vor der Gruppe. Bitten Sie anschließend Ihre Kursteilnehmer, zu zweit zusammenzugehen und jeweils drei Durchgänge (Sätze) Squats mit 15 Wiederholungen durchzuführen. Hierbei korrigiert der nicht aktive Kursteilnehmer den trainierenden Kursteilnehmer, nach einem Satz wird gewechselt. Achten Sie nun zusätzlich auf folgende Punkte in der Bewegungsausführung:

- Stellung der Knie: Nicht nach innen oder außen schieben.
- Stellung der Halswirbelsäule: Die Halswirbelsäule befindet sich in der physiologischen Verlängerung der Wirbelsäule, nicht unphysiologisch abknicken.
- Bewegungsgeschwindigkeit: langsame und kontrollierte Bewegungen.

Kursphase: Ausklang (Dehnen/Entspannung) und Hausaufgaben

Dehnung der hinteren und vorderen Beinmuskulatur, des Nackens und der Brustmuskulatur.

1. Schrittmustertraining

Die Teilnehmer sollen zu Hause in ihrem Hausflur oder in der Diele 10-14 Klebekreppstreifen in unterschiedlichen Abständen auf den Boden kleben. Die Aufgabe ist es, jedes Mal, wenn sie den Hausflur oder die Diele passieren, in unterschiedlichen Kombinationen auf die Klebestreifen zu treten.

2. Gleichgewichtstraining

2 x in der Woche 15 min lang Gleichgewichtsübungen aus vorgestelltem Übungspool durchführen.

3. Krafttraining

Durchführung des Squats: 2 x pro Woche nach dem Gleichgewichtstraining zwei Sätze mit 15 Wiederholungen. In der Pause zwischen den Sätzen werden die Beine ausgelockert.

4.4 Kursstunde 4: Ausfallschritte und Explosivtraining

Modul	Inhalte	Zeit
Begrüßung und Wissensvermittlung	Abfragen, Einordnen und Reflexion der Erfahrungen bei der Umsetzung der Hausaufgaben Abfragen und Diskussion: „Wie komme ich wieder vom Boden hoch?" Sensibilisierung für die Notwendigkeit, hierfür eine geeignete Strategie zu besitzen	10 min
Aufwärmen Training von Alltagssituationen ÜL erklärt, demonstriert und korrigiert	Vorstellen und Ausprobieren der Backward-Chaining-Methode	15 min
Gleichgewichtstraining ÜL erklärt, demonstriert und korrigiert	Methodische Übungsreihe: explosive Schritte und kleine Sprünge: • Dynamische Schritte/Sprünge aus dem beidbeinigen Stand • Dynamische Schritte/Sprünge in den Ausfallschritt • Einbeiniger Richtungswechsel aus der Bewegung • Sprünge aus und in den einbeinigen Stand	20 min
Krafttraining ÜL leitet an	Wiederholung des Squats	5 min
Ausklang (Dehnen/ Entspannung) und Hausaufgaben	Dehnung der Oberschenkelmuskulatur Vorstellen der Hausaufgaben	10 min
Material	Stühle und Hocker in Teilnehmeranzahl, labile Unterlagen sowie Gymnastikmatten, Teppichfliesen, ggf. Steps, Klebestreifen	

Kursphase: Begrüßung und Wissensbaustein

Ziel dieses Kurses ist es, Stürze zu vermeiden. Dennoch ist es trotz sorgfältigen und regelmäßigen Trainings nicht auszuschließen, dass ein Sturz im häuslichen Bereich passiert. Hier hilft es nicht, den Kopf in den Sand zu stecken und zu sagen: „Irgendwie komme ich dann schon wieder hoch." Es muss mit den Teilnehmern diskutiert werden, wie man sich nach einem Sturz zu verhalten hat. Dadurch wird auch die Angst, zu stürzen, verringert, was wiederum das individuelle Sturzrisiko senkt.

Ein geeigneter Stundeneinstieg ist es, die Teilnehmer zu fragen, wie sie vom Boden aufstehen. Wahrscheinlich wird nun eine Diskussion beginnen, ob ein älterer Mensch sich noch auf den Boden legen muss. Der Einwand vieler Kursteilnehmer zu diesem Thema ist: „Das brauche ich nicht mehr" oder: „Mir tun dann die Gelenke weh."

Verdeutlichen Sie den Teilnehmern, dass, entsprechend des biologischen Gesetzes „Nichtgebrauchtes verkümmert", auch und gerade ein älterer Mensch üben muss, sich auf den Boden zu legen und wieder aufzustehen. Wird dieser Ablauf in einer stressfreien Situation nicht sicher beherrscht, wie soll er dann im Falle einer Risikoverwirklichung, sprich im Falle eines Sturzes, der auch mit sehr hohem psychischen Stress verbunden ist, sicher geschafft werden können?

Bei der Backward-Chaining-Methode (Lernfolge in umgekehrter Abfolge) lernen die Kursteilnehmer, sich mithilfe eines Stuhls oder mithilfe von zwei Hockern auf den Boden zu legen und wieder aufzustehen. Die Bewegung wird in Teilschritten erlernt. Das Aufstehen vom Boden stellt somit die um-

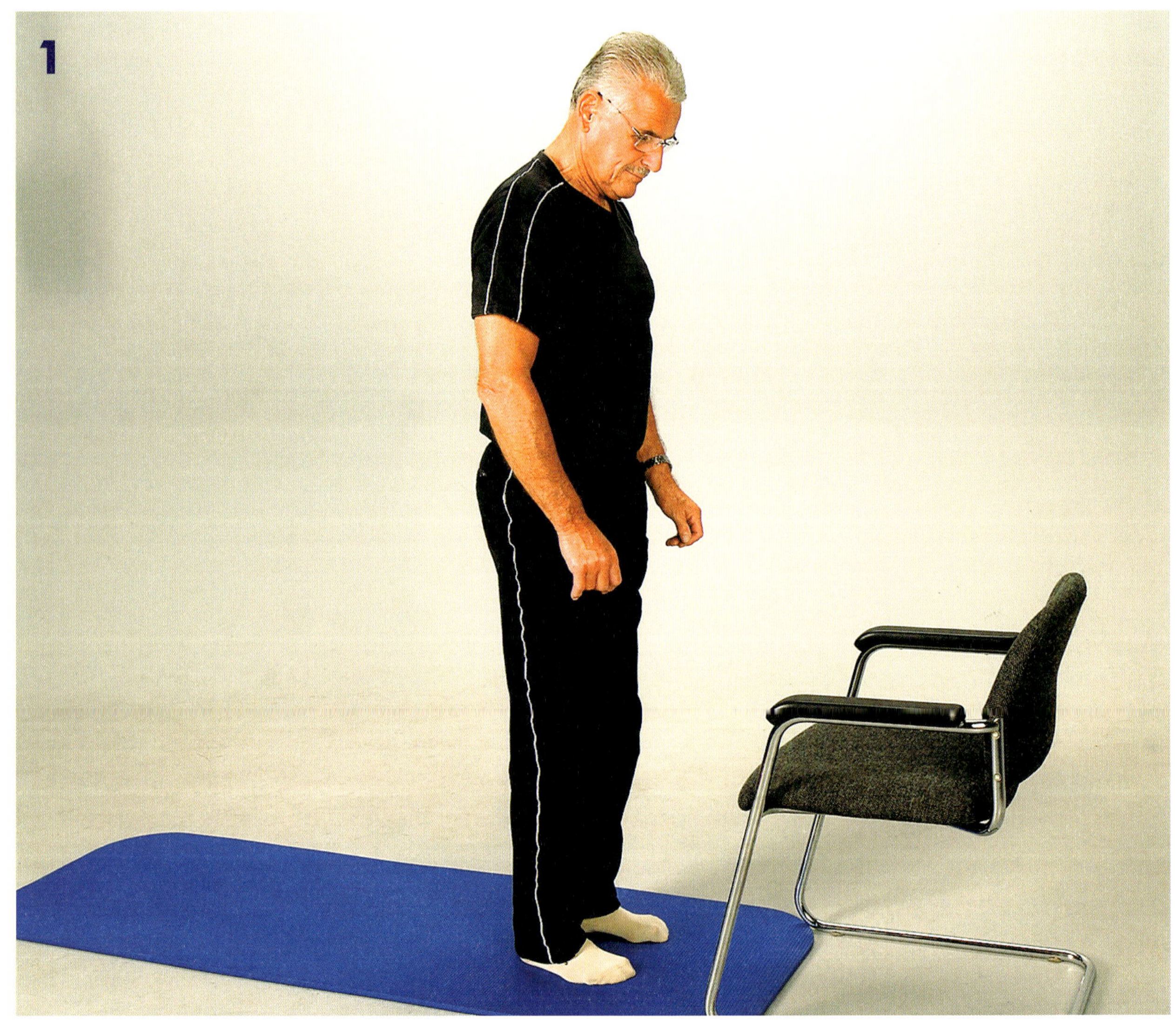

gekehrte Bewegungsfolge des Hinlegens dar. Eine wichtige Aufgabe für den Kursleiter ist es, den Teilnehmern den Transfer in den häuslichen Bereich und den Nutzen der Backward-Chaining-Methode im Alltag deutlich zu machen.

Die Backward-Chaining-Methode

Schritt 1: Stand vor dem Stuhl.

Schritt 2: Stand und Festhalten an der Sitzfläche des Stuhls.

Schritt 3: Mit Festhalten in den Kniestand.

Schritt 4: In den Vierfüßlerstand – geschafft!

Um in den Stand zu kommen, muss die Reihenfolge einfach umgekehrt werden.

Schritt 5: Zum Aufstehen wieder in den Vierfüßlerstand.

Schritt 6: Wieder unter Festhalten in den Kniestand.

Schritt 7: Wieder in den Stand und Festhalten an der Sitzfläche.

Schritt 8: Wieder in den Stand vor dem Stuhl.

Kursphase: Aufwärmen und Training von Alltagssituationen

Das Aufwärmen erfolgt durch Gehtraining mit unterschiedlichen Tempi und kleinen Gruppenaufgaben.

Mithilfe einer Matte und eines Stuhls (alternativ mit einem oder zwei Hockern) die acht Schritte der Backward-Chaining-Methode üben. Teilnehmern mit Knieschmerzen eine weiche Unterlage für die Knie anbieten.

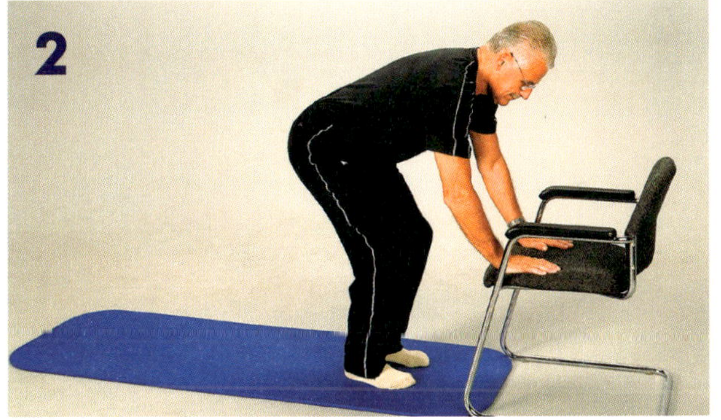
2

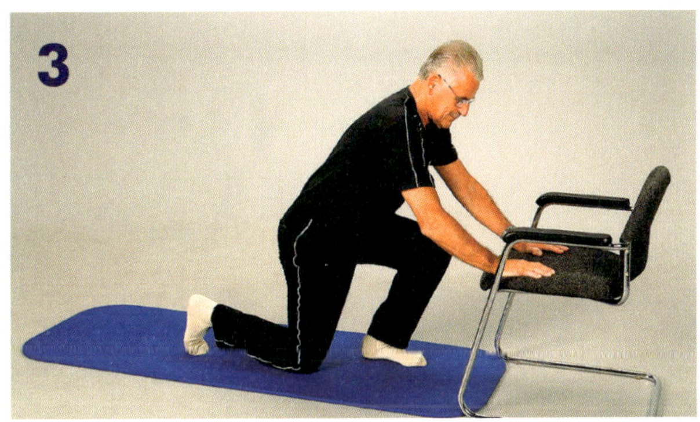
3

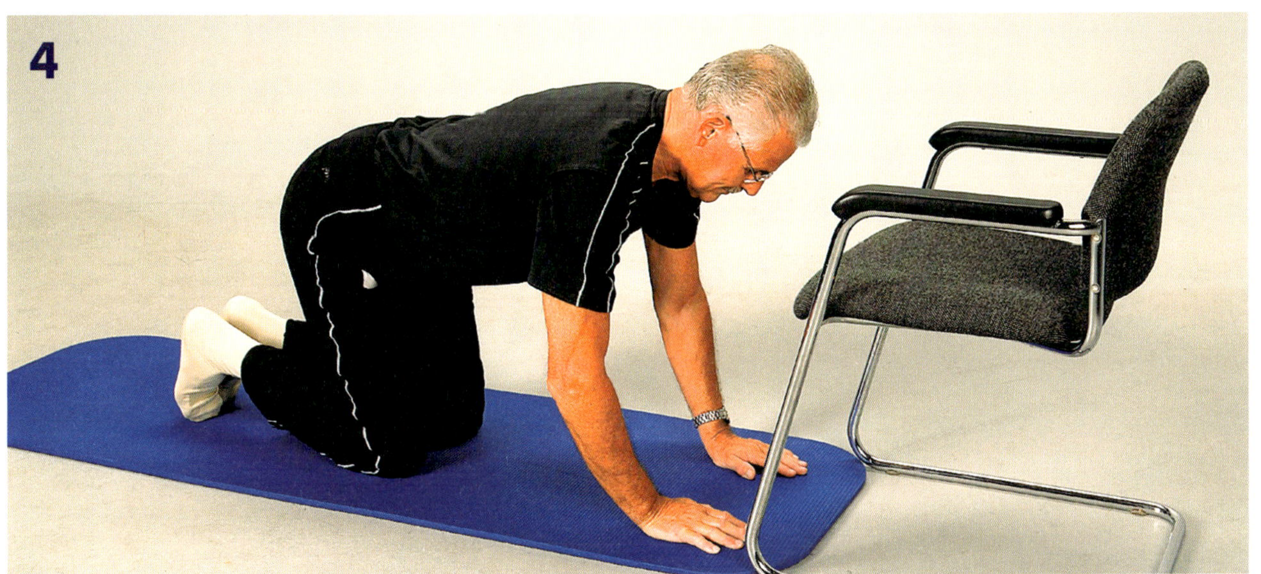
4

Kursphase: Gleichgewichtstraining

In der vierten Kursstunde wird das Gleichgewichtstraining wieder etwas anspruchsvoller. Es geht um das Üben von explosiven Ausfallschritten und kleinen Sprüngen. Eine sehr wichtige Voraussetzung hierfür ist die Erarbeitung und sichere Beherrschung des stabilen Standes.

Legen Sie mehrere elastische Übungsbänder so auf den Hallenboden, dass drei Rechtecke nebeneinander entstehen und jeweils fünf Rechtecke hintereinander, insgesamt also 15 Rechtecke. Diese „Koordinationsleiter" kann man gut für das folgende Schnell- und Explosivkrafttraining nutzen.

Führen Sie mit den Teilnehmern die folgende methodische Übungsreihe zum Schnell- und Explosivkrafttraining durch.

1. Die Teilnehmer machen einen Ausfallschritt mit kräftigem Abdruck vom Boden vorwärts – bis sie in mittlerer Schrittstellung stehen.

2. Die Teilnehmer machen einen Ausfallschritt mit kräftigem Abdruck vom Boden vorwärts – bis sie in breiter Schrittstellung stehen.

3. Die Teilnehmer machen einen Ausfallschritt mit kräftigem Abdruck vom Boden rückwärts – so, dass sie in enger Schrittstellung stehen.

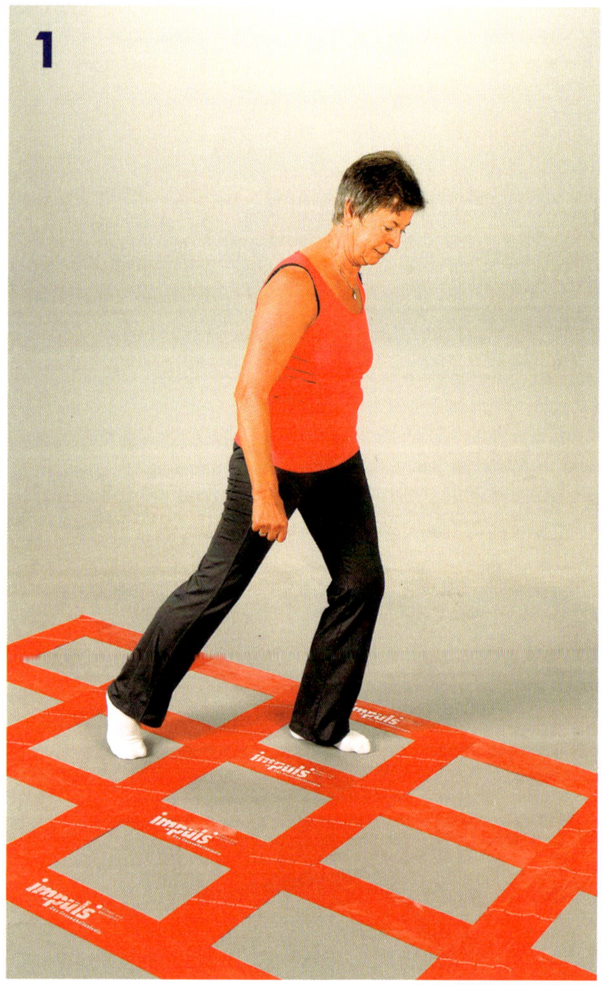

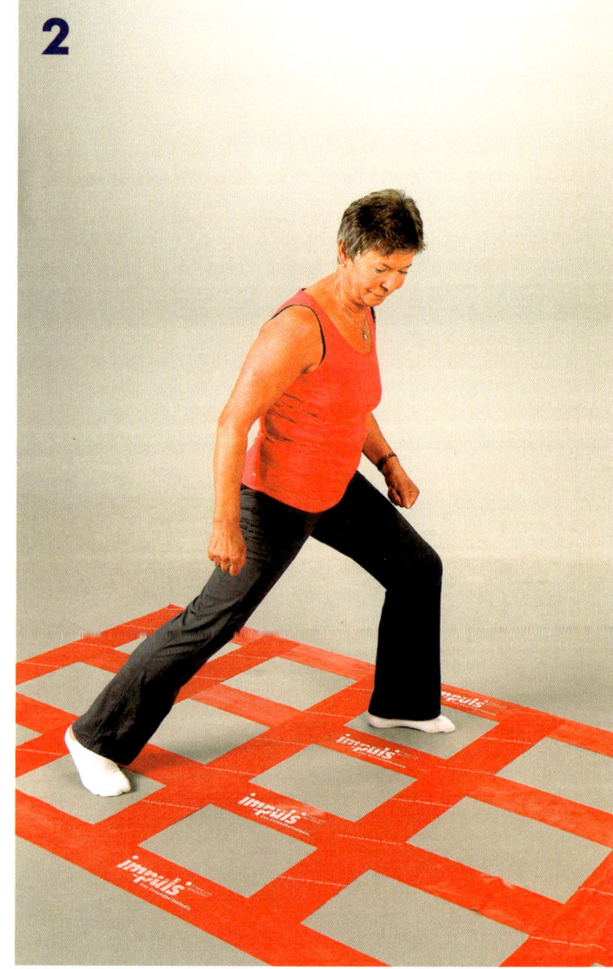

4. Die Teilnehmer machen einen Ausfallschritt mit kräftigem Abdruck vom Boden rückwärts – so, dass sie in mittlerer Schrittstellung stehen.

5. Die Teilnehmer machen einen Ausfallschritt mit kräftigem Abdruck vom Boden rückwärts – so, dass sie in breiter Schrittstellung stehen.

6. Die Teilnehmer machen einen Ausfallschritt mit kräftigem Abdruck vom Boden vorwärts – gleichzeitig bewältigen sie dabei eine Zusatzaufgabe.

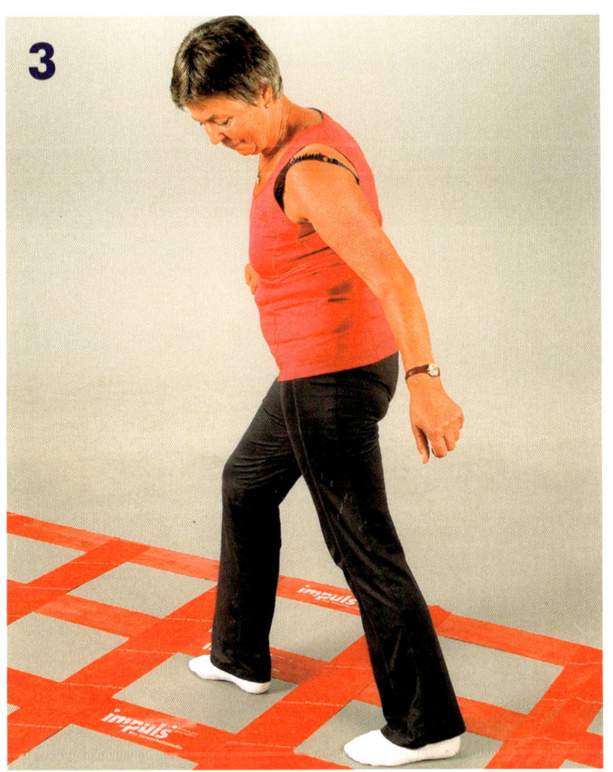

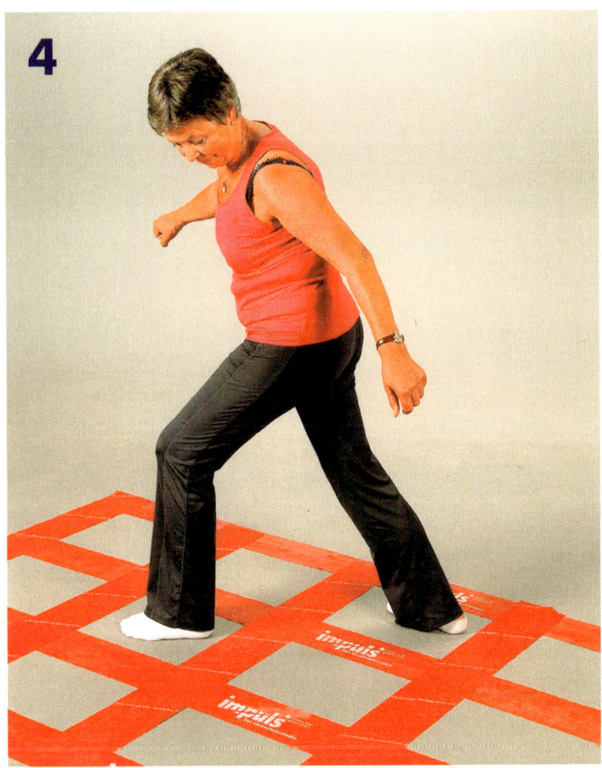

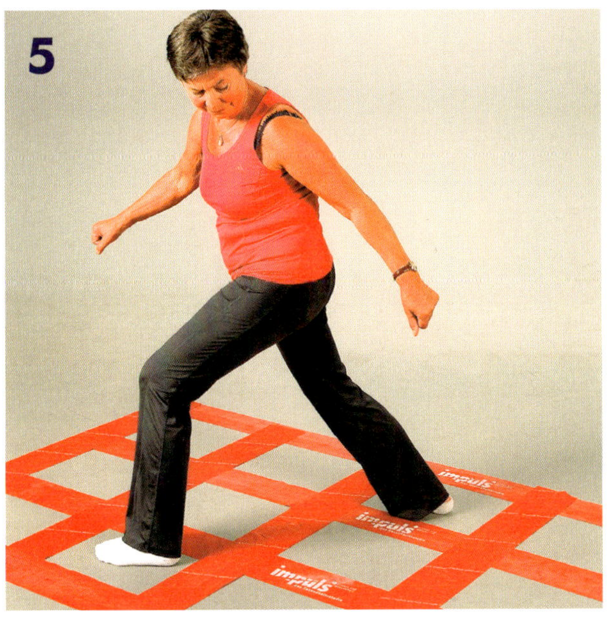

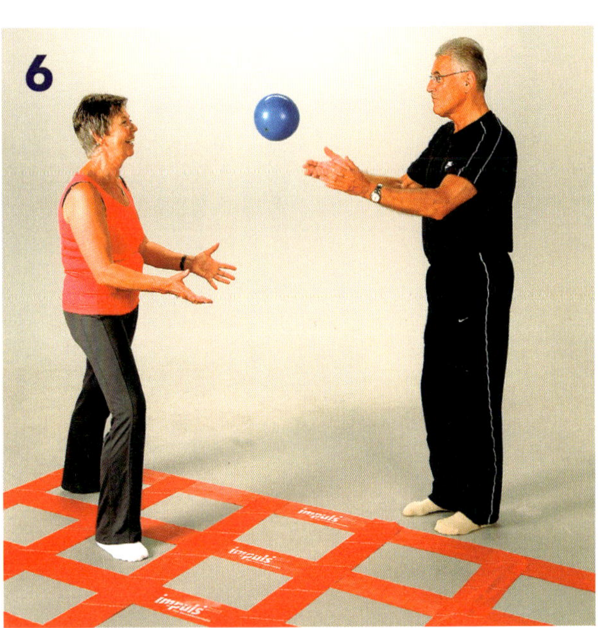

Die methodische Übungsreihe des Schnell- und Explosivtrainings lässt sich wie folgt einteilen:

1. dynamische Schritte und Sprünge aus dem beidbeinigen Stand,
2. dynamische Schritte und Sprünge in den Ausfallschritt,
3. dynamischer einbeiniger Richtungswechsel aus der Bewegung,
4. Sprünge aus und in den einbeinigen Stand.

1. Dynamische Schritte und Sprünge aus dem beidbeinigen Stand

1. Aus dem stabilen Stand in den stabilen Stand springen und anschließend stabilisieren.

2. Mit kurzen Sprüngen anfangen, die Sprungweite steigern und auf eine Markierung springen.

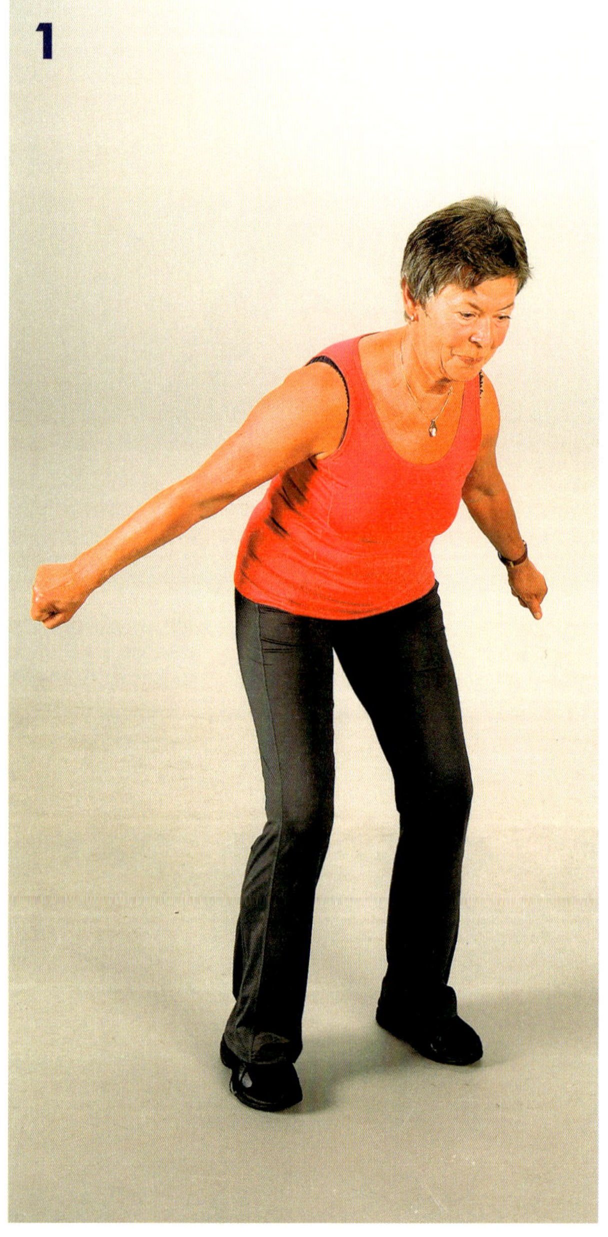

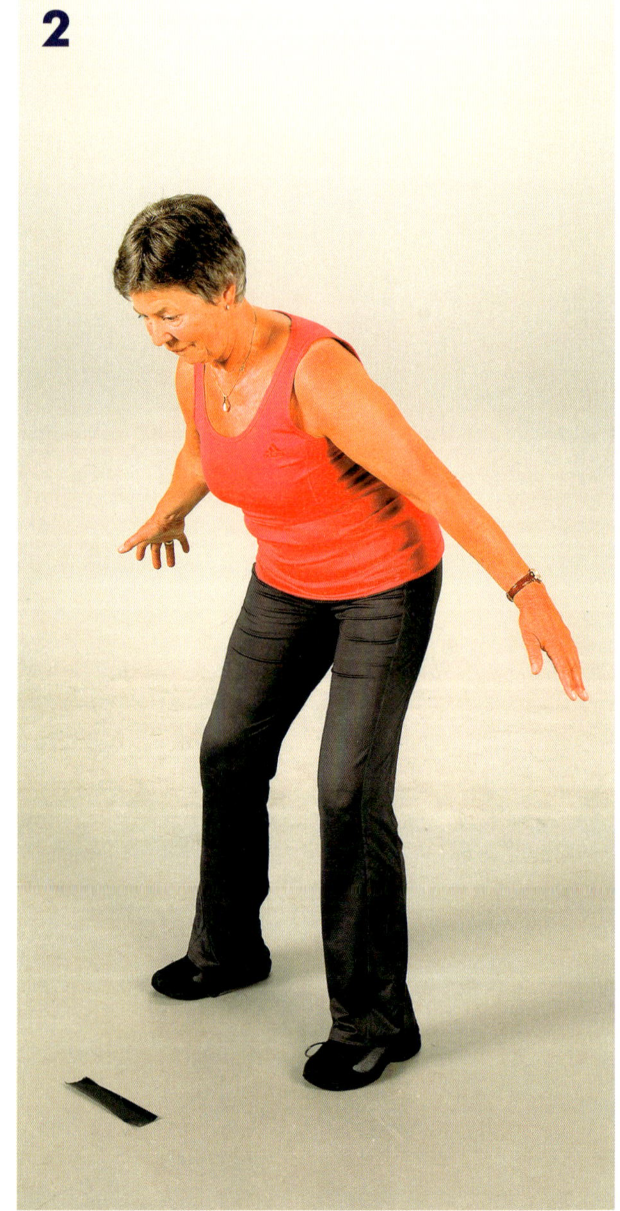

3. Sprünge aus der Bewegung, also aus dem Gehen in den stabilen Stand springen, und anschließend stabilisieren.

   Sprünge auf Markierungen, siehe auch Schrittmusterparcours.

   Steigerungsmöglichkeit: Sprungmusterparcours.

4. Sprünge mit Zusatzaufgaben, aus dem Gehen in den stabilen Stand springen und einen großen Pezziball fangen.

5. Aufsprung: Aus dem Stand auf ein Step oder auf einen Kastendeckel springen.

6. Niedersprung: Aus dem Stand von einem Stepbrett auf den Boden und auf eine Markierung springen.

7. Niedersprung: Auf eine labile Unterlage, z. B. Weichbodenmatte, springen.

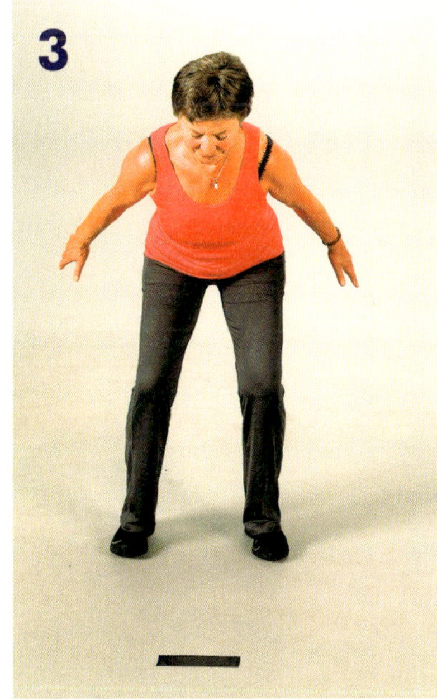

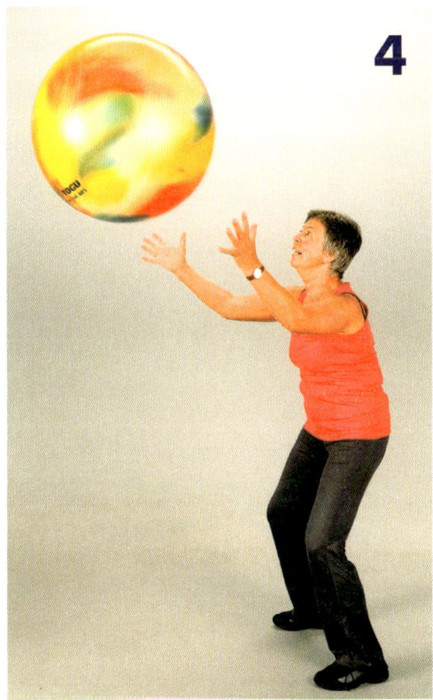

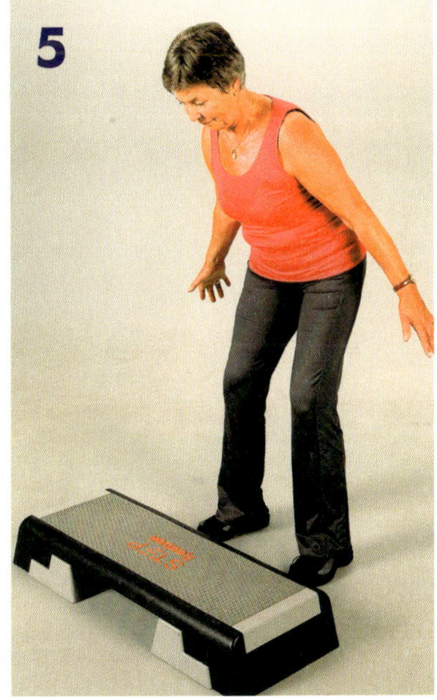

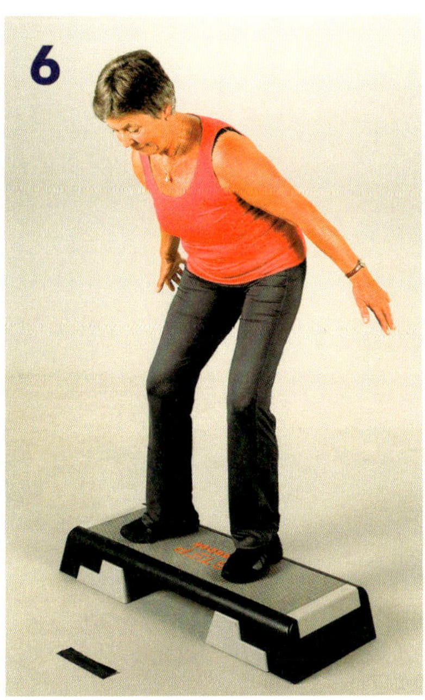

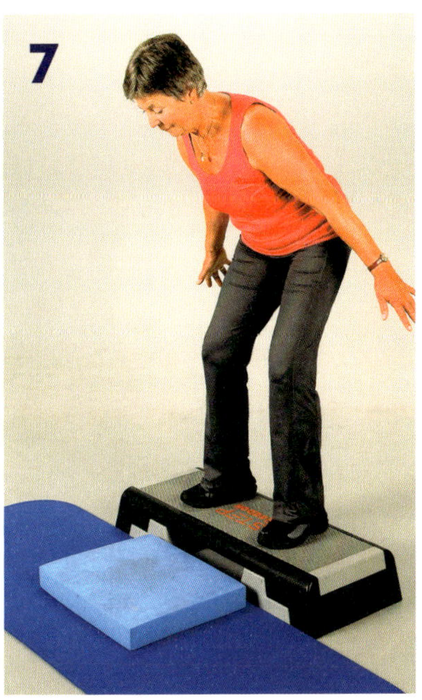

2. Dynamische Schritte und Sprünge in den Ausfallschritt

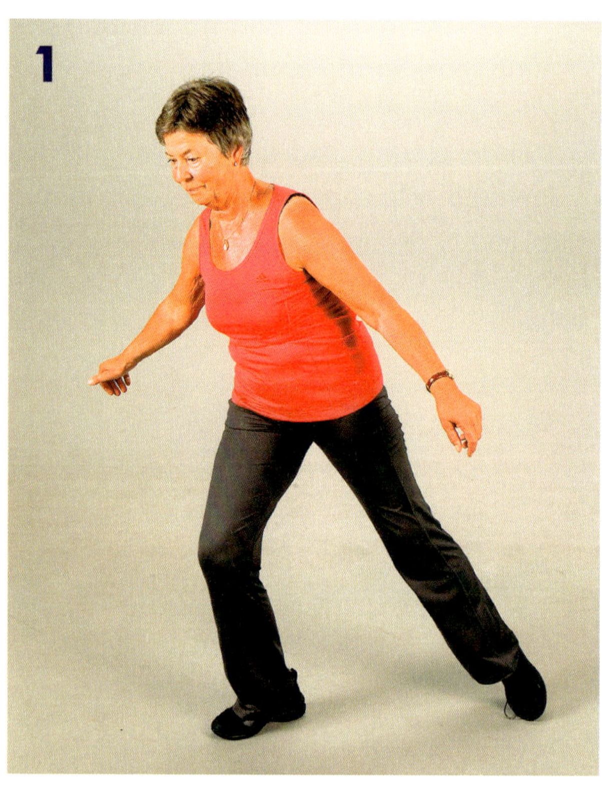

1. Aus dem Gehen in einen Ausfallschritt springen und anschließend stabilisieren.
- Ausfallschritte nach vorne und vorne außen.

2. Wechsel rechtes und linkes Bein.

3. Differenzierungsmöglichkeit: Weite des Ausfallschritts.
- Ausfallschritte aus dem Gehen mit kurzer Reaktionszeit, also auf Signal des Kursleiters.
- Ausfallschritte aus dem langsamen Laufen.
- Ausfallschritte aus dem langsamen Laufen, in den rechten Ausfallschritt springen, kurz stabilisieren und Wechsel auf den linken Ausfallschritt.
- Ausfallschritte aus dem langsamen Laufen mit kurzer Reaktionszeit, also auf Signal des Kursleiters.

2

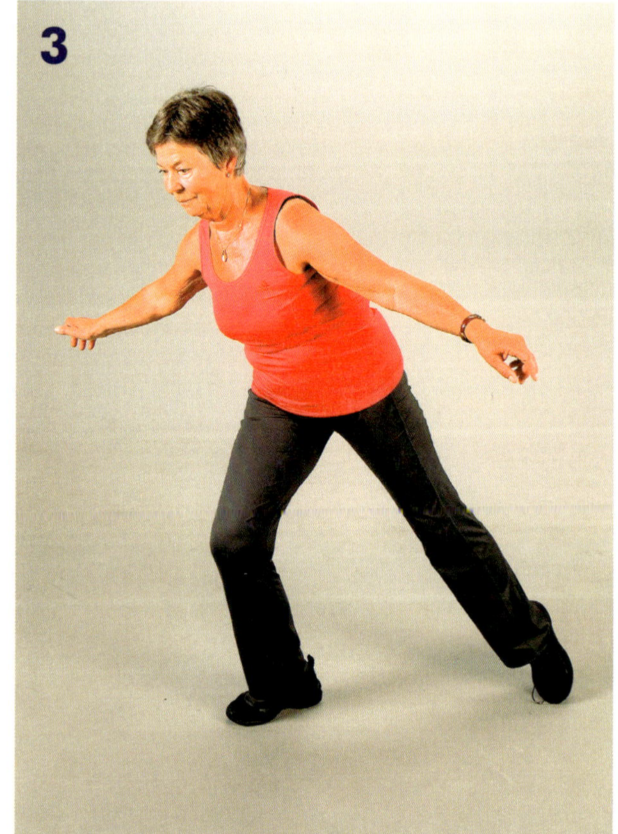

3. Dynamischer einbeiniger Richtungswechsel aus der Bewegung

- Sprünge aus dem langsamen Lauf in den stabilen Stand mit anschließender Stabilisation.
- Sprünge aus dem langsamen Lauf auf eine Markierung.
- Aus dem Gehen in den Auf- oder Absprung (Teppichfliese, Step) springen.
- Aus dem langsamen Laufen in den Aufsprung oder Absprung (Teppichfliese, Step) springen.
- Aus dem langsamen Laufen mit Zusatzaufgabe (z. B. Fangen eines Balls) in den Aufsprung oder Absprung springen.

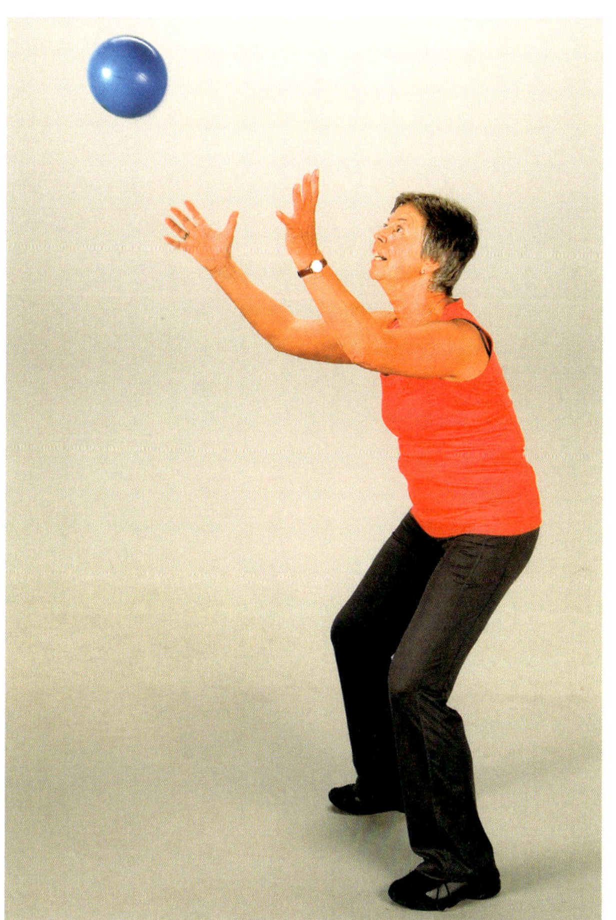

- Doppelsprung, aus dem Gehen in den stabilen Stand springen, kurz stabilisieren und erneut in den stabilen Stand springen.
- Richtungswechsel vor und zurück. Aus dem langsamen Vorwärtslaufen auf das Rückwärtslaufen wechseln durch aktives Abstemmen des vorderes Beins.
- Steigerungsmöglichkeit: Schnellere Frequenz des Richtungswechsels, ggf. durch akustische Signale, die richtig eingeordnet werden müssen. Zum Beispiel 1 x klatschen bedeutet weiterlaufen wie bisher. 2 x klatschen bedeutet Richtungswechsel. 3 x klatschen bedeutet Ausfallschritt mit dem rechten Bein. 4 x klatschen bedeutet Ausfallschritt mit dem linken Bein mit anschließender Stabilisation.
- Seitwärts laufen und Richtungswechsel links und rechts durch aktives Abstemmen des äußeren Beins.
- Seitwärts laufen und Richtungswechsel links und rechts durch Kommando, z. B. Zahlen rufen 1 = nach rechts, 2 = nach links.
- Kombination von Vorwärts- und Rückwärtslaufen (Klatschen) und Seitwärtslaufen (Zahlen). Diese Übung enthält neben dem Training der Fast-Twitch-Fasern auch deutliche Elemente des Dual- und Multi-Tasking-Trainings.

4. Sprünge aus und in den einbeinigen Stand

- Aus dem stabilen Stand auf ein Bein springen und 5 s stehen bleiben.
- Wechsel rechts und links.

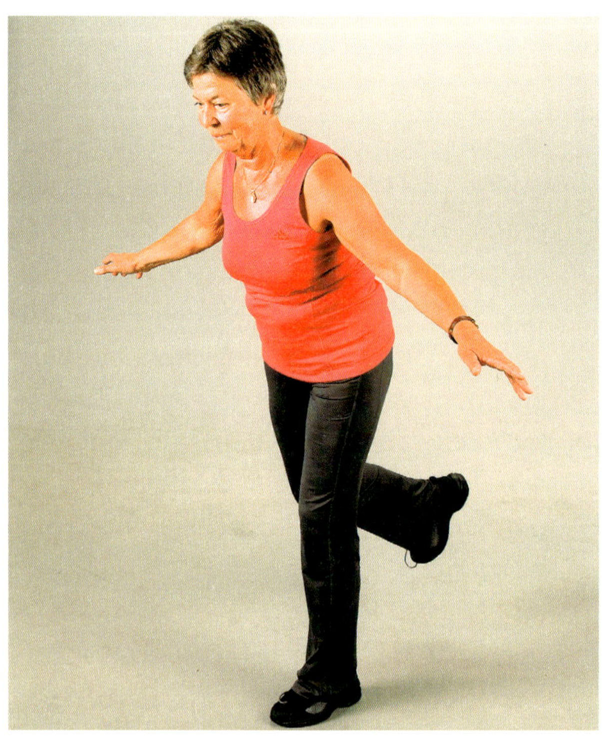

- Differenzierungsmöglichkeit: Veränderung der Sprungweite.
- Ausfallsprung auf verschiedene Markierungen oder Erhöhungen mit verschiedenen Weiten, ggf. verschiedene Unterlagen oder Höhen.

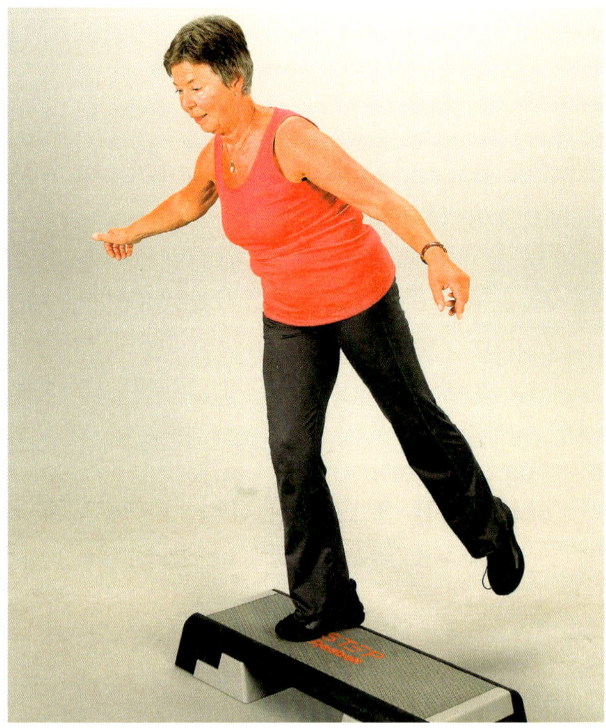

- Anschließend einbeiniger Niedersprung.

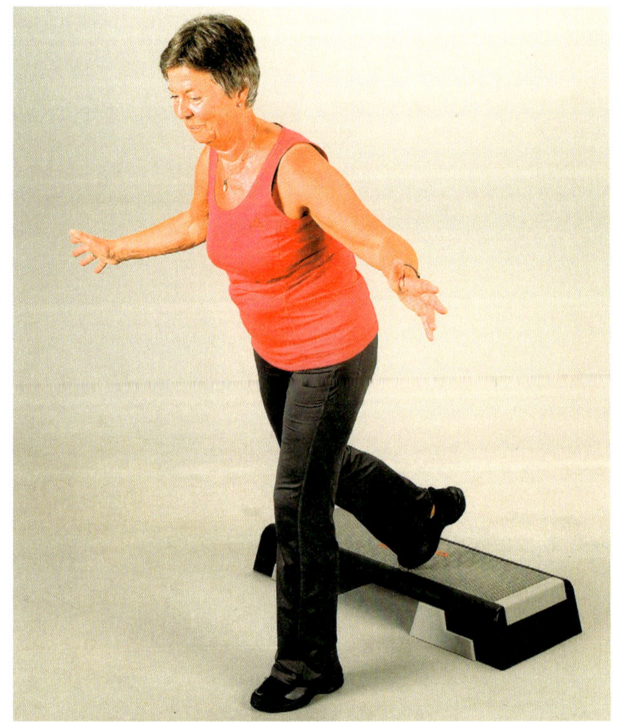

- Aus dem stabilen Stand auf eine labile Unterlage springen mit anschließender Stabilisation, Wechsel rechts und links.

- Dynamischer Wechsel vom Einbeinstand in den Einbeinstand auf dem anderen Bein. Ausgangspunkt ist der Einbeinstand, dann mit Schwung auf das andere Bein springen und anschließend stabilisieren. Seitenwechsel nicht vergessen.

- Dynamischer seitlicher Wechsel, aus dem Einbeinstand in einen seitlichen Ausfallschritt springen und anschließend stabilisieren. Seitenwechsel.

Kursphase: Krafttraining

Beim Krafttraining wird der Squat wiederholt. Achten Sie bitte nochmals auf die bereits in der zweiten Kursstunde beschriebene, korrekte Bewegungsausführung.

Bitten Sie die Teilnehmer, zu zweit zusammenzugehen und jeweils drei Sätze mit 15 Wiederholungen durchzuführen. Hierbei korrigiert der nicht aktive Kursteilnehmer den trainierenden Kursteilnehmer, nach einem Satz wird gewechselt.

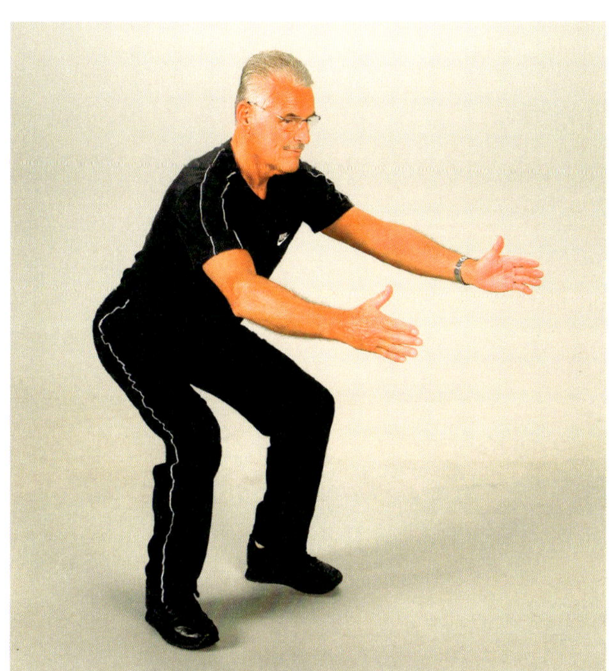

Kursphase: Ausklang (Dehnen/Entspannung) und Hausaufgaben

Dehnübungen für die Beinmuskulatur.

Hausaufgaben:

1. Schrittmustertraining

Die Teilnehmer sollen zu Hause in ihrem Hausflur oder in der Diele 10-14 Klebekreppstreifen in unterschiedlichen Abständen auf den Boden kleben. Die Aufgabe ist es, jedes Mal, wenn sie den Hausflur oder die Diele passieren, in unterschiedlichen Kombinationen auf die Klebestreifen zu treten. Neu: Mehr explosive und schnelle Schritte, zum Beispiel 1-2 kleine Sprünge, integrieren.

2. Gleichgewichtstraining

2 x in der Woche 15 min lang Gleichgewichtsübungen aus vorgestelltem Übungspool durchführen.

3. Krafttraining

Durchführung des Squats: 2 x pro Woche nach dem Gleichgewichtstraining drei Sätze mit 15 Wiederholungen. In der Pause zwischen den Sätzen werden die Beine ausgelockert.

4. Backward Chaining: Wie komme ich nach einem möglichen Sturz wieder auf die Beine?

Die Teilnehmer werden aufgefordert, einem Nachbarn, Verwandten oder Familienangehörigen die Backward-Chaining-Methode zu erklären und mit ihm praktisch zu üben.

4.5 Kursstunde 5: Einführung in das Krafttraining

Modul	Inhalte	Zeit
Begrüßung und Wissensvermittlung Lehrgespräch	Abfragen, Einordnen und Reflexion der Erfahrungen bei der Umsetzung der Hausaufgaben Vorstellen und Erklären des Begriffs „Sarkopenie" Diskussion „Weshalb und wie Krafttraining?" Herstellung des Bezugs: Zielgerichtetes und regelmäßiges Krafttraining zur Reduktion des Sturzrisikos	10 min
Aufwärmen Gleichgewichtstraining ÜL leitet an	Gehvariationen nach Musik 2-4 Übungen aus den Kursstunden 4.2-4.4	15 min
Krafttraining ÜL erklärt, demonstriert und korrigiert	Drei Übungen für die Beinmuskulatur, Zwei-Satz-Training, 10-15 Wiederholungen Eine Übung für die Bauchmuskulatur, Zwei-Satz-Training, 10-15 Wiederholungen Jeweils eine Push- und eine Pullübung für die Arm- und Schultermuskulatur, Zwei-Satz-Training 10-15 Wiederholungen	25 min
Ausklang (Dehnen/ Entspannung) und Hausaufgaben ÜL demonstriert/erklärt	Dehnen der beanspruchten Muskulatur Vorstellen der Hausaufgaben	10 min
Material	Elastische Übungsbänder in Teilnehmeranzahl, ggf. Kurzhanteln, labile Unterlagen sowie Gymnastikmatten	

Kursphase: Begrüßung und Wissensbaustein

Zum Einstieg in das bei vielen älteren Teilnehmern nicht unbedingt positiv besetzte Thema *Krafttraining* sollten Sie Ihren Kursteilnehmern die Notwendigkeit vermitteln, 2 x in der Woche ein gut dosiertes Krafttraining durchzuführen. Erklären Sie den Kursteilnehmern den Begriff *Sarkopenie*. Dies ist eine

Wortbildung aus dem Griechischen – *sarx* steht für Fleisch und *penia* für Mangel. Somit kennzeichnet die Sarkopenie den Muskelabbau im Alter und die dadurch verursachten Funktionseinschränkungen im Alltag. Der Muskelmassenverlust kann, wie eingangs schon beschrieben, ab dem 30. Lebensjahr bis zu 3 % pro Jahr betragen. Die häufigsten Ursachen hierfür sind Mangelernährung, also zu wenig Eiweiß sowie mangelnde Bewegung und eine geringere hormonelle Auslenkung. Aktuelle Untersuchungen besagen, dass 5-13 % aller 60-70-Jährigen von Sarkopenie betroffen sind. Aufgrund dieser Zahlen lässt sich feststellen, dass Sarkopenie im Alter somit keine seltene Erscheinung ist. Die gute Nachricht für die Kursteilnehmer: Sie können aktiv etwas gegen die Sarkopenie tun – und zwar regelmäßig dosiertes Krafttraining durchführen.

Weisen Sie Ihre Kursteilnehmer darauf hin, während des Trainings unbedingt muskulär stabilisiert zu stehen. Um dies zu erreichen,

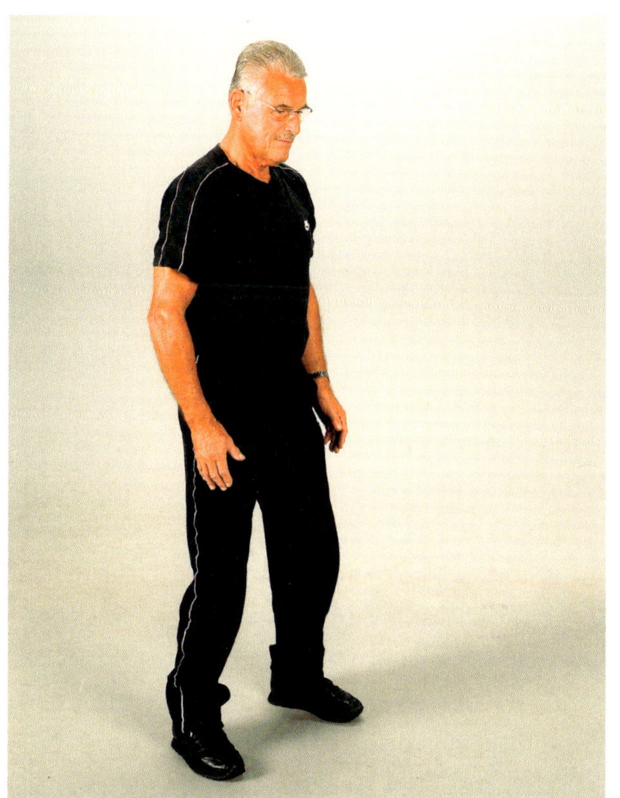

gehen Sie mit den Teilnehmern nochmals die bereits besprochenen Checkpunkte für den stabilen Stand durch:

- breiter Stand,
- gebeugte Knie,
- Gesäß ist hinten,
- Lendenwirbelsäule ist in der Wohlfühllordose,
- der Oberkörper ist leicht nach vorne gebeugt.

Ein weiterer wichtiger Punkt, der mit der Zielgruppe Ältere und der damit verbundenen höheren Wahrscheinlichkeit von Begleiterkrankungen zu tun hat, ist das Thema *Krafttraining und Atmung*. Weisen Sie die Teilnehmer regelmäßig darauf hin, während des Krafttrainings die Pressatmung zu vermeiden und während der Übungen weiter regelmäßig zu atmen.

Kursphase: Aufwärmen/ Gleichgewichtstraining

Gehvariationen nach Musik
2-4 Übungen aus den Stunden 4.2-4.4.

Kursphase: Krafttraining

Im Hinblick auf die Vermeidung von Stürzen hat das Training der Beinmuskulatur den höchsten Stellenwert. Damit sind nicht nur die Kniestrecker (vordere Oberschenkelmuskeln) gemeint, sondern auch die Gesäßmuskulatur und insbesondere die Abduktoren (äußere Oberschenkelmuskeln).

An zweiter Stelle kommt eine gute Rumpfmuskulatur (Rücken- und Bauchmuskeln), da ein starker Rumpf die Basis oder das Fundament für ein Krafttraining der Extremitäten darstellt. Im Sinne der Sturzprävention ist der Stellenwert des Rumpftrainings eher von untergeordneter Bedeutung. Aus funktioneller Sicht macht ein Krafttraining der Extremitäten jedoch nur Sinn, wenn der Rumpf ein stabiles Zentrum als Basis bildet. Das Training der Arm- und Schultermuskeln ist weniger bedeutsam. Dennoch haben sie, wie alles in der Natur, auch wichtige Aufgaben. Für das Thema *Sturzvermeidung* ist eine gut funktionierende Schulter- und Armmuskulatur wichtig, da sie im Alltag zentrale Stützaufgaben übernimmt, z. B. das Festhalten beim Busfahren oder Das-sich-Abstützen beim Bücken.

Die Muskelprioritäten für die Sturzprävention auf einen Blick:

1. **Beinmuskeln,**
   - Kniestrecker,
   - Gesäßmuskeln und
   - Abduktoren.

2. **Rumpfmuskeln**
   - alle Schichten der Rückenmuskeln,
   - gerade, schräge und quere Bauchmuskulatur.

3. **Arm- und Schultermuskeln**
   - die Muskelkette *Pull-Muskulatur* – die ziehende Muskulatur:
     - Rückenmuskeln,
     - Armbeuger (Bizeps).
   - Die Muskelkette *Push-Muskulatur* – die drückende Muskulatur:
     - Brustmuskeln,
     - Armstrecker (Trizeps).

Zur Methodik des Krafttrainings

Als Trainingsmethode für das Krafttraining wird das **Hypertrophietraining** gewählt.

Hierbei werden 10 bis maximal 15 Wiederholungen in der Zwei-Satz-Methode durchgeführt.

Zwei Sätze mit jeweils 10-15 Wiederholungen

Es spricht fachlich nichts gegen ein reines Ein-Satz-Training. Diese Trainingsmethode hat sich im Vergleich zu einem Mehr-Satz-Training bei Trainingseinsteigern als gleichwertig erwiesen. Wir empfehlen jedoch das Mehr-Satz-Training (Zwei- oder Drei-Satz-Training), obwohl es natürlich etwas länger dauert. Begründet liegt diese Empfehlung in der Automatisierung des korrekten Bewegungsablaufs, der für ein mehrdimensionales Krafttraining von großer Bedeutung ist.

Wie funktioniert ein Hypertrophietraining mit älteren Menschen?

Hypertrophietraining ist ein Training, das mit 70-80 % der maximalen Leistungsfähigkeit durchgeführt wird. Für den Übungsleiter stellt sich nun die Frage: Woher weiß ich eigentlich, wie viel 70 % der Maximalkraft bei den Teilnehmern sind? Klar ist, ein Maximalkrafttest ist bei älteren Sportneueinsteigern nicht zu empfehlen.

Ganz einfach: Trainingswissenschaftler haben nachgewiesen, dass zwischen der Trainingsintensität und der maximal möglichen Wiederholungszahl ein Zusammenhang besteht. Wenn man eine Übung mit dem individuell höchstmöglichen Gewicht lediglich 1 x schafft (und nicht ein zweites Mal), ist dieses Gewicht die Maximalkraft. Wer eine Übung bis zur Ermüdung 5 x schafft, trainiert mit 90 % seiner Maximalkraft. Mithilfe dieser Methode kann man relativ einfach und mit geringem Aufwand feststellen, wie viel Gewicht die einzelnen Teilnehmer bei jeder Übung auflegen müssen, um exakt mit 70-80 % ihrer Maximalkraft zu trainieren.

Die Belastung wird in kleinen Schritten kontinuierlich so lange gesteigert, bis bei 10-15 Wiederholungen eine deutliche Anstrengung erkennbar wird. Erst dann kann man davon ausgehen, dass in der richtigen Intensität (70-80 % der Maximalkraft) trainiert wird.

Klar ist, nur ein individuell dosiertes Training bringt den gewünschten Erfolg. Doch genauso wichtig ist es, die Belastung im Laufe des Trainingsprozesses fortlaufend dem aktuellen Trainingszustand anzupassen. Besonders bei älteren Menschen, die noch nie oder seit Langem keinen Sport mehr getrieben haben, sind aufgrund des geringen Anfangsniveaus sehr schnell Verbesserungen der Kraftleistungen zu erwarten. Die Gewichtsbelastung muss also anfangs sehr gering sein, damit sehr schwache Teilnehmer nicht überfordert oder Neueinsteiger abgeschreckt werden.

Dann aber muss ständig in kleinen Schritten gesteigert werden, bis die geforderte Belastungsintensität (70-80 %) erreicht ist. Der Übungsleiter ist aufgefordert, in jeder Übungsstunde zu überprüfen, ob die Teilnehmer noch mit der geforderten Intensität trainieren, da über die Wochen des Trainings auch die Kraft der Teilnehmer steigt und die Übungen entsprechend den geforderten 70-80 % Belastung immer wieder neu angepasst (gesteigert) werden müssen.

Im Folgenden wird ein großer Übungspool mit vielen Übungen vorgestellt, die in der Sturzprävention wirksam sind. Der Kursleiter hat die Aufgabe, sich diesen Übungspool genau anzusehen und dann nach der folgenden vorgeschriebenen Gewichtung aus dem Übungskatalog sechs Übungen herauszusuchen. Der Kursleiter kennt inzwischen die Belastbarkeit seiner Gruppe und er kann die Belastbarkeit der einzelnen Teilnehmer einschätzen.

Auswahlkriterien für die Zusammenstellung der Übungen

- **Drei Übungen für die Beinmuskeln:** zwei Übungen für die Kniestrecker und eine Übung für die Abduktoren.
- **Eine Übung für die Bauchmuskulatur** (der untere Rücken wird bereits durch den Squat trainiert).
- **Eine Übung für die Muskelkette Pushmuskulatur.**
- **Eine Übung für die Muskelgruppe Pullmuskulatur.**

Belastungsintensität	Anzahl der Wiederholungen
Maximalkrafttraining	
100 %	1 Wiederholung
95 %	2 Wiederholungen
90 %	5 Wiederholungen
85 %	6 Wiederholungen
Hypertrophietraining	
80 %	8 Wiederholungen
75 %	10 Wiederholungen
70 %	12-15 Wiederholungen
Kraftausdauertraining	
40 %	20 Wiederholungen
30 %	30 Wiederholungen

Der Übungspool für das Krafttraining

Beinmuskulatur – leichte Übungsvarianten

Freier Basis-Squat

Langsam das Gesäß nach hinten schieben, erst anschließend beugen sich die Knie, beim Absenken des Gesäßes die Knie nicht nach vorne schieben, das Gesäß so weit absenken, dass sich im Kniegelenk ein 90°-Winkel bildet. Während Sie das Gesäß nach hinten unten absenken, bringen Sie die Arme als Gewichtsausgleich gestreckt nach vorne. Die Knie sind achsengerecht, die Halswirbelsäule die Verlängerung der Brustwirbelsäule.

Varianten des Squats

Varianten in der Bewegungsamplitude

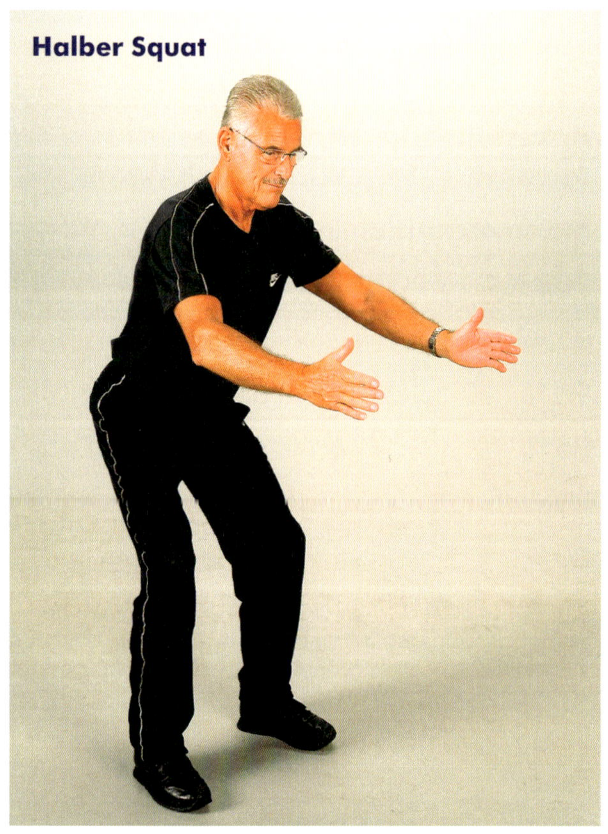
Halber Squat

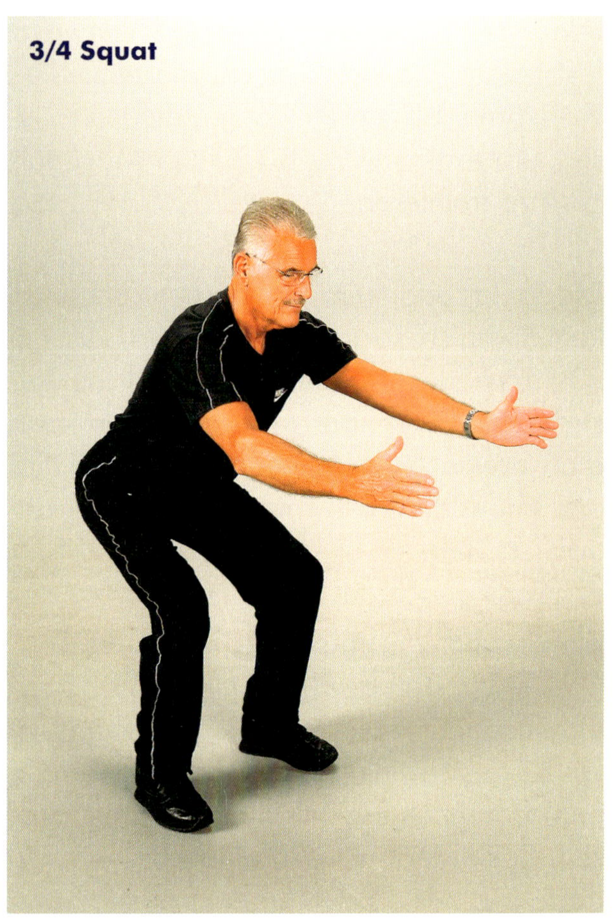
3/4 Squat

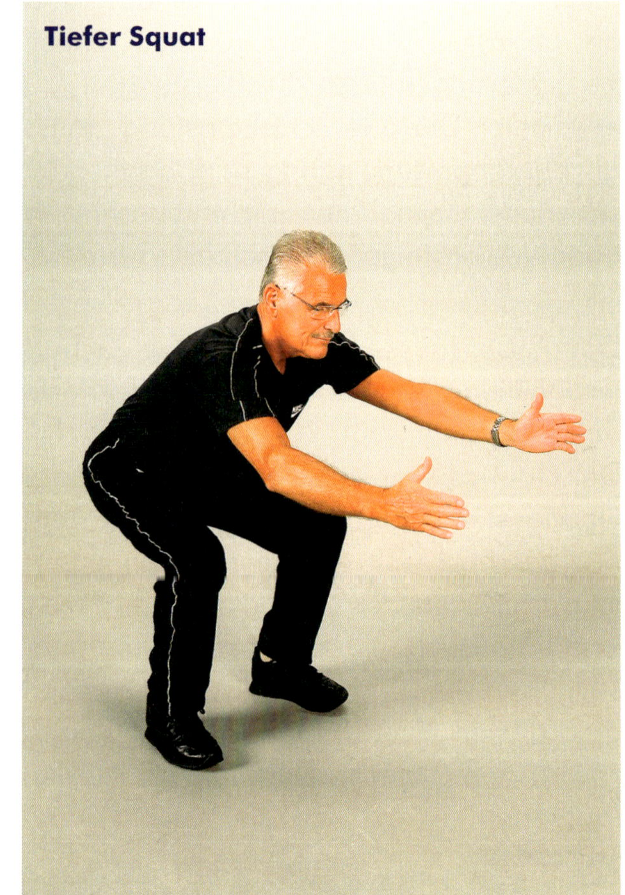
Tiefer Squat

Varianten in der Standbreite

Enger Squat

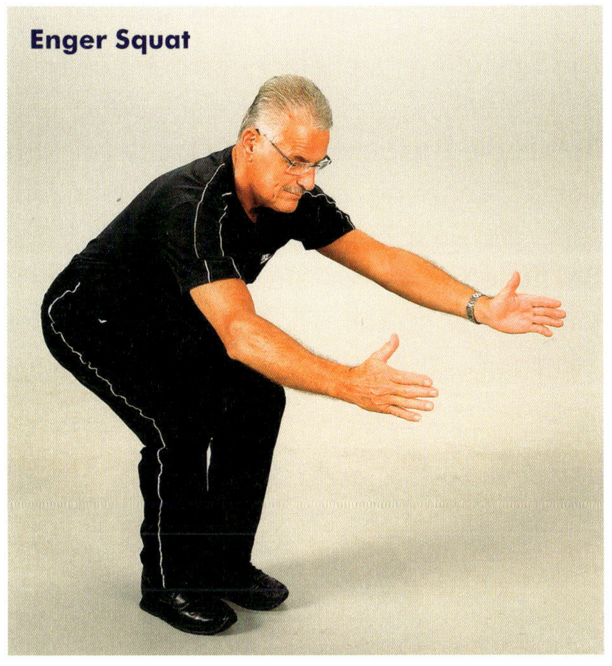

Mittlerer Squat

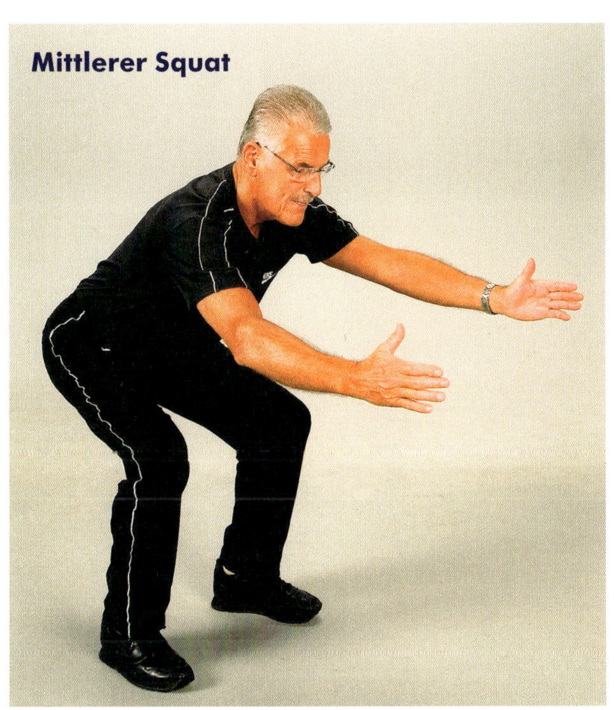

Ausgangsposition

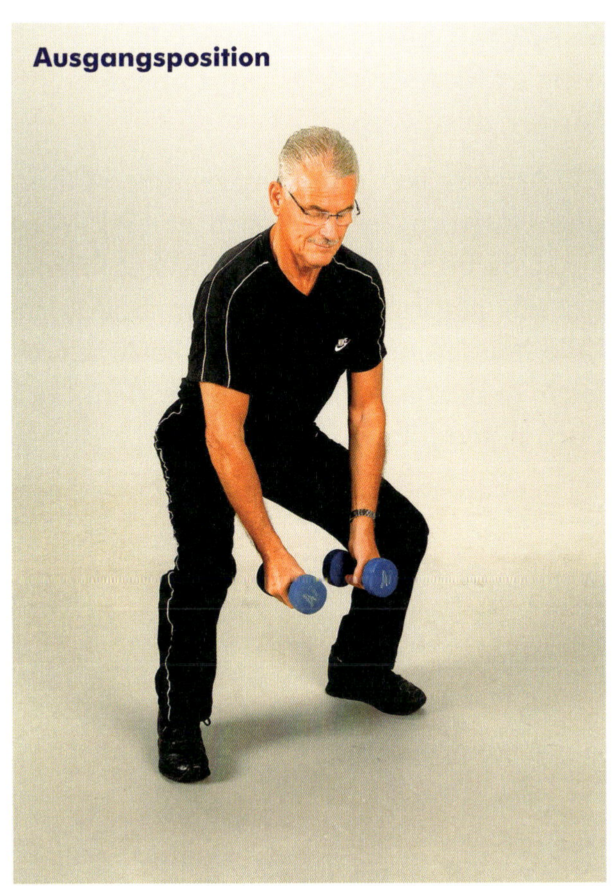

Endposition

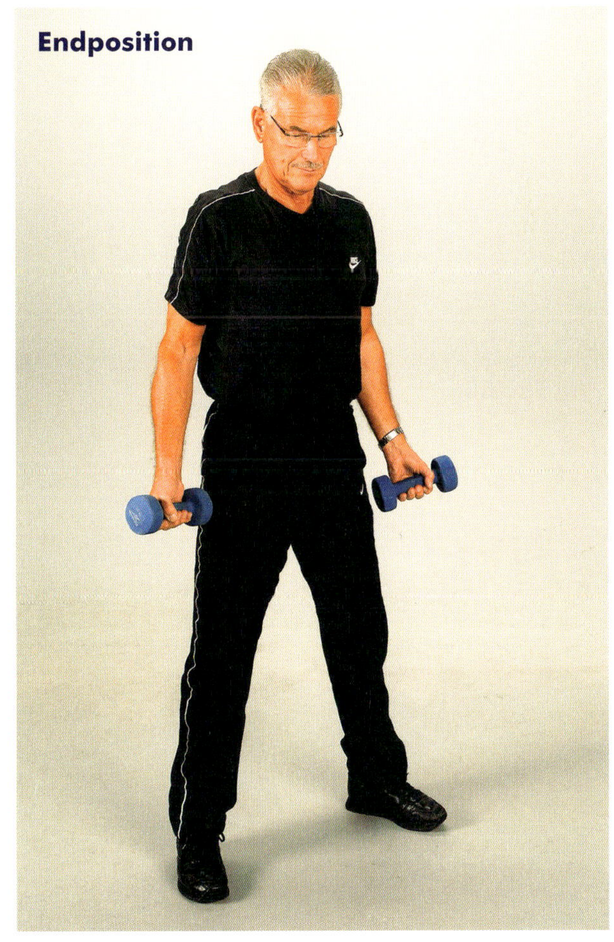

Varianten mit zusätzlicher Außenrotation mit Kurzhanteln

In der Abwärtsbewegung des Squats befinden sich beide Arme mittig vor dem Körper unten. Wenn sich die Knie langsam strecken, werden beide Arme nach außen rotiert. Jetzt befinden sich die Hanteln auf der Körperseite.

Squat mit gleichzeitigem Zug eines elastischen Übungsbandes hinter dem Kopf

Die Arme seitlich anheben, zwischen Ober- und Unterarm befindet sich ein 90°-Winkel. Das Band wird doppelt, etwas breiter als schulterbreit, gefasst. Beim Squat die Knie beugen und gleichzeitig die Arme mit leicht gebeugten Ellbogen hinter dem Kopf nach unten führen.

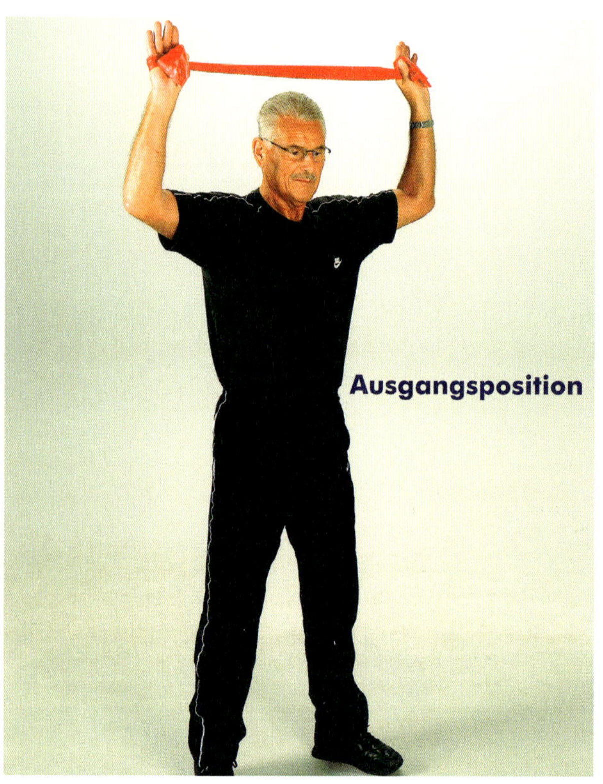
Ausgangsposition

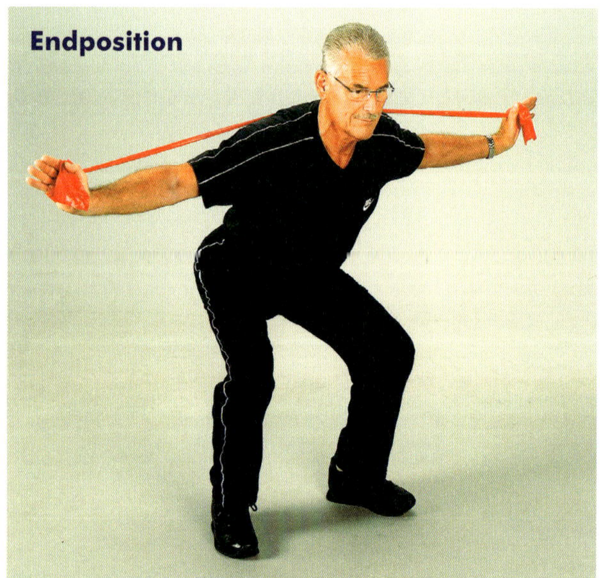
Endposition

Einkaufstasche mit dem elastischen Übungsband

Die Teilnehmer stehen mit beiden Füßen in Parallelstellung mittig auf dem Band und halten die Bandenden fest. Das Band wird unter Spannung auf Hüfthöhe gehalten. Jetzt die Knie beugen und das Band dabei halten. Variieren Sie das Tempo, arbeiten Sie mal im schnelleren, mal im halben Tempo.

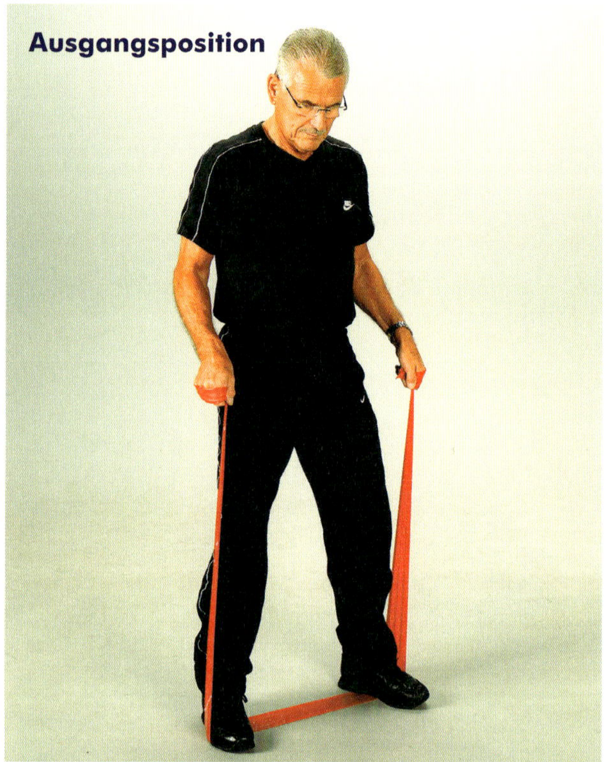
Ausgangsposition

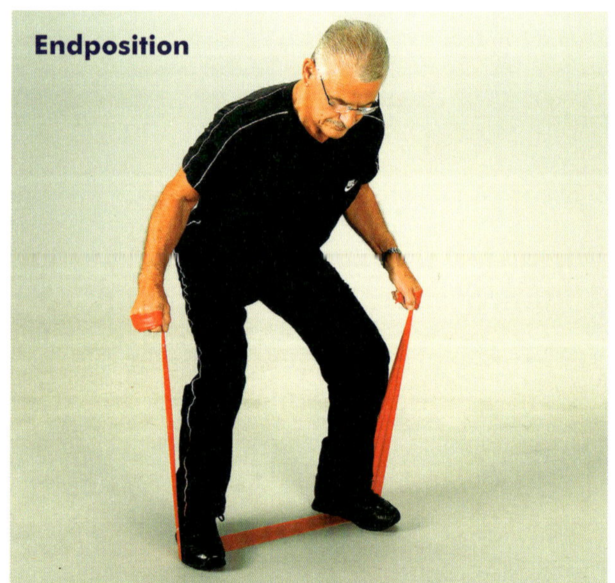
Endposition

Seittipp mit dem elastischen Übungsband

Die Teilnehmer stehen mit beiden Füßen in Parallelstellung mittig auf dem Band, überkreuzen das Band und halten die Bandenden fest. Nun das Körpergewicht verlagern und abwechselnd mit der rechten und der linken Fußspitze auf den Boden tippen. Das Standbein ist dabei leicht gebeugt.

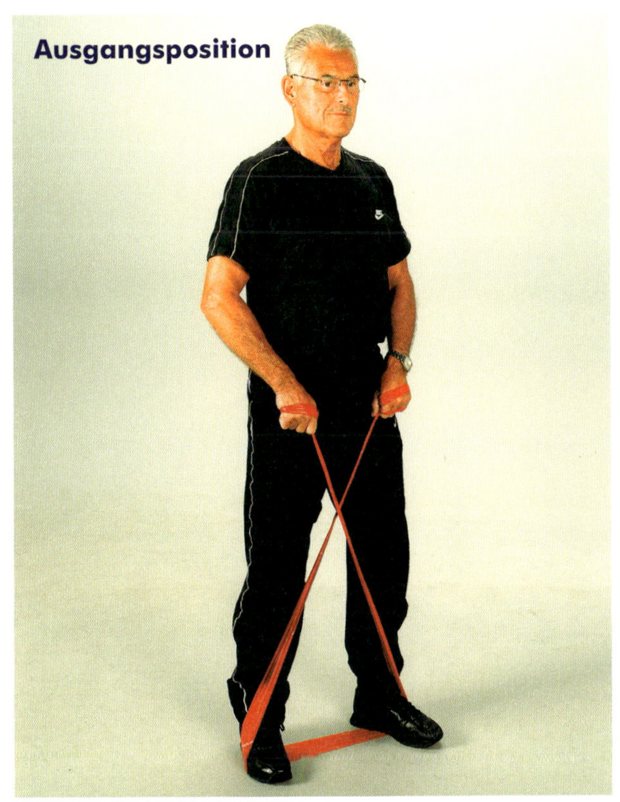

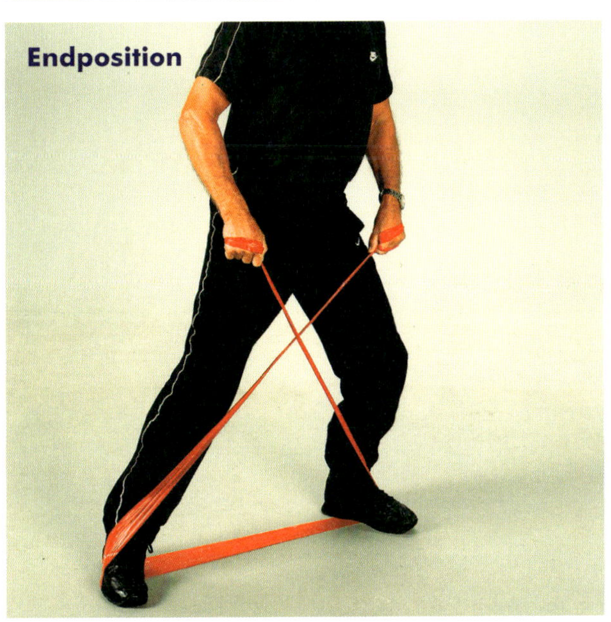

Beintipp nach vorne

Einen Fuß mittig auf das Band stellen, dieses überkreuzen und die Bandenden greifen. In der Ausgangsposition sind die Füße parallel. Nun das Bein mit dem Band anheben und das gebeugte Band gegen die Bandspannung Richtung Boden strecken und auf dem Boden auftippen.
Wichtig: Das Standbein bleibt gebeugt.

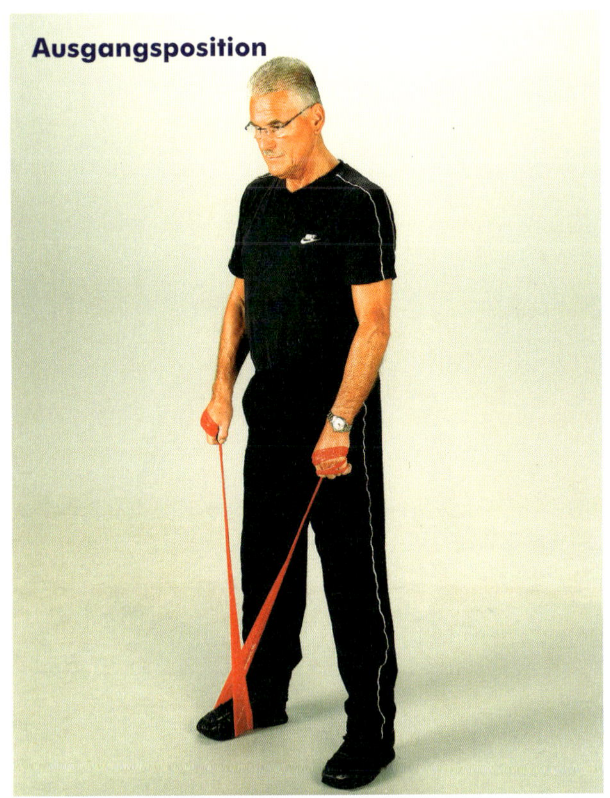

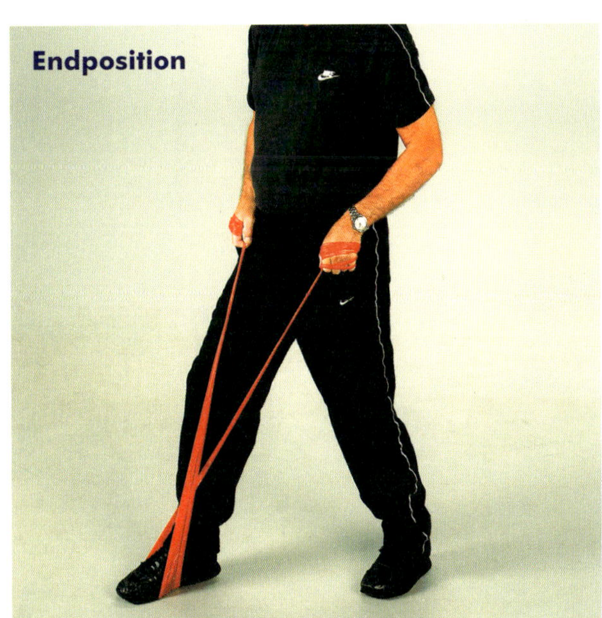

Großer Schritt nach vorne mit einem geschlossenen elastischen Übungsband

Eine ähnliche Übung können Sie mit einem geschlossenen elastischen Übungsband durchführen. Dazu können Sie entweder ein Band in der gewünschten Länge verknoten oder Sie benutzen ein geschlossenes elastisches Übungsband, zum Beispiel ein Thera-Band Loop®.

Das geschlossene Band um die Fußgelenke legen und die Füße so weit öffnen, dass das Band leicht unter Spannung gerät. Jetzt einen Fuß weit nach vorne auf dem Boden aufsetzen. Der vordere Fuß setzt mit der gesamten Sohle auf, während sich vom hinteren Fuß nur die Fußspitze am Boden befindet.

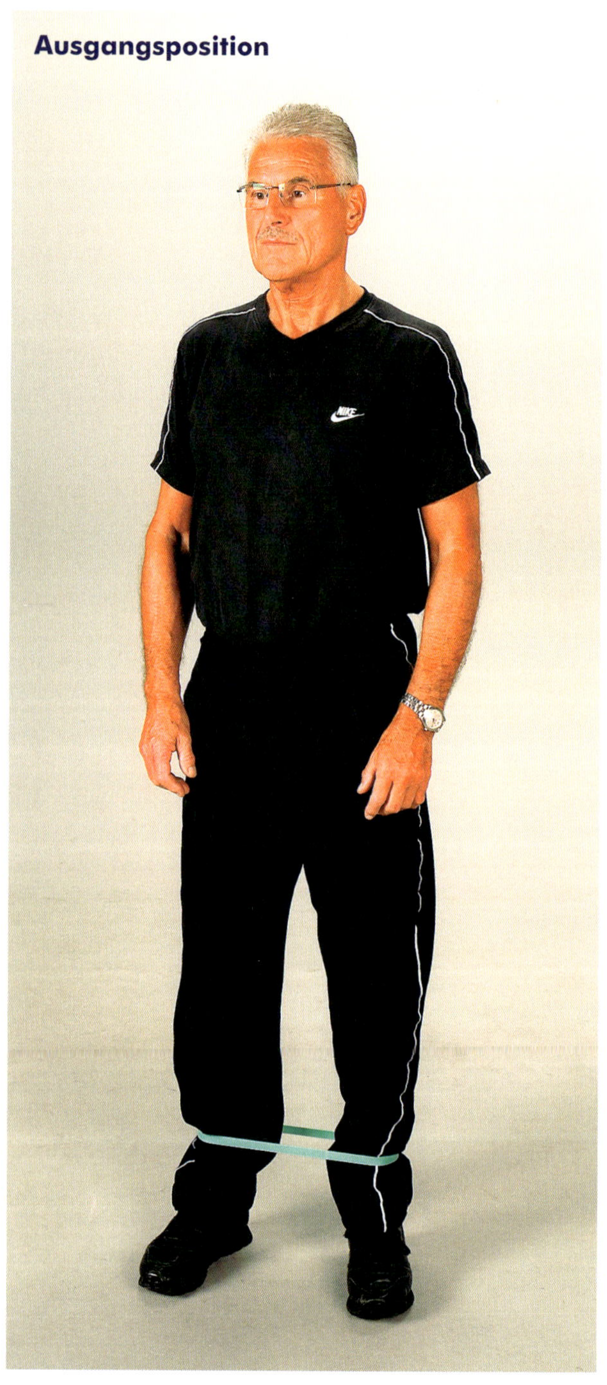
Ausgangsposition

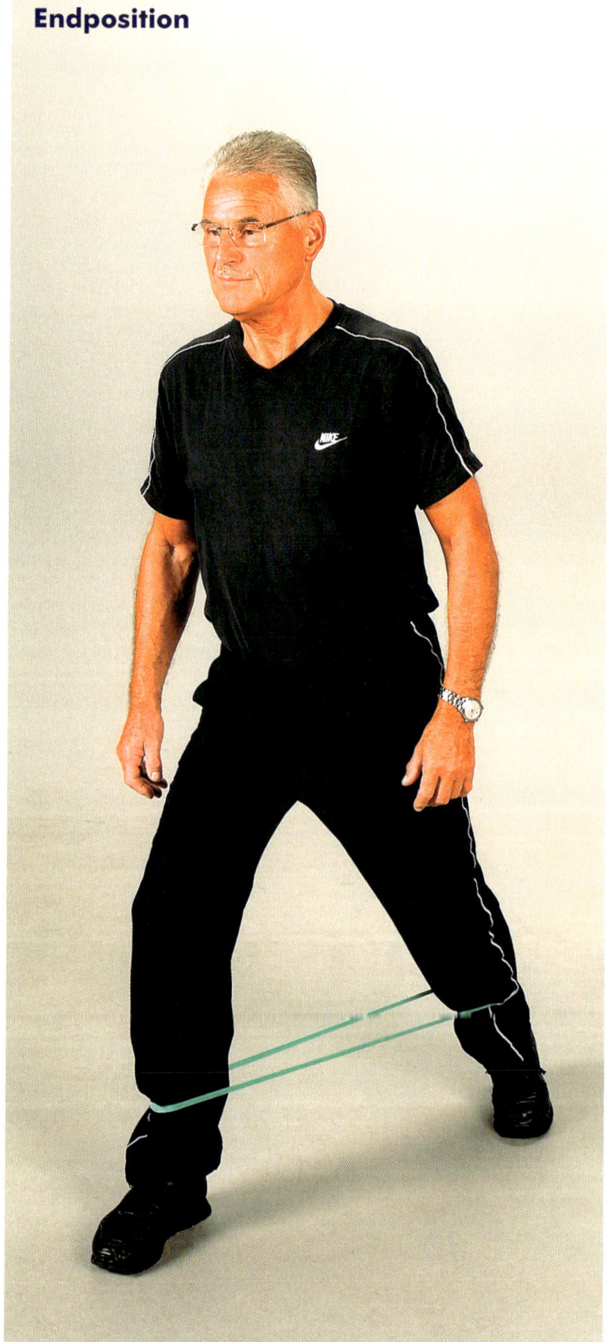
Endposition

Entenwatscheln mit geschlossenem Band

Das geschlossene Band ist um die Fußgelenke gelegt. Sie stehen im breiten Parallelstand und gehen unter kontinuierlichem Halten der Bandspannung abwechselnd mit dem rechten und linken Bein nach vorne außen.

Beinmuskulatur – mittelschwere Übungsvarianten

Squat plus Frontheben mit Kurzhanteln

Im aufrechten Stand halten die Teilnehmer in jeder Hand eine Kurzhantel mit einem Gewicht von 1 kg. Dabei werden die Arme locker an der Körperseite gehalten, der Handrücken zeigt nach außen. Jetzt zum Squat die Knie beugen. Während des Beugens der Beine werden beide Arme bis auf Höhe der Schultern nach vorne und oben angehoben.

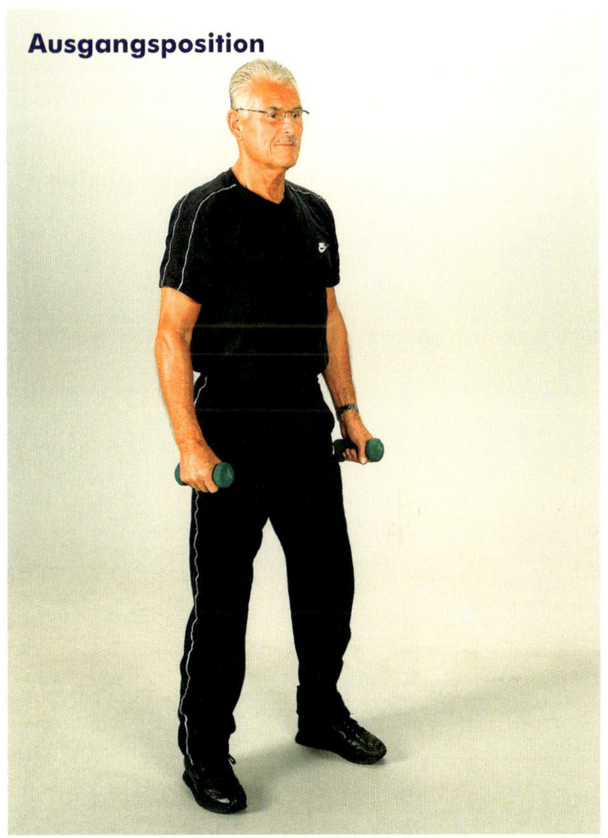

Ausgangsposition

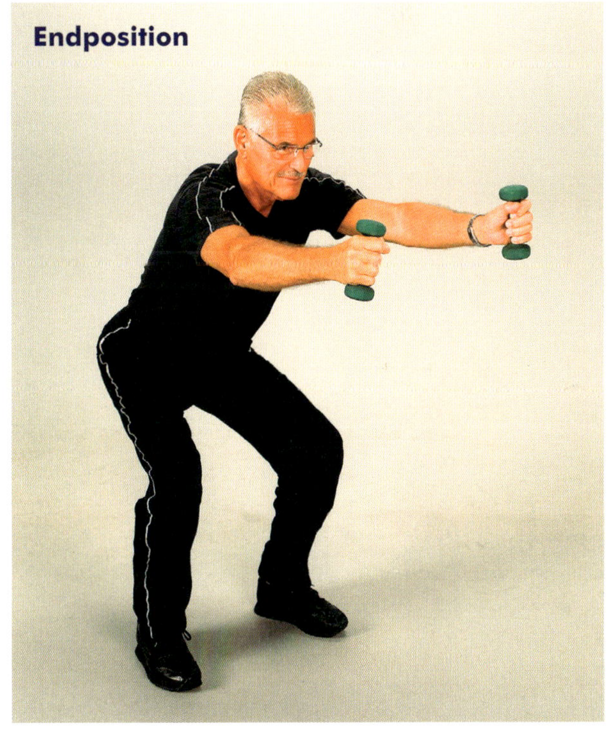

Endposition

Einseitiges Frontheben mit Kurzhanteln

Beim Absenken des Gesäßes abwechselnd einen Arm mit der Kurzhantel bis auf Schulterhöhe nach vorne und oben bringen. Dabei zeigt der Handrücken nach außen.

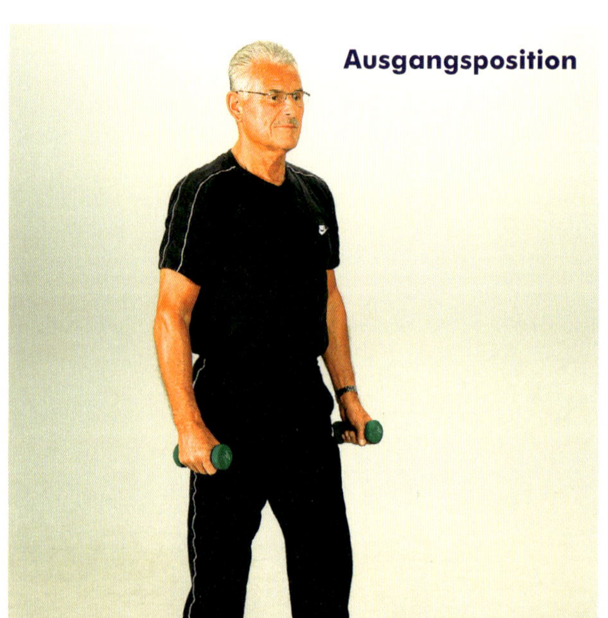

Ausgangsposition

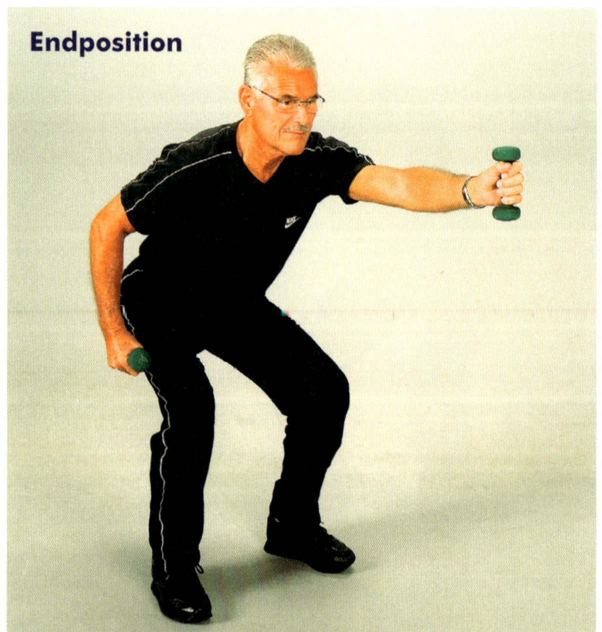

Endposition

Frontheben mit dem elastischen Übungsband

Sie stehen mittig mit beiden Füßen auf dem elastischen Übungsband und halten die Bandenden fest. Während Sie nun in den Squat gehen, bringen Sie die beiden gestreckten Arme nach vorne bis auf Schulterhöhe.

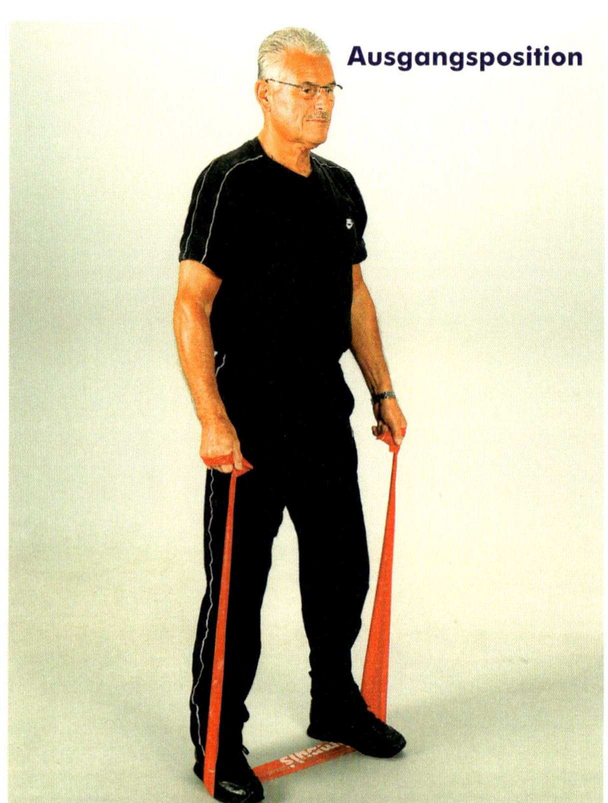

Ausgangsposition

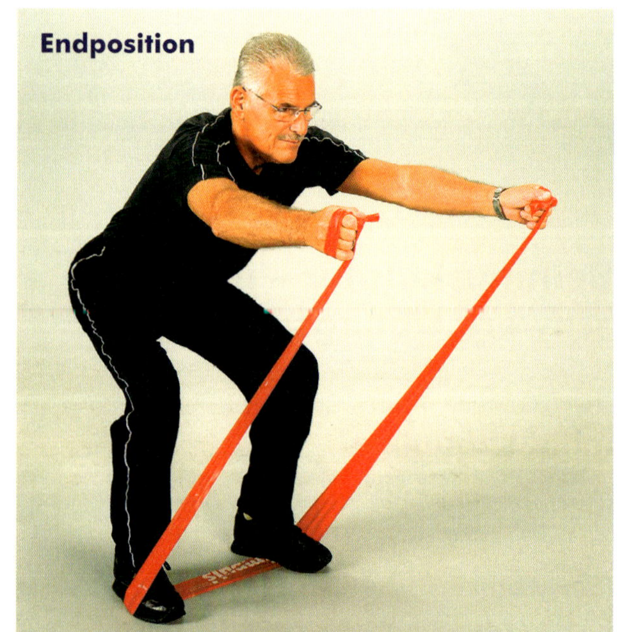

Endposition

Seitlift mit dem elastischen Übungsband

Sie stehen mittig mit beiden Füßen auf dem elastischen Übungsband und halten die Bandenden fest. Nun ein Bein seitlich vom Boden anheben und die Spannung 5 s lang halten. Das Standbein ist leicht gebeugt. Seitenwechsel.

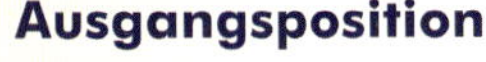

Ausgangsposition

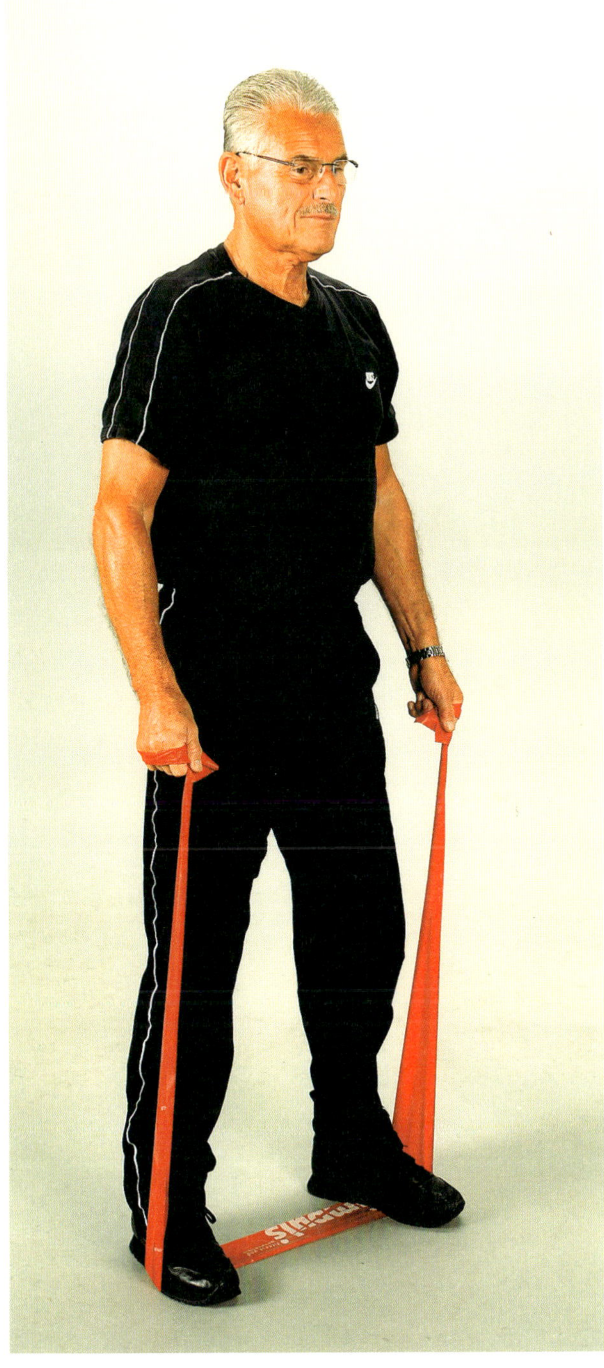

Endposition

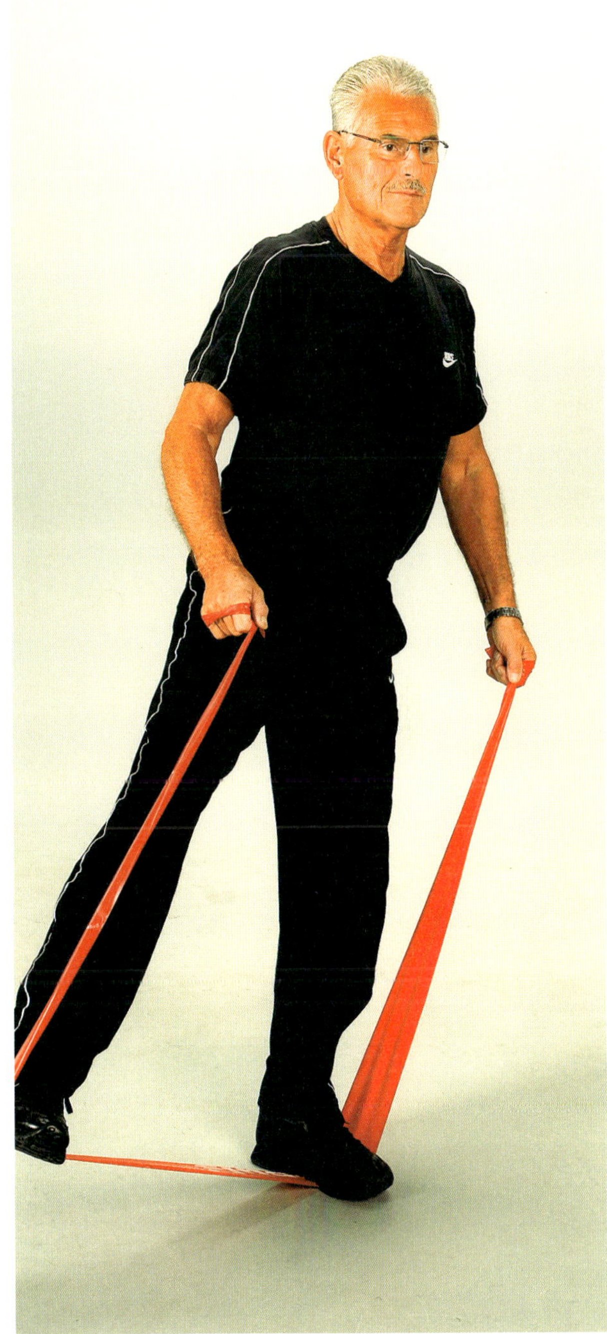

Schritt nach vorne mit dem elastischen Übungsband

Einen Fuß mittig auf das Band stellen, dieses überkreuzen und die Bandenden greifen. In der Ausgangsposition sind die Füße parallel. Nun das Bein mit dem Band anheben und einen großen Ausfallschritt nach vorn machen. Dabei das Gewicht auf das vordere Bein verlagern und das Knie nach vorn beugen. Je stärker die Kniebeugung des vorderen Beins, desto intensiver ist die Übung.

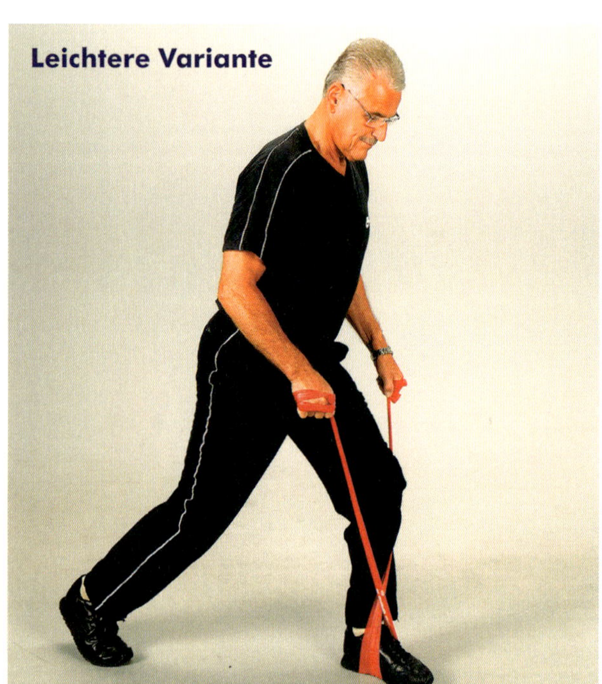
Leichtere Variante

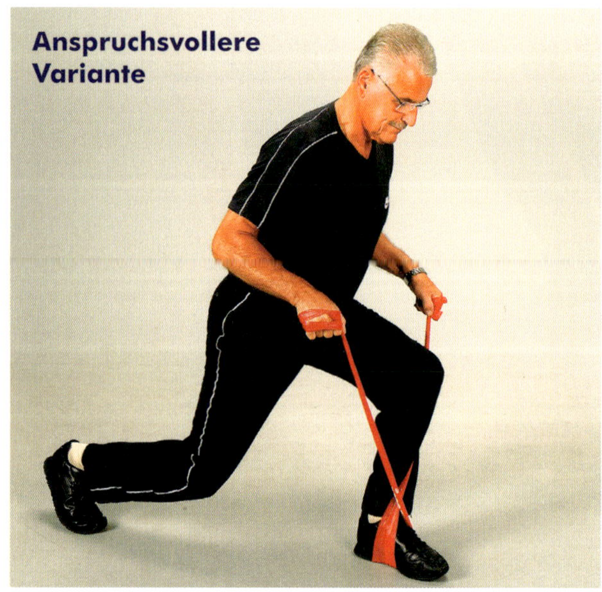
Anspruchsvollere Variante

Ausfallschritt mit dem geschlossenen elastischen Übungsband

Legen Sie das geschlossene Band um die Fußgelenke und machen Sie mit einem Fuß einen großen Schritt nach vorn. Das vordere Knie langsam beugen – so weit, dass zwischen Ober- und Unterschenkel ein 90°-Winkel entsteht. Seitenwechsel.

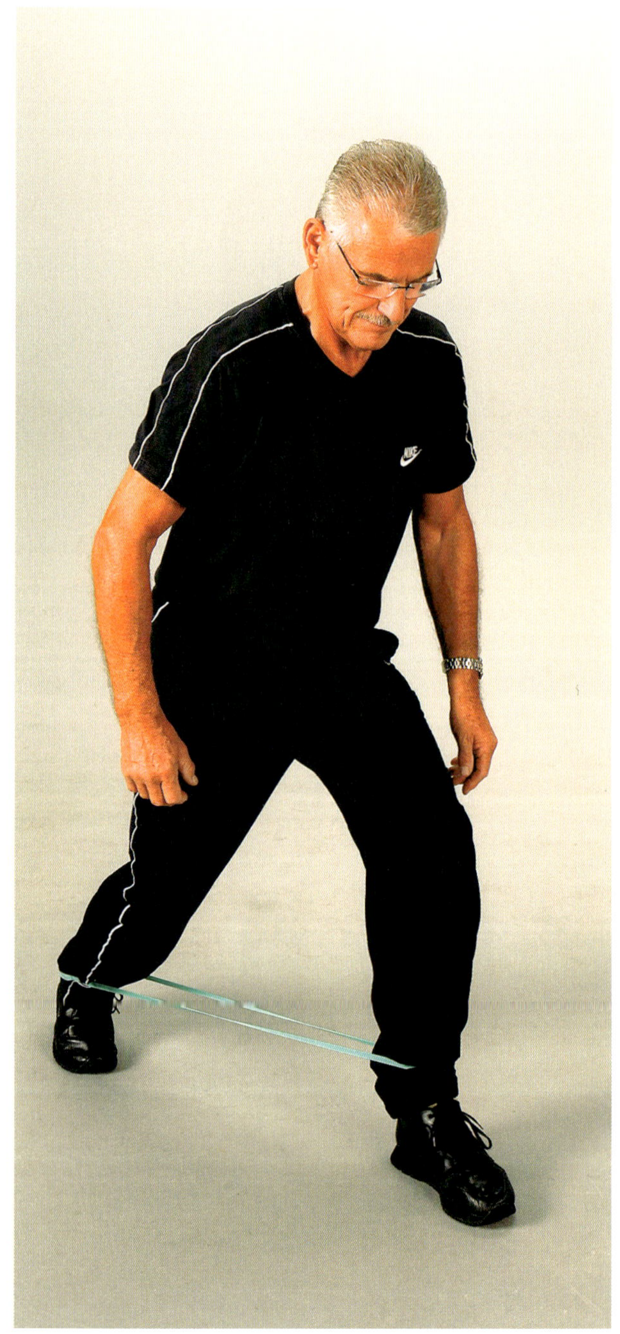

Ausfallschritt nach hinten

Für diese Übung benötigen Sie wieder das geöffnete Übungsband. Sie stellen einen Fuß mittig auf das Band, überkreuzen es und greifen die Bandenden. Ausgangsposition ist der Parallelstand. Nun den Fuß, um den das Band gelegt ist, weit nach hinten auf dem Boden aufsetzen. Der vordere Fuß bleibt mit der gesamten Sohle auf dem Boden stehen. Der hintere Fuß wird mit der Fußspitze auf dem Boden aufgesetzt. Das Standbein ist leicht gebeugt. Seitenwechsel.

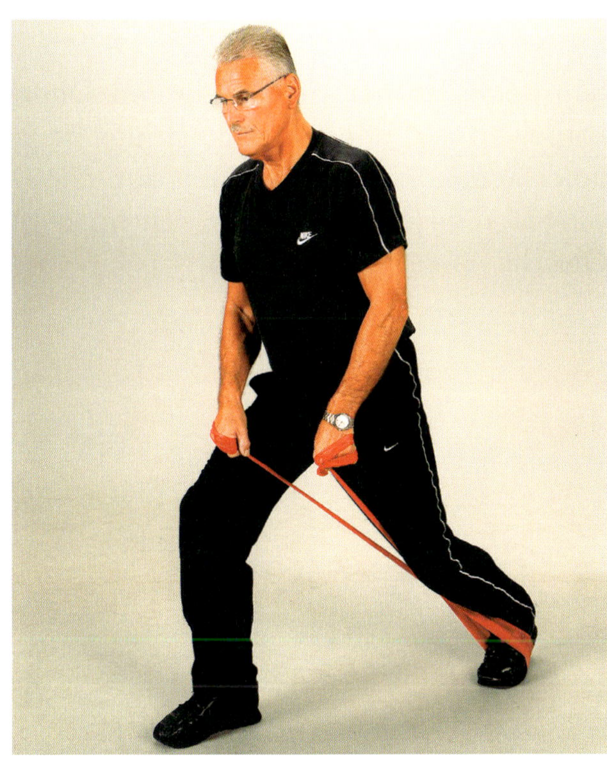

Krafttraining für die Rumpfmuskulatur

Beim Krafttraining zur Sturzprävention ist es nicht sinnvoll, die Rückenmuskulatur isoliert zu trainieren. Sie ist bei den Squats und bei der Pullübung der Schultermuskeln coaktiviert und wird dadurch ausreichend trainiert.

Die Bauchmuskeln lassen sich am besten im Liegen trainieren. Hier bietet sich als klassische Übung der Crunch in seinen verschiedenen Varianten an.

Leichter Crunch

Die Teilnehmer legen sich auf den Rücken und heben die Füße so vom Boden an, dass Ober- und Unterschenkel einen rechten Winkel bilden. Die Arme werden in der Aufwärtsbewegung vom Boden abgehoben, die Handflächen zeigen nach oben. Gleichzeitig mit den Armen heben Sie Kopf und Brustwirbelsäule an. In der Abwärtsbewegung wird der Oberkörper nicht vollständig abgelegt, es bleibt eine kontinuierliche Bauchmuskelspannung erhalten.

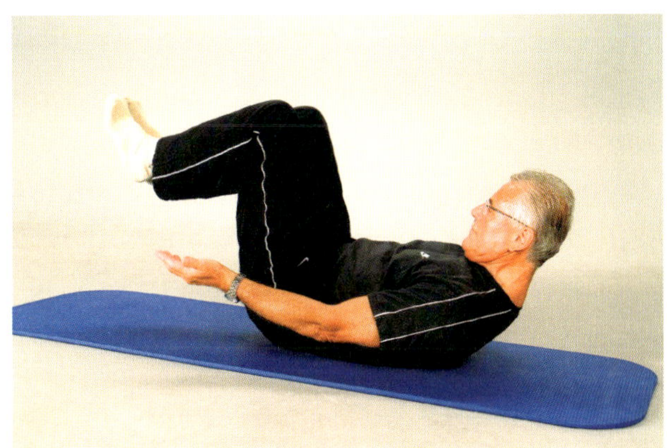

Mittelschwerer Crunch

Startposition wie beim leichten Crunch, die Hände greifen jeweils an ein Ohr. Die Ellbogen nach hinten bewegen. Nun den Oberkörper anheben und dabei die Brustwirbelsäule, Schultern und Kopf nach oben bewegen. Am oberen Umkehrpunkt das Kinn nicht in Richtung zur Brust ziehen.

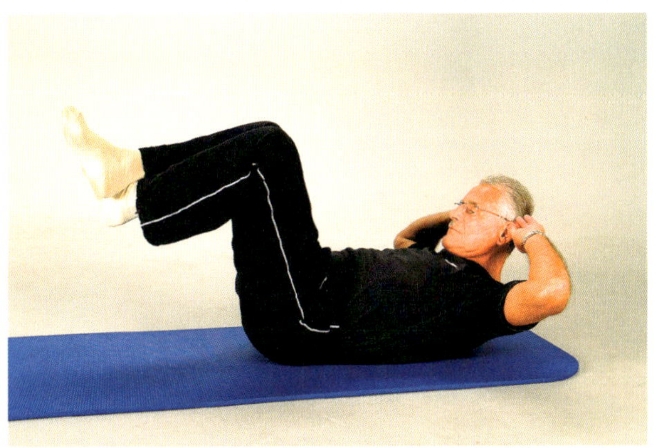

Schwerer Crunch mit elastischem Übungsband

Die Teilnehmer legen sich auf den Rücken, heben die Füße vom Boden an und halten ein elastisches Übungsband doppelt zusammengelegt in beiden Händen. Jetzt wird der Oberkörper angehoben und dabei wird gleichzeitig das Band gegen die Oberschenkel gedrückt. Den Kopf und die Brustwirbelsäule aufrichten und die Arme nach vorne schieben. Dabei wird das Übungsband auf Spannung gebracht.

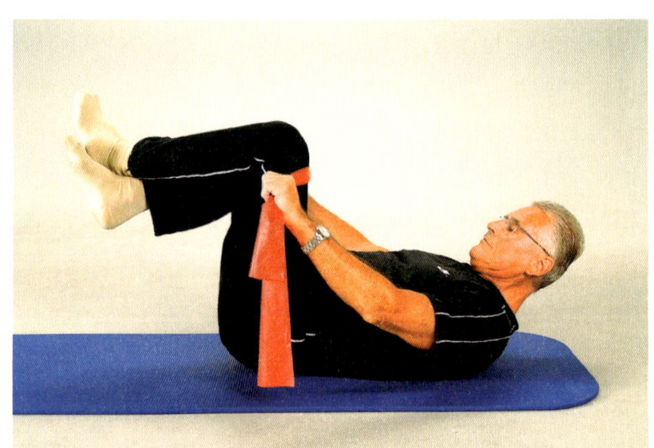

Partner-Crunch mit elastischem Übungsband

Beide Partner liegen in Rückenlage mit den Köpfen zueinander. Ein elastisches Übungsband wird doppelt zusammengelegt. Jeder Partner hält ein Ende dieses Bandes mit beiden Händen fest. Nun heben beide Partner gleichzeitig den Oberkörper an und bringen dadurch das Band unter Spannung. Die Ellbogen sind angewinkelt, die Hände befinden sich vor dem Gesicht.

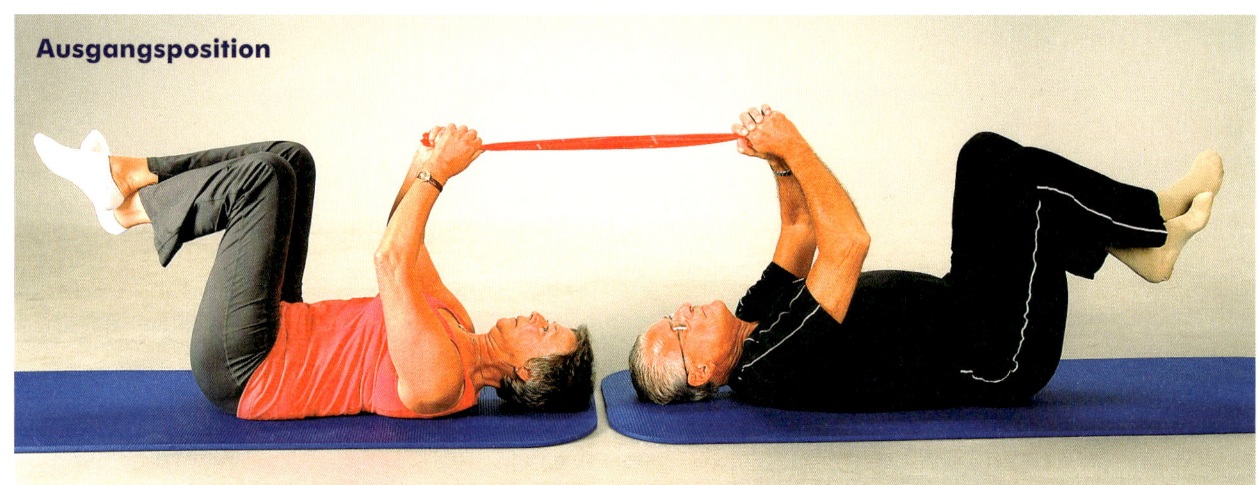
Ausgangsposition

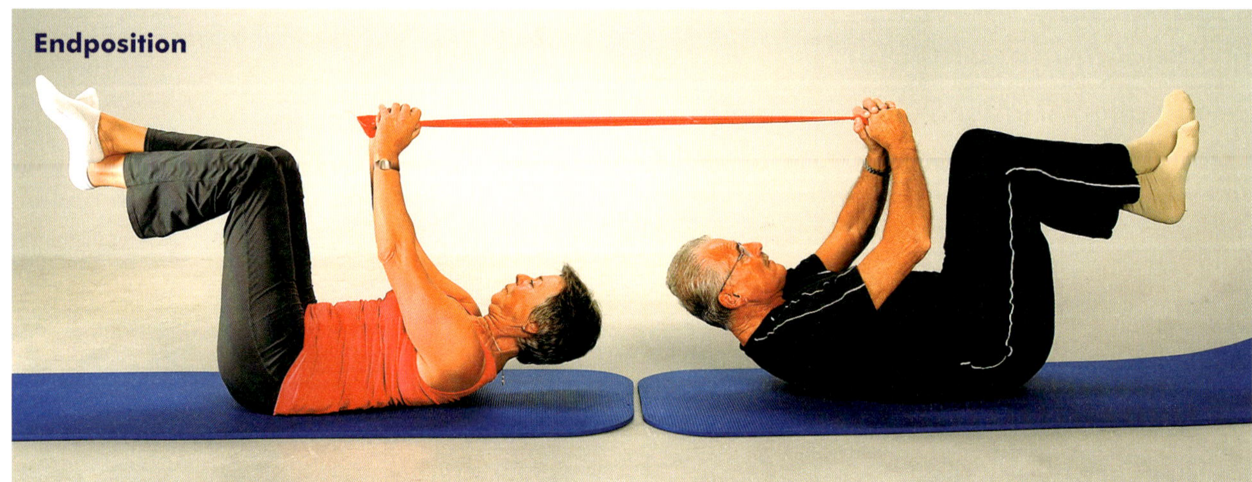
Endposition

Maikäfer

Die Teilnehmer legen sich in Rückenlage auf den Boden. Nun diagonal ein Bein und einen Arm strecken. Es ist wichtig, währenddessen die Bauchspannung zu halten, das bedeutet, den Bauchnabel aktiv in Richtung Matte zu drücken. Der gestreckte Arm und das gestreckte Bein bilden eine Linie mit dem Körper. Langsam und kontrolliert in die Beugung zurückkommen und die Seite wechseln.

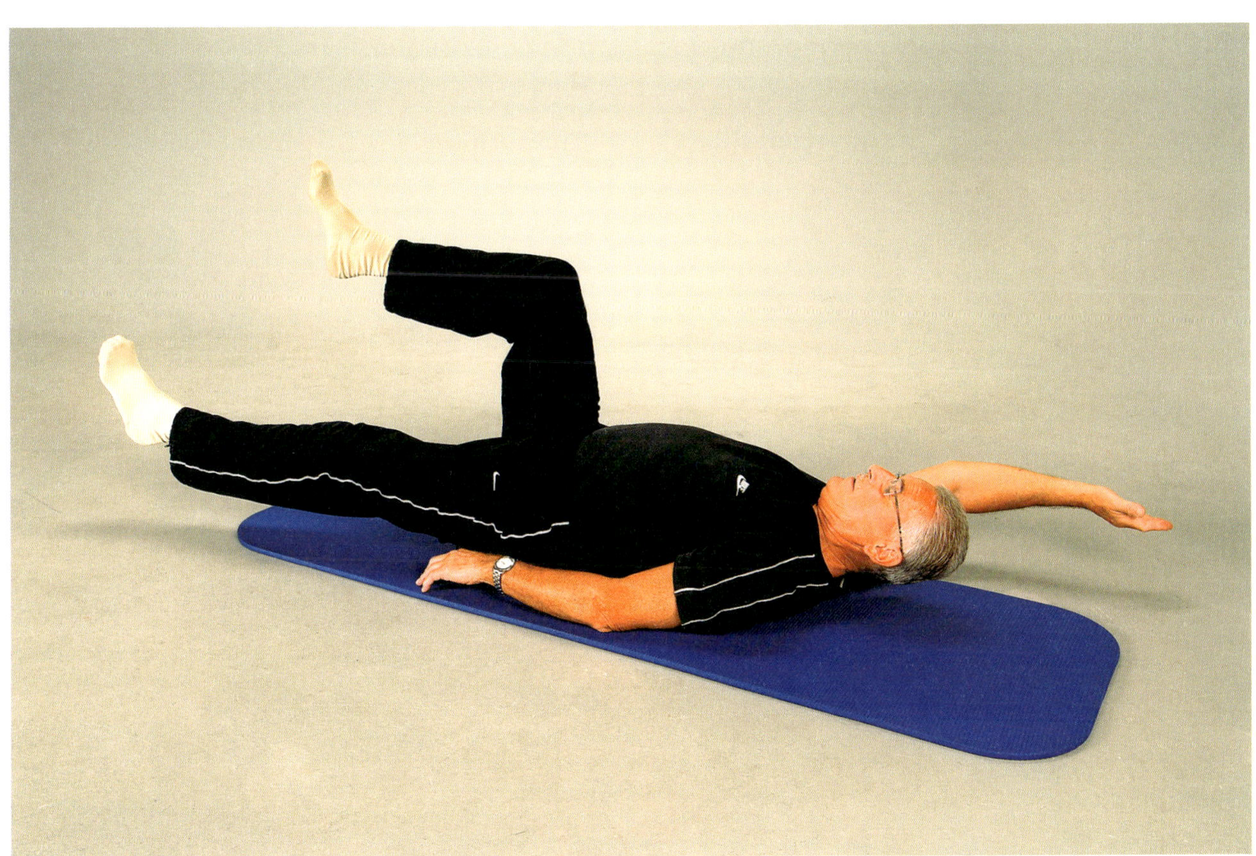

Krafttraining für die Arm- und Schultermuskeln

Die Arm- und Schultermuskeln werden am besten mit dem elastischen Übungsband trainiert. Eine Einteilung der Übungen in leichtere und mittelschwere nehmen wir hier nicht vor. Die Differenzierung des Schwierigkeitsgrades erfolgt hier über die gewählte Vorspannung und über die verschiedenen Bandstärken.

Pushübungen

Gesundheitsliegestütz

Die Teilnehmer gehen in den Vierfüßlerstand und setzen die Knie oberhalb der Kniescheibe auf dem Boden auf. Die Hände auf Schulterhöhe auf dem Boden aufsetzen. Nun die Ellbogen beugen und das Brustbein nach unten zum Boden führen. Dann unter Rumpfspannung wieder nach oben drücken. Oberkörper und Oberschenkel sollten – wenn möglich – eine gerade Linie bilden.

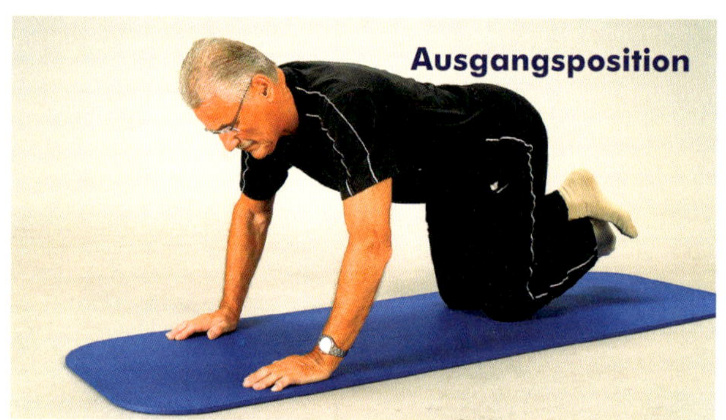
Ausgangsposition

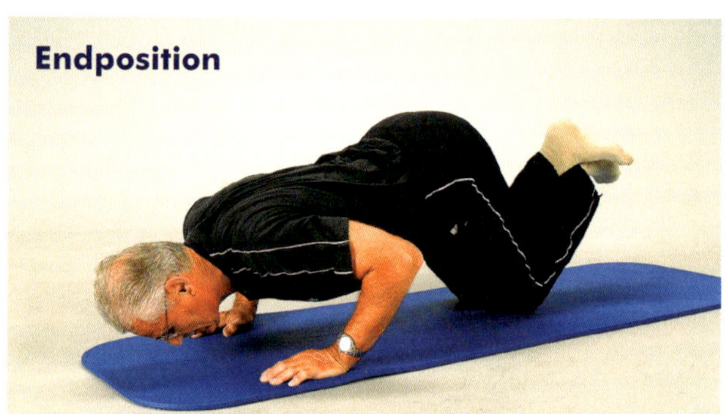
Endposition

Anspruchsvollere Variante auf labiler Unterlage

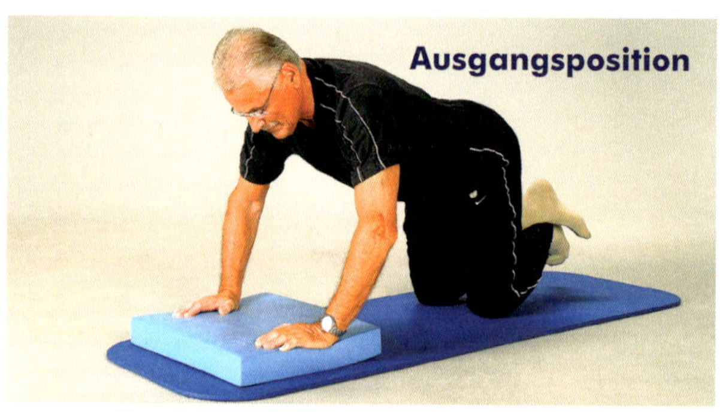
Ausgangsposition

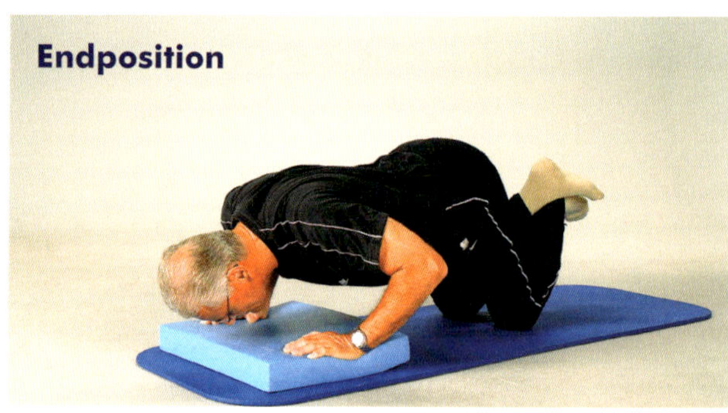
Endposition

Gesundheitsliegestütz mit elastischem Übungsband

Die Ausführung wie beim Gesundheitsliegestütz. Zur Steigerung des Schwierigkeitsgrades führen Sie das Band hinter dem Oberkörper durch und fixieren die Bandenden mit beiden Händen am Boden.

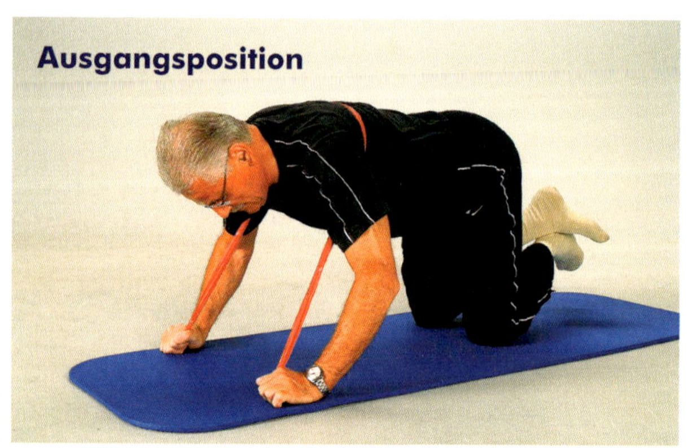
Ausgangsposition

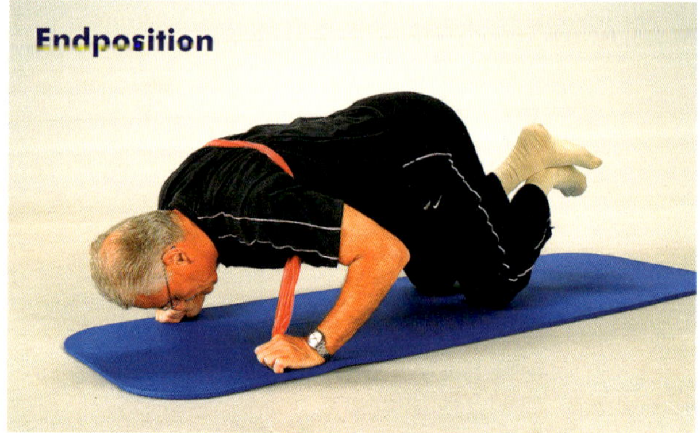
Endposition

Pullübungen

Lange Retros

Die Teilnehmer stellen sich zu zweit gegenüber auf, jeder hat ein Band. Die Bänder überkreuzen und so weit zurückgehen, dass beide Bänder etwas unter Spannung geraten. Die Arme befinden sich vor dem Körper. Jetzt ziehen beide Partner das Band mit gestreckten Armen seitlich am Körper vorbei nach hinten. Die Handflächen zeigen in der Endposition nach vorne, die Handgelenke gerade halten und nicht abknicken.

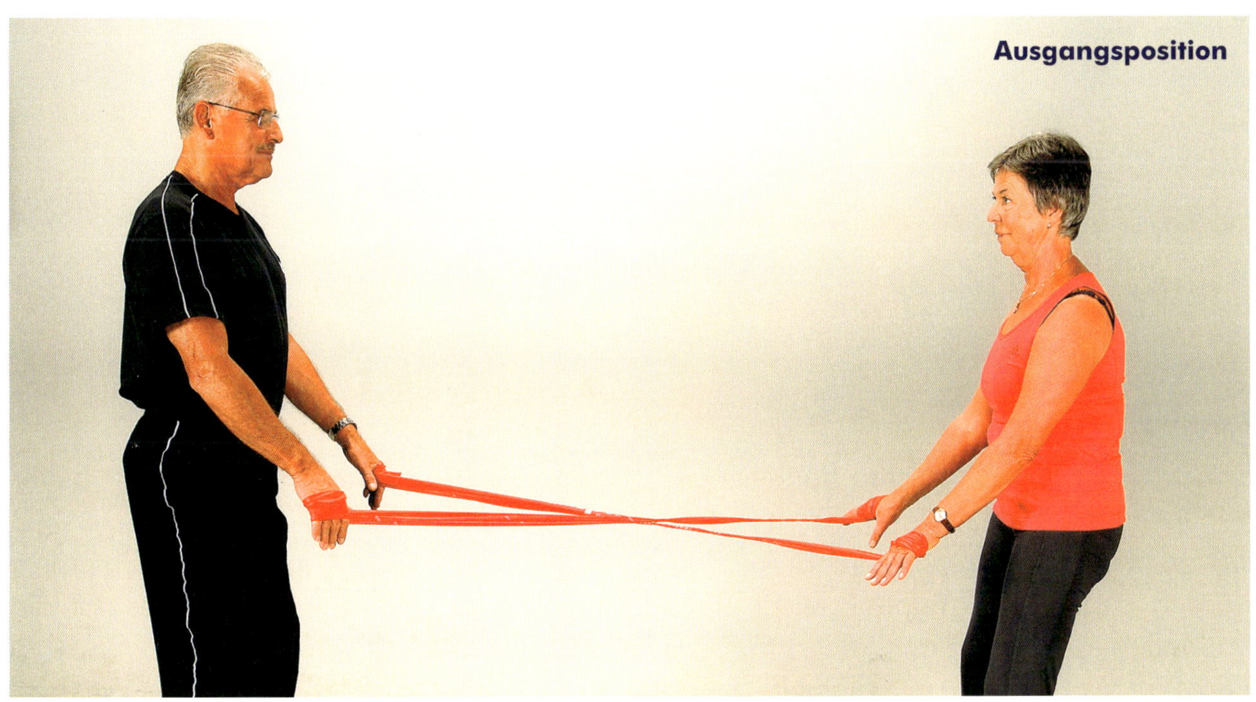
Ausgangsposition

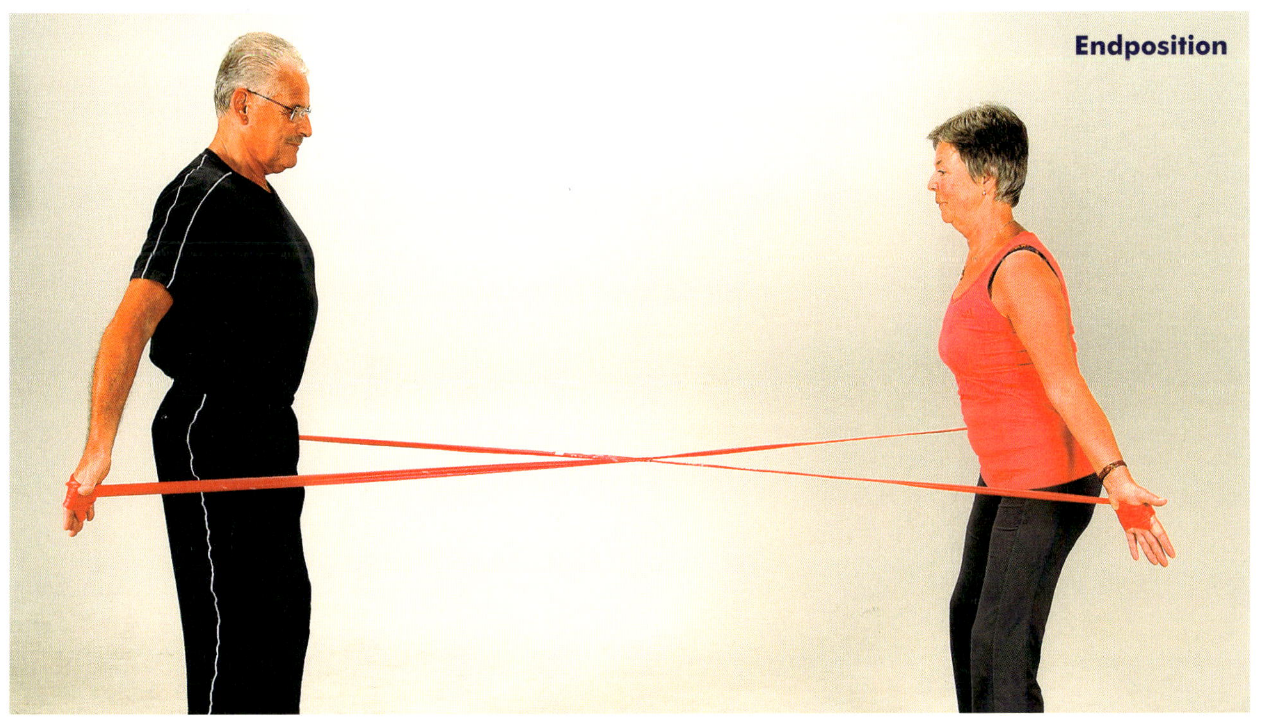
Endposition

Latzug

Ausführung wie in der vorhergehenden Übung „Lange Retros" beschrieben. Der Oberkörper ist jedoch in der Hüfte unter Beibehaltung der Lendenlordose weit nach vorne gebeugt.

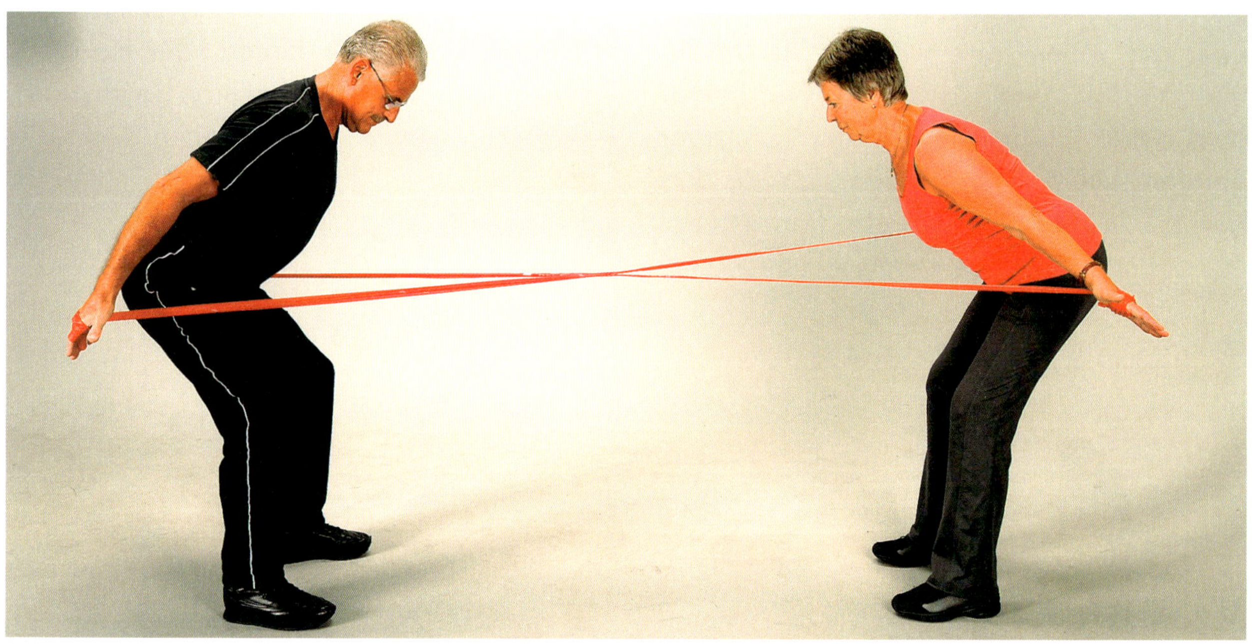

Ruderzug

Sich zu zweit mit gekreuzten Bändern gegenüber aufstellen. Die Arme befinden sich in der Ausgangsposition so vor dem Körper, dass beide Bänder leicht unter Spannung geraten. Dann die Hände an den Brustkorb heranziehen, dabei bewegen sich die gebeugten Ellbogen hinter den Körper. In der Endposition zeigen die Handflächen nach oben, der Unterarm stellt die Verlängerung des Bandes dar, die Handgelenke werden nicht abgeknickt.

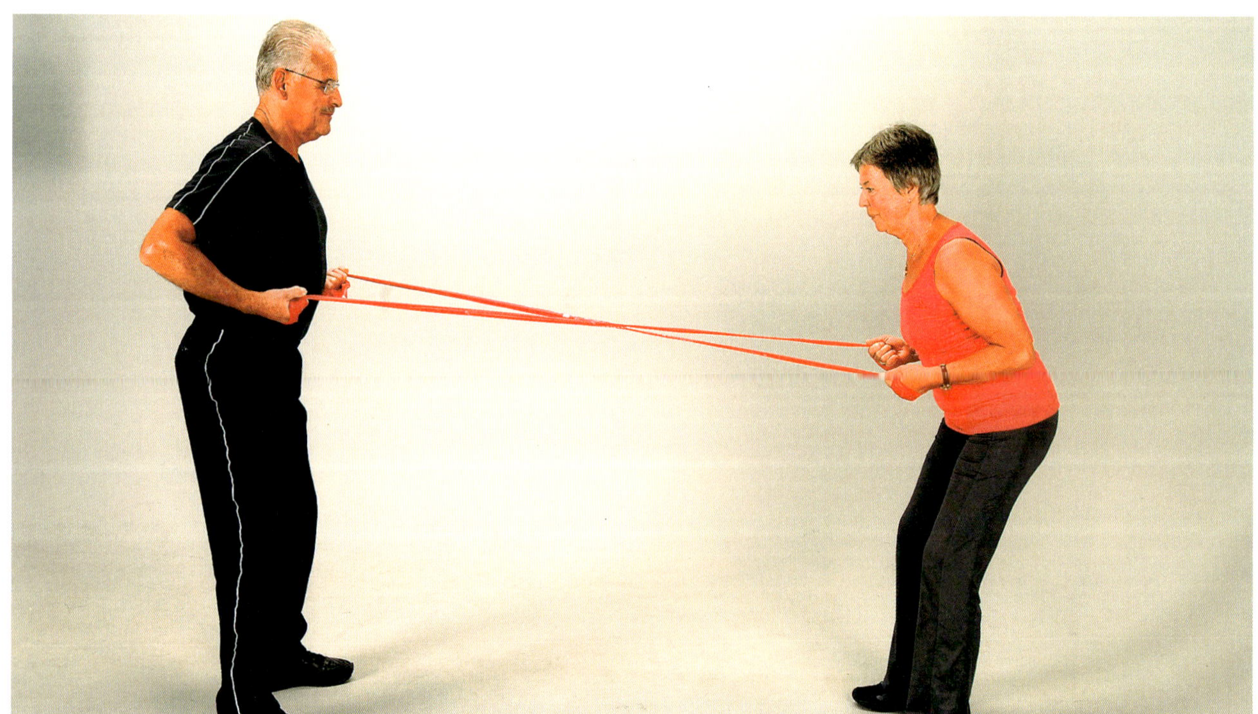

Cable Cross

Diese Übung wird wieder allein durchgeführt. Der Teilnehmer steht mittig auf dem Band. Die Bandenden werden überkreuzt gefasst. Nun die Arme über vorne nach oben und außen bewegen. Dabei hebt sich der Brustkorb.

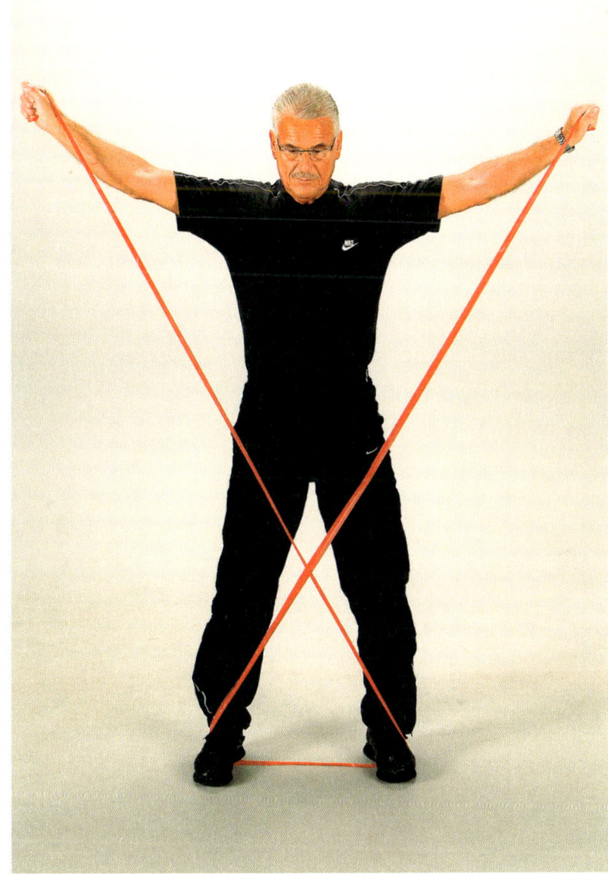

Kursphase: Ausklang (Dehnen/Entspannung) und Hausaufgaben

Dehnen der beanspruchten Muskulatur

1. Schrittmustertraining

Die Teilnehmer sollen zu Hause in ihrem Hausflur oder in der Diele 10-14 Klebekreppstreifen in unterschiedlichen Abständen auf den Boden kleben. Die Aufgabe ist es, jedes Mal, wenn sie den Hausflur oder die Diele passieren, in unterschiedlichen Kombinationen auf die Klebestreifen zu treten. Versuchen, deutlich mehr explosive und schnelle Schritte zu integrieren.

2. Gleichgewichtstraining

2 x in der Woche 10 min lang Gleichgewichtsübungen aus vorgestelltem Übungspool durchführen.

3. Krafttraining

3 a **Durchführung des Squats:** 2 x pro Woche nach dem Gleichgewichtstraining drei Sätze mit 15 Wiederholungen. In der Pause zwischen den Sätzen werden die Beine ausgelockert.

3 b **Training der Abduktoren:** Zwei Sätze mit 15 Wiederholungen.

4.6 Kursstunde 6: Kombination von Krafttraining und Gleichgewicht

Modul	Inhalte	Zeit
Begrüßung und Wissensvermittlung Lehrgespräch	Abfragen, Einordnen und Reflexion der Erfahrungen bei der Umsetzung der Hausaufgaben Vorstellen und Erklären der Notwendigkeit des gleichzeitigen Trainings von Kraft und Gleichgewicht am Beispiel von Alltagssituationen	10 min
Aufwärmen	Gehvariationen und Schrittkombinationen auf Musik	5 min
Kombination von Gleichgewichtstraining und Krafttraining	Sechs Übungen Krafttraining, s. Kursstunde 4.5 Krafttraining als Zwei-Satz-Training mit 10-15 Wiederholungen in Kombination mit Gleichgewichtstraining der methodischen Übungsreihe aus der Kursstunde 4.2	35 min
Ausklang (Dehnen/ Entspannung) und Hausaufgaben	Dehnen der beanspruchten Muskulatur Vorstellen der Hausaufgaben	10 min
Material	Übungsbänder in Teilnehmeranzahl, ggf. Kurzhanteln, labile Unterlagen sowie Gymnastikmatten	

Kursphase: Begrüßung und Wissensbaustein

Die motorische Grundeigenschaft Kraft wird im Alltag nie isoliert abgerufen. Damit der Körper im Stand Kraft entwickeln kann, wird gleichzeitig immer das Gleichgewichtssystem gefordert. Hierfür ein Beispiel: Ältere Menschen benötigen ausreichend Kraft in den Oberschenkeln, um Treppen sicher hinabsteigen zu können. Dies ist insbesondere dann der Fall, wenn größere Höhenunterschiede zu überwinden sind, zum Beispiel in öffentlichen Verkehrsmitteln. Gleichzeitig benötigt man aber auch ein gutes Gleichgewichtssystem, um in Balance zu bleiben. So kommen isolierte Kraftbeanspruchungen und isolierte Anforderungen an das Gleichgewichtssystem im Alltag so gut wie nie vor. Die Anforderungen im Alltag an den aufrechten Gang sind immer eine Kombination aus Kraft und Gleichgewicht.

Dieser Aspekt steht im Fokus der sechsten Kursstunde. Nachdem in den vorangegangenen Kursstunden die Themen *Gleichgewicht* und *Kraft* im Sinne einer didaktischen Reduktion für die Kursteilnehmer isoliert erarbeitet worden sind, geht es in dieser

Kursstunde um das kombinierte Training beider motorischer Fähigkeiten.

Kursphase: Aufwärmen und Kombination von Gleichgewichts- und Krafttraining

Die methodische Übungsreihe für dieses Kombinationstraining ist die konsequente Weiterführung und Zusammenlegung von zwei methodischen Übungsreihen aus den beiden bisher isoliert trainierten Kursphasen Gleichgewichtstraining und Krafttraining.

Als Einstieg in das Thema beziehen Sie sich auf den praktischen Teil des Krafttrainings aus der letzten Stunde. Alle Belastungsnormative und Wiederholungszahlen (also 10-15 Wiederholungen als Zwei-Satz-Training) für das Krafttraining gelten auch für das Kombinationstraining. Jedoch werden die Teilnehmer feststellen, dass ein Kombinationstraining von Gleichgewicht und Kraft sehr viel anspruchsvoller ist. Aus diesem Grunde werden sie weniger Gewicht bzw. Widerstand bewältigen können als bei einem Training auf dem festen Hallenboden.

Diese methodische Übungsreihe des Krafttrainings aus der letzten Kursstunde kombinieren Sie bitte mit der methodischen Übungsreihe der zweiten Kursstunde mit dem Schwerpunkt Gleichgewichtstraining. Die Kursteilnehmer führen also die bereits bekannten Krafttrainingsübungen auf labilen Unterlagen durch:

1. **Schwierigkeitsstufe**: Auf einer Gymnastikmatte, die einfach auf den Boden gelegt wird.

2. **Schwierigkeitsstufe**: Auf einer Gymnastikmatte, die doppelt zusammengelegt ist.

3. **Schwierigkeitsstufe**: Auf einer Gymnastikmatte, die vierfach zusammengelegt ist.

4. **Schwierigkeitsstufe**: Auf einer Gymnastikmatte, die locker zusammengerollt ist.

5. **Schwierigkeitsstufe**: Auf einer Gymnastikmatte, die eng zusammengerollt ist.

6. **Schwierigkeitsstufe**: Auf einer instabilen Unterlage, zum Beispiel auf einem instabilen Kissen.

7. **Schwierigkeitsstufe**: Auf einer etwas wackeligeren instabilen Unterlage, zum Beispiel auf einer Weichbodenmatte.

Auf eine komplette Bebilderung und Beschreibung der Kraftübungen mit labiler Unterlage haben wir verzichtet. Die Kraftübungen sind in der sechsten Kursstunde komplett beschrieben und bebildert dargestellt.

Wir haben jedoch exemplarisch anhand von zwei Kraftübungen die methodische Steigerung des Kombinationstrainings von Kraft und Gleichgewicht dargestellt:

Freier Basic-Squat auf sieben verschiedenen labilen Unterlagen mit zunehmendem Schwierigkeitsgrad

Squat auf einer Gymnastikmatte, einfach

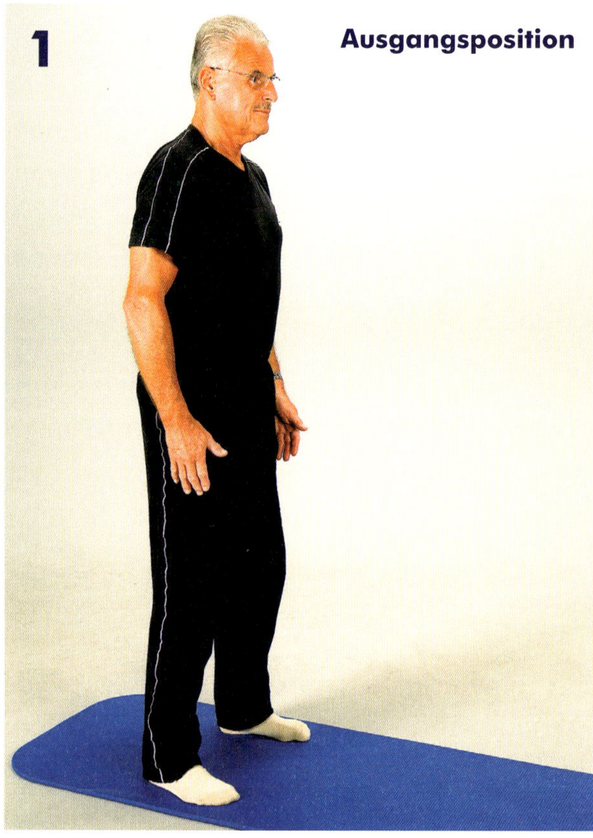
1 Ausgangsposition

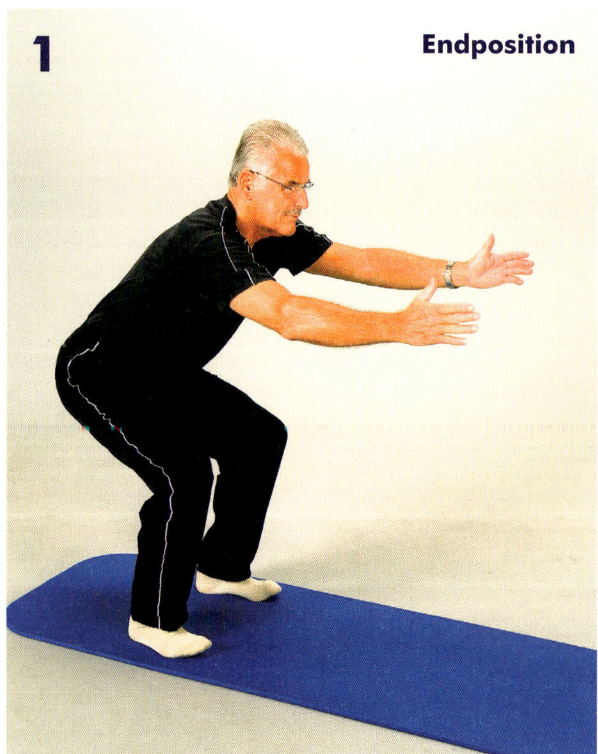
1 Endposition

Squat auf einer Gymnastikmatte, doppelt

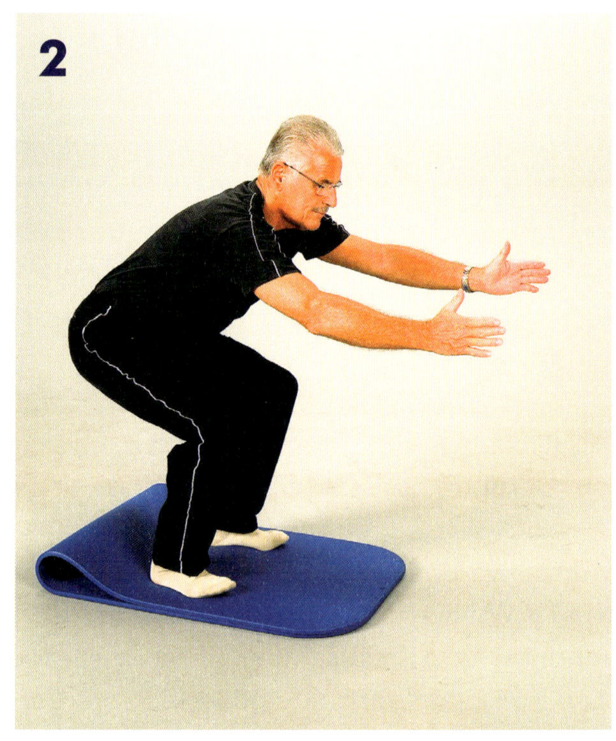
2

Squat auf einer Gymnastikmatte, vierfach

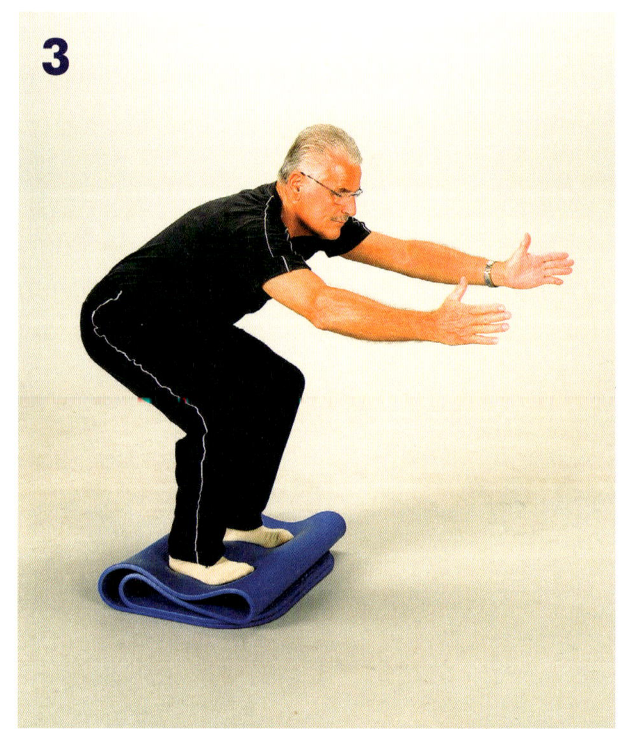
3

Squat auf einer Gymnastikmatte, locker zusammengerollt

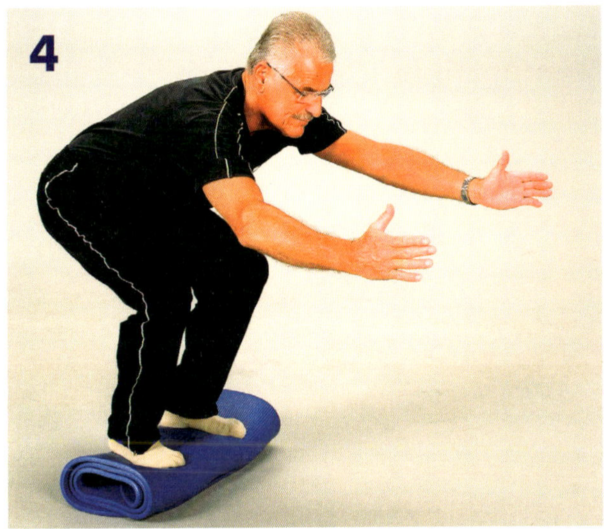

Squat auf einer Gymnastikmatte, eng zusammengerollt

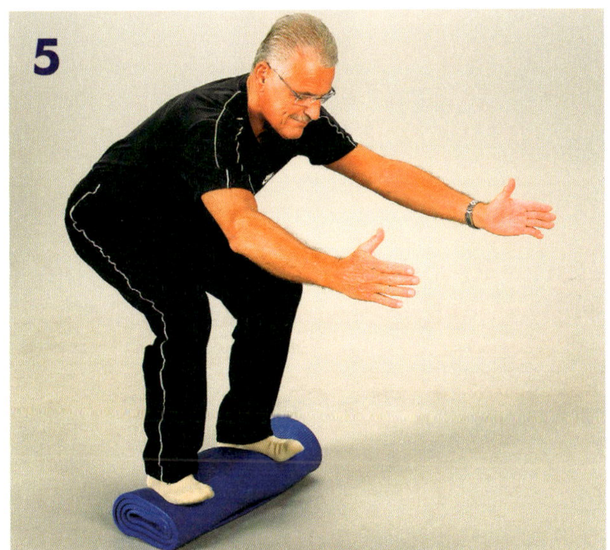

Squat auf einer labilen Unterlage

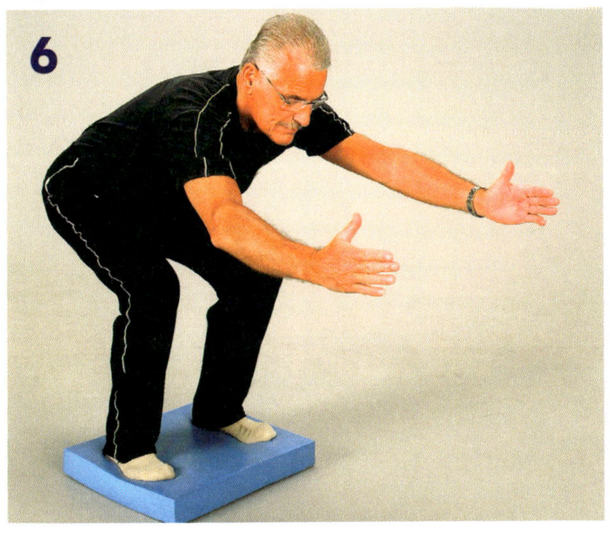

Squat auf weiteren labilen Unterlagen

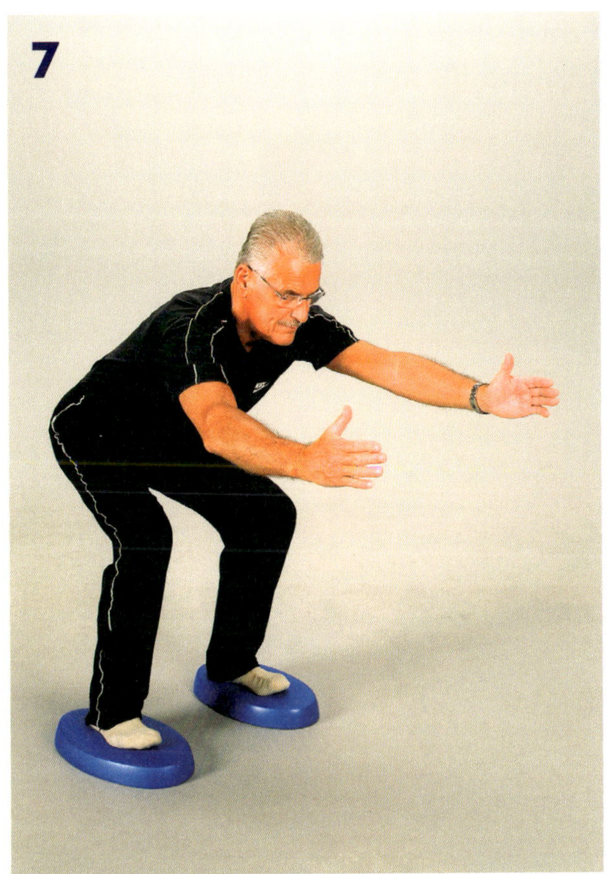

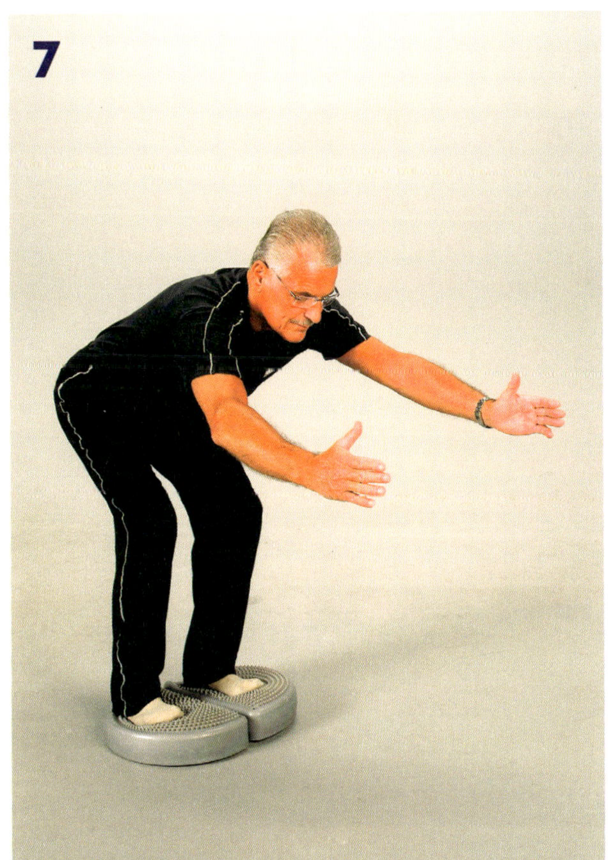

Lange Retros auf sieben verschiedenen labilen Unterlagen mit zunehmendem Schwierigkeitsgrad

Lange Retros auf einer Gymnastikmatte, einfach

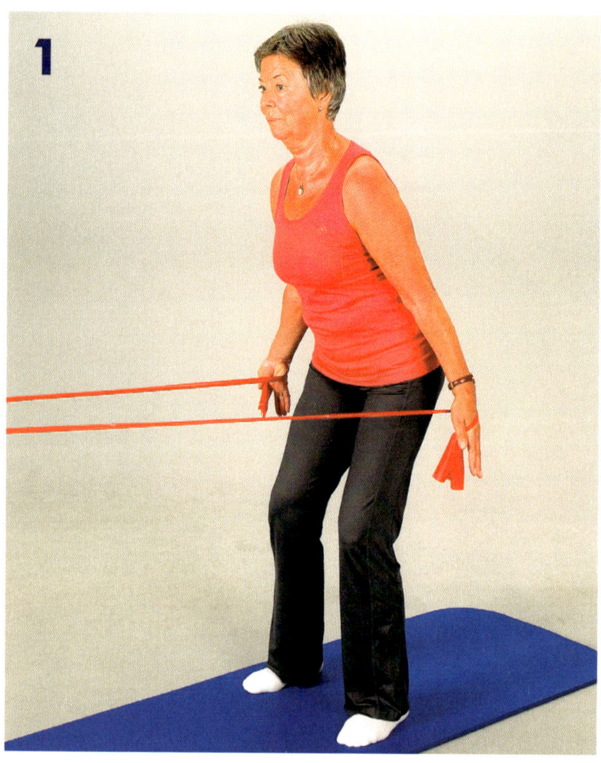

Lange Retros auf einer Gymnastikmatte, doppelt

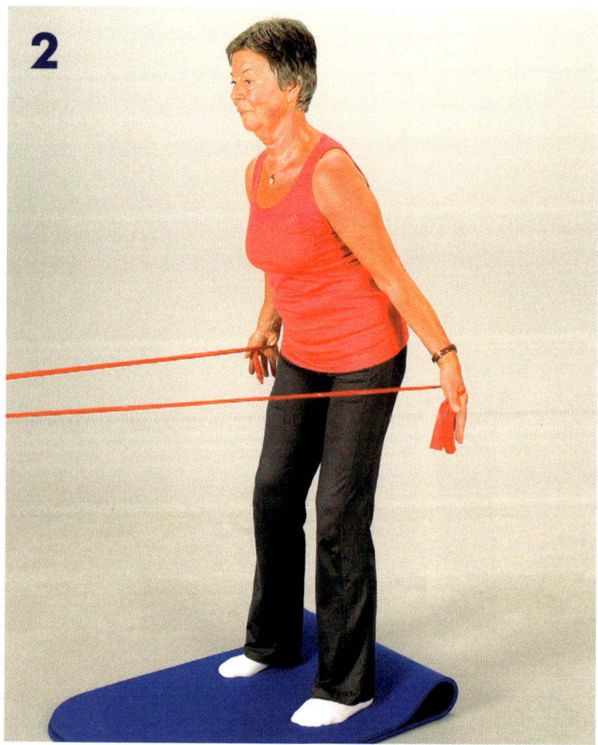

Lange Retros auf einer Gymnastikmatte, vierfach

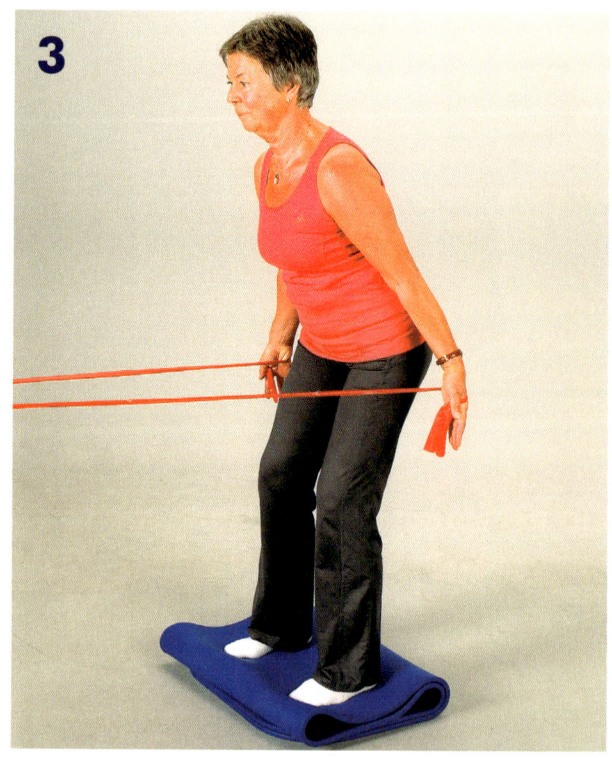

Lange Retros auf einer Gymnastikmatte, locker zusammengerollt

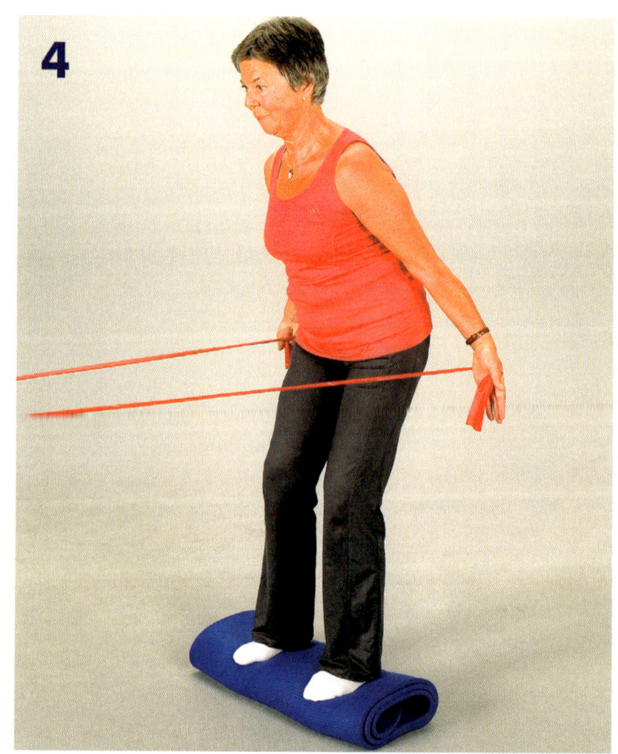

Lange Retros auf einer Gymnastikmatte, eng zusammengerollt

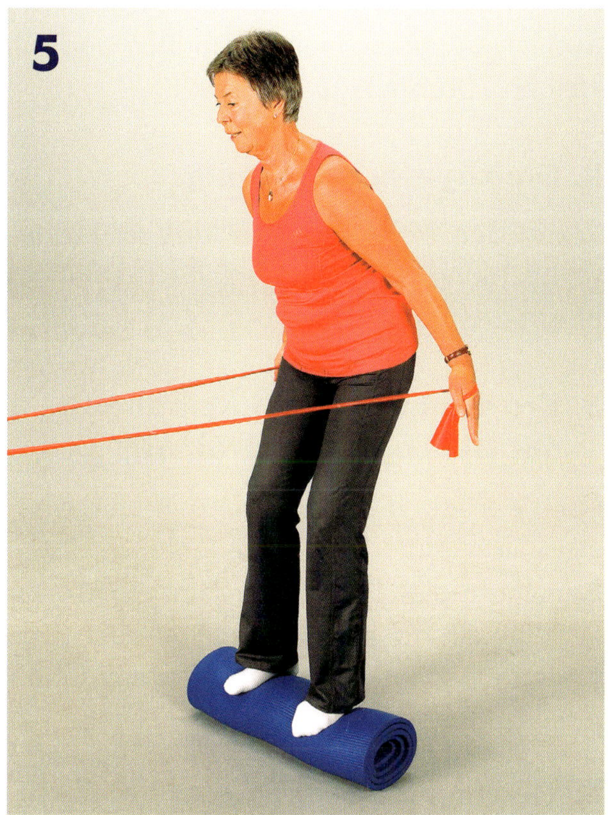

Lange Retros auf einer instabilen Unterlage

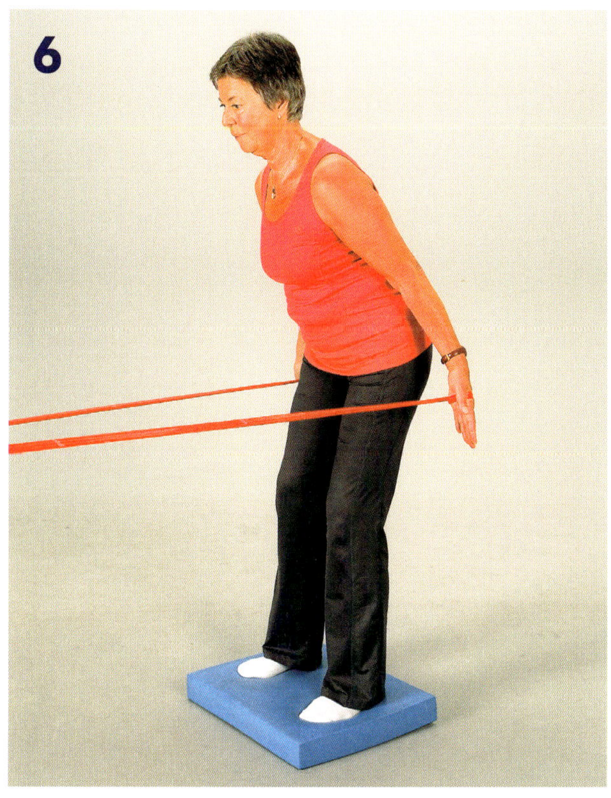

Lange Retros auf anderen labilen Unterlagen

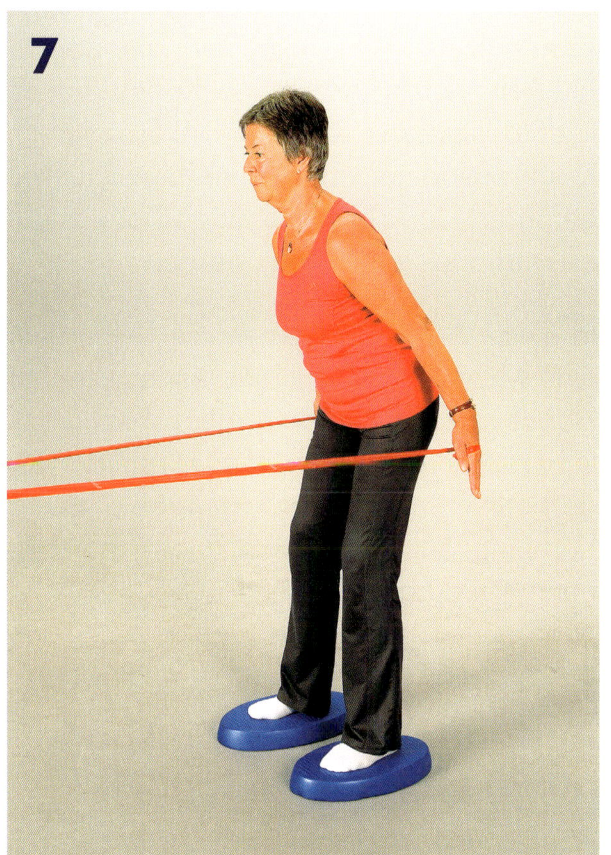

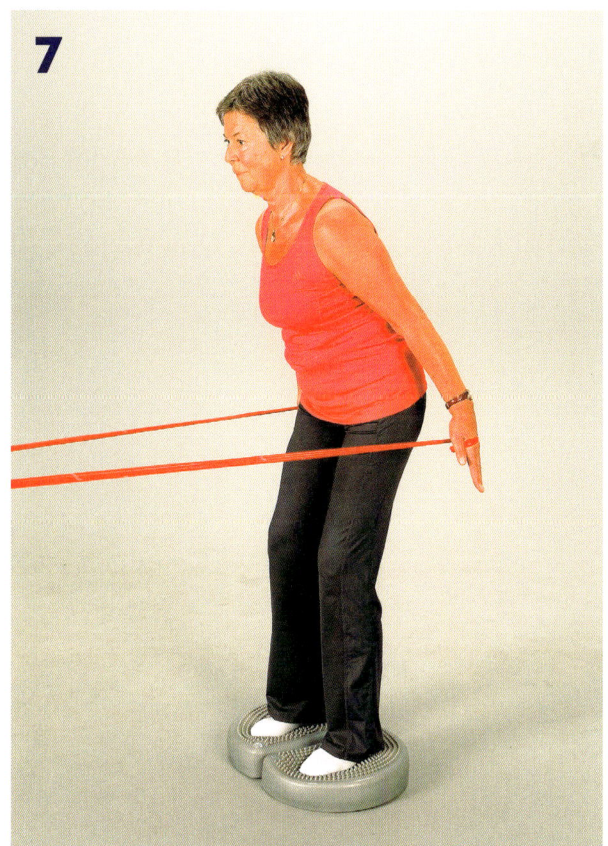

Die isolierten Bauchmuskelübungen im Liegen mit sensomotorischen Übungen zu kombinieren, macht für unsere Zielgruppe keinen Sinn. Außerdem sind die Bauchmuskeln durch viele kleine Kontraktionen zur Stabilisation des Rumpfs im Stand beim Krafttraining auf labiler Unterlage dauernd gefordert, sodass sie genügend angesteuert und dadurch trainiert werden.

In dieser Kursphase lernen die Teilnehmer eine wichtige Trainingsform kennen, deren Hauptvorteil der hohe Alltagsbezug ist. In weiteren Trainingseinheiten sollten Sie deshalb immer wieder regelmäßig dieses Kombinationstraining mit Ihren Kursteilnehmern durchführen.

Kursphase: Ausklang (Dehnen/Entspannung) und Hausaufgaben

Dehnen der beanspruchten Muskulatur

1. Klebemusterparcours

Die Teilnehmer sollen zu Hause in ihrem Hausflur oder in der Diele 10-14 Klebekreppstreifen in unterschiedlichen Abständen auf den Boden kleben. Die Aufgabe ist es, jedes Mal, wenn sie den Hausflur oder die Diele passieren, in unterschiedlichen Kombinationen auf die Klebestreifen mit explosiven und schnellen Schritten und mit kleinen Sprüngen zu treten.

2. Gleichgewichtstraining

2 x in der Woche 10 min lang Gleichgewichtsübungen aus vorgestelltem Übungspool durchführen.

3. Krafttraining in Kombination mit Gleichgewichtstraining

Nun werden die Kraftübungen auf einer instabilen Unterlage durchgeführt. Dazu brauchen die Teilnehmer eine Gymnastikmatte zu Hause. Geeignet ist auch eine kostengünstige Isomatte aus dem Campingbedarf.

3a Durchführung des Squats: 2 x pro Woche nach dem Gleichgewichtstraining drei Sätze mit 15 Wiederholungen. In der Pause zwischen den Sätzen werden die Beine ausgelockert.

3b Training der Abduktoren: Zwei Sätze mit 15 Wiederholungen.

4.7 Kursstunde 7: Dual- und Multi-Tasking-Training

Modul	Inhalte	Zeit
Begrüßung und Wissensvermittlung Lehrgespräch	Abfragen, Einordnen und Reflexion der Erfahrungen bei der Umsetzung der Hausaufgaben Vorstellen und Erklären des Begriffs „Dual- und Multi-Tasking" Diskussion „Weshalb und wie Dual- und Multi-Tasking?" Herstellung des Bezugs: Zielgerichtetes und regelmäßiges Dual- und Multi-Tasking-Training zur Reduktion des Sturzrisikos	10 min
Aufwärmen Dual- und Multi-Tasking-Training ÜL leitet an	Gehvariationen und kleine Schrittkombinationen Auswahl aus verschiedenen, in Kap. 4.7 dargestellten Übungsformen	25 min
Kombination von Gleichgewichtstraining und Krafttraining ÜL leitet an, demonstriert, korrigiert	4-6 Übungen Krafttraining, s. Kursstunde 4.5 Krafttraining als Zwei-Satz-Training mit 10-15 Wiederholungen In Kombination mit Gleichgewichtstraining der methodischen Übungsreihe aus der Kursstunde 4.2	15 min
Ausklang (Dehnen/ Entspannung) und Hausaufgaben	Dehnen der beanspruchten Muskulatur Vorstellen der Hausaufgaben	10 min
Material	Softbälle in verschiedenen Formen und Farben, elastische Übungsbänder in Teilnehmeranzahl, ggf. Kurzhanteln, labile Unterlagen sowie Gymnastikmatten	

Kursphase: Begrüßung und Wissensbaustein

In dieser Kursphase sollten Sie mit Ihren Kursteilnehmern über den hohen Stellenwert eines Dual- und Multi-Tasking-Trainings im Rahmen der Sturzprophylaxe diskutieren. Sie sollten den Teilnehmern den Mechanismus erläutern, dass die Gehirnkapazität unter Umständen nicht ausreicht, wenn man sich bewegt und gleichzeitig eine kognitive Aufgabe bewältigen muss.

Dies gilt besonders dann, wenn diese Zusatzaufgaben unter Zeitdruck oder Präzisionsdruck erledigt werden müssen. Hierfür lassen sich in der gemeinsamen Diskussion geeignete Beispiele aus dem eigenen häuslichen Alltag finden. Sammeln Sie mit Ihren Kursteilnehmern Situationen aus dem Alltag, bei denen die Kombination von Bewegung und geistiger Beanspruchung als eine besondere Herausforderung empfunden wird. Die Bewegungsqualität nimmt bei gleichzeitiger Anforderung an Bewegung und Kognition ab – dies gilt sowohl für jüngere als auch für alte Menschen. Die Problematik verschärft sich jedoch bei Älteren, da diese in der Regel für die gleiche Leistung mehr kognitive Ressourcen benötigen als junge Menschen.

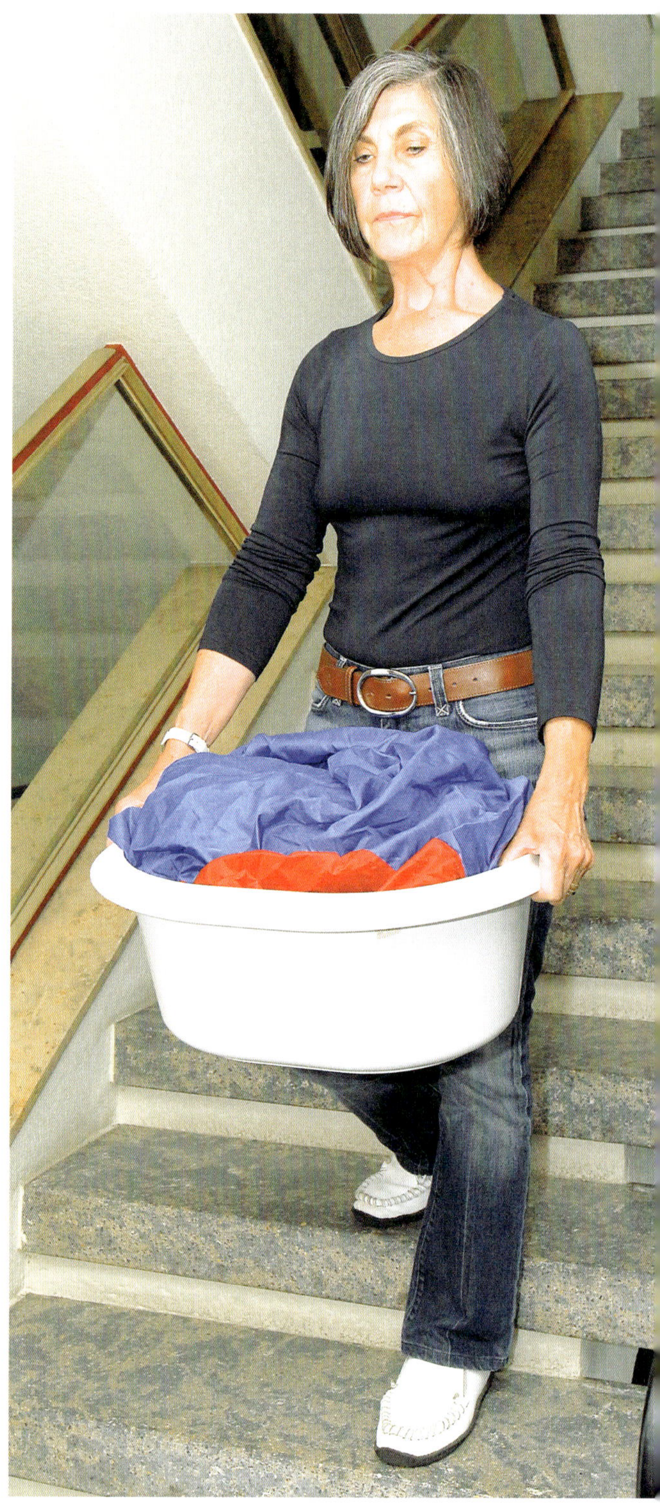

Der Kursleiter hat die Aufgabe, den Teilnehmern diesen Mechanismus deutlich zu machen und die große Bedeutung, die Mehrfachanforderungen im Zusammenhang mit der Verursachung von Stürzen spielen, aufzuzeigen. Dabei muss auch deutlich werden, dass ein Training der Multi-Tasking-Fähigkeit das Sturzrisiko reduzieren kann.

Im Rahmen dieses Kurses werden insbesondere Situationen trainiert, die einen hohen Alltagsbezug haben. Hierzu zählen Anforderungen wie:

- schnell reagieren können,
- den Überblick behalten,
- eine Geschwindigkeit einschätzen,
- Tempo- und Zeitgefühl entwickeln,
- schnell starten und stoppen können,
- sich räumlich orientieren zu können,
- Bewegung mit kognitiven Aufgaben zu verknüpfen.

Die Tatsache, dass das Gehen eine gewisse kognitive Kapazität für das Aufrechterhalten des Gleichgewichts erfordert, können Sie Ihren Teilnehmern durch folgende praktische Übung verdeutlichen. Lassen Sie die Teilnehmer im Tandemgang geradeaus vorwärts durch die Halle gehen. Sie sollen dabei auf ihre Bewegungsqualität (also wie sicher und zielgerichtet die Bewegung ausgeführt wird) und auf die Bewegungsgeschwindigkeit achten. Nun kommt die kognitive Zusatzaufgabe, welches das Grundprinzip des Dual-Tasking-Trainings ist. Die Teilnehmer sollen zusätzlich, von der Zahl 100 beginnend, in Dreierschritten rückwärts zählen, also 100, 97, 94, 91, . . .

Nachdem jeder der Teilnehmer während des Tandemgangs von 100 rückwärts gezählt hat, fragen Sie nach der Veränderung der Bewegungsqualität und der Bewegungsgeschwindigkeit während der Zusatzaufgabe. Jeder Teilnehmer wird berichten, dass diese deutlich nachgelassen haben. Die kognitive Kapazität wurde durch das Rückwärtszählen stark gefordert. Die verbleibende kognitive Kapazität ist reduziert und dies geht zulasten der Bewegungsqualität. Durch diesen Selbstversuch wird Kursteilnehmern deutlich gemacht, dass Personen, die nicht gleichzeitig sprechen und gehen können, ein erhöhtes Sturzrisiko aufweisen.

Die Notwendigkeit dieser Trainingsform im Zusammenhang mit der Reduktion des Sturzrisikos wird nicht auf den ersten Blick deutlich. Deshalb ist es die Aufgabe des Kursleiters, die Teilnehmer von der Notwendigkeit und dem hohem Nutzen dieser Trainingsform zu überzeugen.

Auch beim Dual- und Multi-Tasking-Training muss der Trainingsreiz überschwellig erfolgen, um wirksam zu sein. Das Training sollte folglich von den Teilnehmern als anstrengend empfunden werden. Damit werden die Teilnehmer bewusst unter Druck oder Stress gesetzt.

Kursphase: Aufwärmen/Dual- und Multi-Tasking-Training

Gehvariationen mit Schrittkombinationen

Tandemgang mit Namensspiel

Bei diesem Spiel stehen sich jeweils zwei Teilnehmer ca. 1 m voneinander entfernt gegenüber. Jeder der Teilnehmer geht im Tandemgang, der eine Partner vorwärts, der andere rückwärts.

Diese Bewegungsaufgabe wird mit einer kognitiven Übung verknüpft. Der rückwärts gehende Partner nennt einen Vornamen, z. B. Petra. Ab diesem Moment wird die Gehrichtung gewechselt, d. h., der Partner, der eben rückwärts im Tandemgang ge-

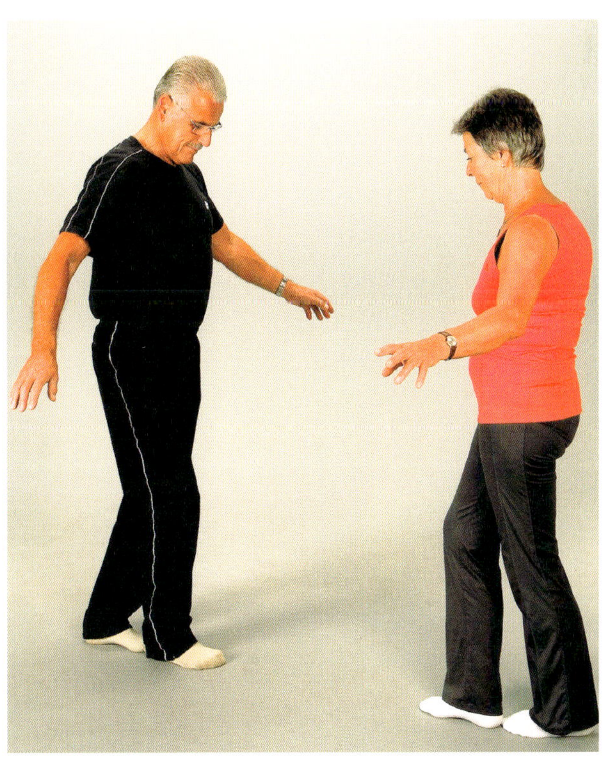

gangen ist, geht jetzt vorwärts und umgekehrt. Nun muss der andere Partner einen Vornamen nennen, der mit dem letzten Buchstaben des eben genannten Vornamens anfängt, also einem „a". Ein Beispiel: Petra – Andreas – Sabine – Emil – Ludwig . . .

Selbstverständlich können andere Wortspiele, z. B. aus dem Bereich „Stadt, Land, Fluss", gewählt werden.

Schulter an Schulter
Tiernamen nennen

Jeweils zwei Kursteilnehmer gehen partnerweise, Schulter an Schulter, kreuz und quer durch die Halle. Der jeweils rechts gehende Partner bestimmt die Gehrichtung und Geschwindigkeit, an die sich der links gehende Partner anpassen muss,

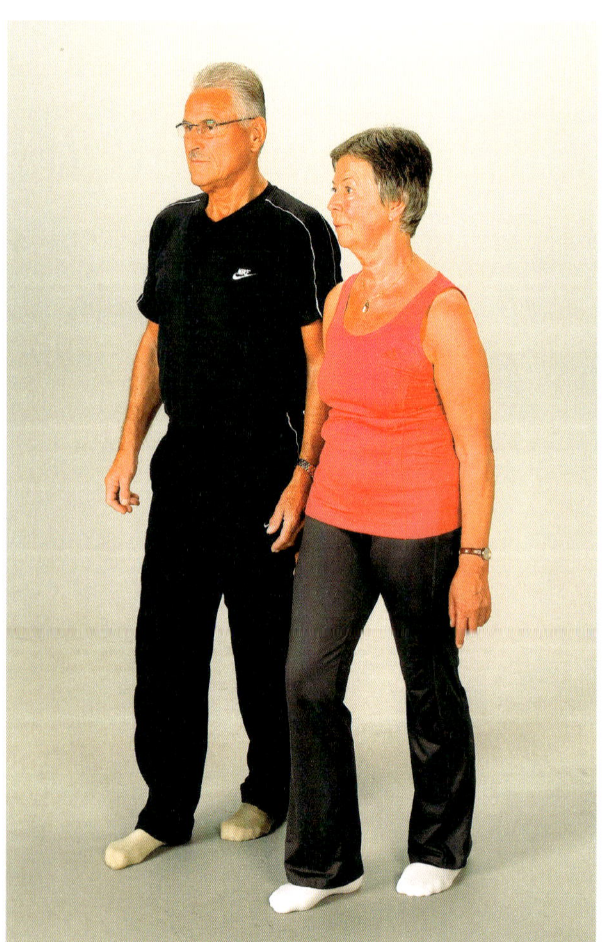

ohne den Schulterkontakt zu verlieren. Der links gehende Partner nennt jetzt ein Tier und wechselt nach rechts und gibt damit Richtung und Gehgeschwindigkeit vor. Nun muss der links gehende Partner dem rechts Gehenden folgen und gleichzeitig einen Tiernamen finden, dessen Anfangsbuchstabe mit dem letzten Buchstaben des eben genannten Tiernamens anfängt, ein Beispiel: Otter – Rabe – Esel – Leguan – Nashorn . . .

Mattenlaufen mit Zusatzaufgaben

Die Gymnastikmatten liegen in Teilnehmeranzahl auf dem Hallenboden verteilt. Zu einer rhythmischen Musik wird langsam durch die Halle gewoggelt (langsame und lockere Mischung aus Walking und Jogging). Bei Musikstopp sucht sich jeder Teilnehmer eine Matte und speichert diese Matte in seinem Kopf als „Matte 1" ab. Beim nächsten Durchgang suchen die Teilnehmer bei Musikstopp eine neue Matte und speichern diese als „Matte 2" ab. Beim nächsten Musikstopp stellt der Kurs-

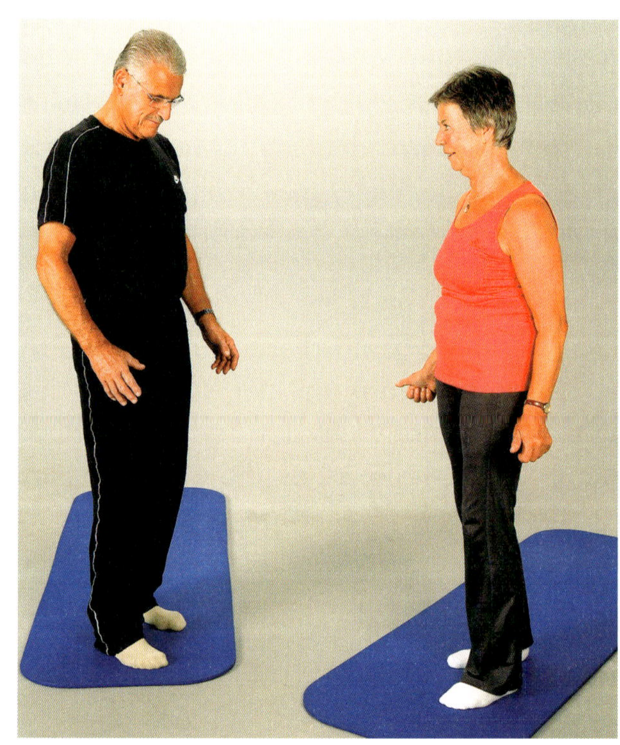

leiter die Aufgabe, z. B. Matte 1 wiederzufinden, beim nächsten Stopp Matte 2. Zur weiteren Steigerung des Schwierigkeitsgrades kommt das Abspeichern von „Matte 3" hinzu. Bei diesem Spiel üben die Teilnehmer, sich unter Zeitdruck schnell zu erinnern und angemessen motorisch zu reagieren. Wie viele Matten der Kursleiter in das Spiel integriert, also wie der Schwierigkeitsgrad dieser Übung gestaltet wird, hängt von der Leistungsfähigkeit der Gruppe ab.

Weltraumspiel ohne Positionswechsel

Alle Teilnehmer stehen im Kreis, einer hat einen Softball in den Händen, alle anderen Teilnehmer heben die Arme. Der erste Teilnehmer wirft den Ball dem zweiten Teilnehmer zu, dieser nimmt anschließend die Arme herunter und wirft den Ball einem dritten Kursteilnehmer zu usw., bis alle den Ball 1 x hatten. Dabei sollte der Ball kreuz und quer innerhalb des Kreises umherwandern. Bei der eben beschriebenen Bestimmung des Wurfwegs muss sich jeder Teilnehmer merken, von wem er den Ball bekommen hat und wohin er geworfen hat. Nun wird der eben festgelegte Wurfweg innerhalb des Kreises nachvollzogen, wobei bei diesem Durchgang kein Teilnehmer die Arme erhoben hat. Die Kombination *Bewegung*, in diesem Fall Werfen und Fangen, in Verbindung mit *Kognition*, also von wem bekomme ich den Ball und wohin muss ich werfen, stellt die Herausforderung dieser Spielform dar.

Der Schwierigkeitsgrad dieser Übung kann in den drei folgenden Schritten gesteigert werden:

1. Steigende Anzahl von Softbällen (maximal drei Bälle gleichzeitig), die in den Kreis gegeben werden. Die Reizdichte von Fangen und Werfen sowie die Anforderungen an die Kognition nehmen zu.
2. Dieselbe Aufgabenstellung – nur rückwärts. Die begonnene Automatisierung des Bewegungsablaufs wird aufgebrochen und ein neues Bewegungsschema wird geübt.

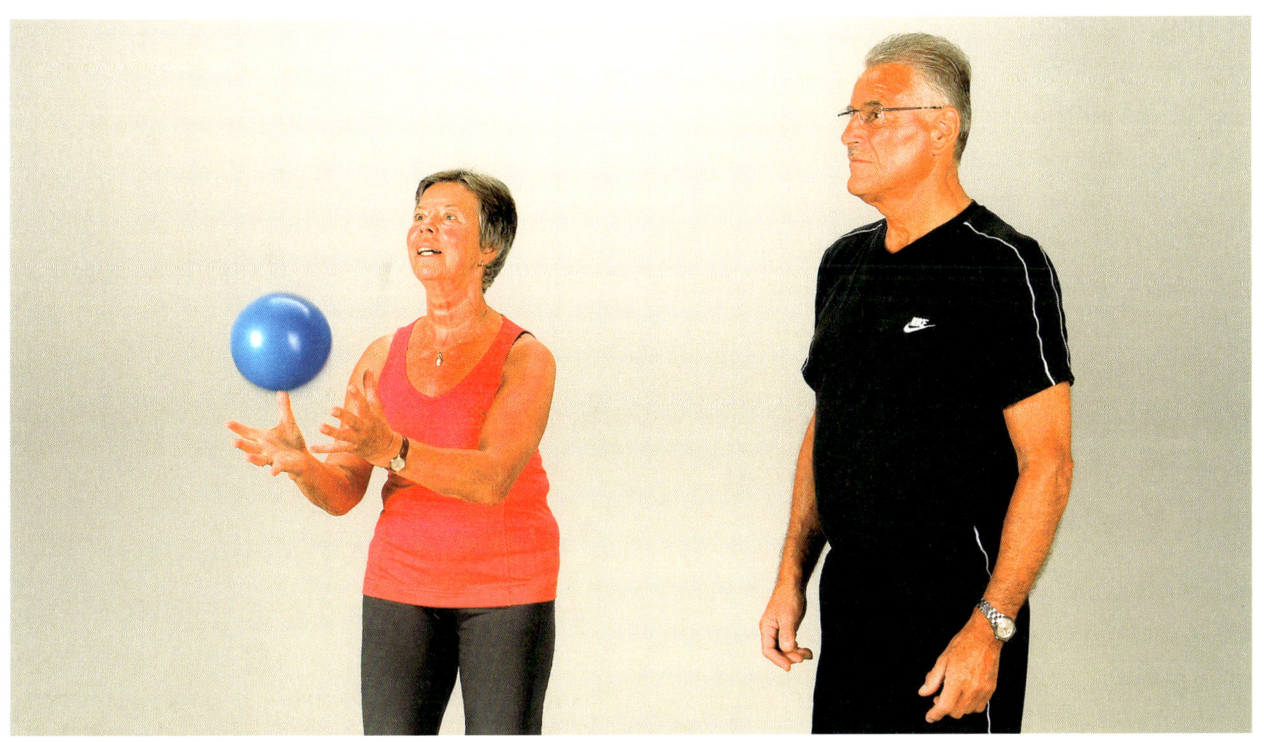

3. Ein roter Ball nimmt den Flugweg vorwärts, ein blauer Ball den Flugweg rückwärts.

Weltraumspiel mit Positionswechsel

Definition des Wurfwegs, wie oben beschrieben, zur Steigerung des Schwierigkeitsgrades gehen die Teilnehmer dem Ball hinterher, d. h., sie folgen dem Wurfweg des Balls. Dies bedeutet für jeden Teilnehmer eine kontinuierliche neue räumliche Orientierung und Positionierung im Kreis.

Der Schwierigkeitsgrad dieser Übung kann wie folgt gesteigert werden:

1. Die Anzahl der Bälle wird gesteigert.
2. Die Richtung des Wurfwegs (vorwärts – rückwärts) wird geändert.

Weltraumspiel kreuz und quer

Definition des Wurfwegs, wie oben beschrieben. Zur weiteren Steigerung des Schwierigkeitsgrades gehen die Kursteilnehmer innerhalb einer Hallenhälfte (je kleiner der Platz, desto schwieriger) kreuz und quer durcheinander. Dadurch, dass jeder Teilnehmer sich ständig neu orientieren muss, von wo der Ball kommt und wo er den Ball hinwerfen muss, wird die Übung so anspruchsvoll. Zur Steigerung kann mit mehreren Bällen, auch in der Variante vorwärts – rückwärts, gespielt werden.

Kursphase: Kombination von Gleichgewichtstraining und Krafttraining

An dieser Stelle werden die in der sechsten Kursstunde geübten 4-6 Kraftübungen in Kombination mit labilen Unterlagen als Zwei-Satz-Training wiederholt.

Kursphase: Ausklang (Dehnen/Entspannung) und Hausaufgaben

Dehnen der zuvor beanspruchten Muskulatur

1. Klebemusterparcours

Die Teilnehmer sollen zu Hause in ihrem Hausflur oder in der Diele 10-14 Klebekreppstreifen in unterschiedlichen Abständen auf den Boden kleben. Die Aufgabe ist es, jedes Mal, wenn sie den Hausflur oder die Diele passieren, in unterschiedlichen Kombinationen auf die Klebestreifen mit explosiven und schnellen Schritten und mit kleinen Sprüngen zu treten.

2. Gleichgewichtstraining

2 x in der Woche 5-10 min lang Gleichgewichtsübungen aus vorgestelltem Übungspool durchführen.

3. Krafttraining in Kombination mit Gleichgewichtstraining

Die Kraftübungen werden auf einer instabilen Unterlage durchgeführt. Dazu brauchen die Teilnehmer wieder eine Gymnastik- oder Isomatte.

3a **Durchführung des Squats**: 2 x pro Woche nach dem Gleichgewichtstraining drei Sätze mit 15 Wiederholungen. In der Pause zwischen den Sätzen werden die Beine ausgelockert.

3b **Training der Abduktoren**: Zwei Sätze mit 15 Wiederholungen.

4. Dual-Tasking-Training

Die Teilnehmer werden aufgefordert, während sie im Tandemgang gehen (wahlweise vorwärts oder rückwärts – je nach Leistungsstand), von 100 beginnend, in Dreierschritten bis zur Zahl 1 rückwärtszuzählen.

4.8 Kursstunde 8: Dual- und Multi-Tasking-Training und Gleichgewicht

Modul	Inhalte	Zeit
Begrüßung und Wissensvermittlung Lehrgespräch	Abfragen, Einordnen und Reflexion der Erfahrungen bei der Umsetzung der Hausaufgaben Abfrage: „In welchen Situationen haben die Kursteilnehmer Angst zu stürzen – Sammlung der Top Three der Sturzgefahren?" „Wie reagiert mein Körper auf Angst" „Individuelle Lösungen zur Angstreduktion – welche Strategie hilft mir?"	10 min
Aufwärmen Kombination von Gleichgewichtstraining und Dual- und Multi-Tasking-Training	Gehvariationen auf Musik Kombination aus der methodischen Reihe Gleichgewichtstraining (s. Kap. 4.2) und Dual- und Multi-Tasking-Aufgaben (s. Kap. 4.7)	25 min
Kombination von Gleichgewichtstraining und Krafttraining ÜL leitet an, demonstriert und korrigiert	4-6 Übungen Krafttraining, s. Kursstunde 4.5 Krafttraining als Zwei-Satz-Training mit 10-15 Wiederholungen In Kombination mit Gleichgewichtstraining der methodischen Übungsreihe aus der Kursstunde 4.2	15 min
Ausklang (Dehnen/ Entspannung) und Hausaufgaben	Dehnen der beanspruchten Muskulatur Vorstellen der Hausaufgaben	10 min
Material	Luftballons, elastische Übungsbänder in Teilnehmeranzahl, ggf. Kurzhanteln, labile Unterlagen sowie Gymnastikmatten	

Kursphase: Begrüßung und Wissensbaustein

Bei älteren Menschen ist die Angst, zu stürzen, oft riesengroß, vor allem dann, wenn sie die Erfahrung eines Sturzes mit eventuell negativen Folgen, wie einer Verletzung, bereits einmal gemacht haben. Sie befürchten, durch die Verletzungen des Sturzes ihre Selbstständigkeit zu verlieren. Wirklich unrealistisch sind diese Befürchtungen nicht, denn tatsächlich erleiden

Jahr für Jahr ca. 125.000 ältere Menschen durch einen Sturz einen Oberschenkelhalsbruch. Nach dem Bruch sind mehr als 50 % der Gefallenen in ihrer Beweglichkeit eingeschränkt, 20 % werden ständig pflegebedürftig.

Doch diese Angst, zu stürzen, hat negative Folgen und führt oft in eine abwärts gerichtete Spirale: Man versucht, den nächsten Sturz zu vermeiden, wird unsicherer und schränkt sich sogar bei alltäglichen Bewegungen ein, um einem erneuten Sturz aus dem Weg zu gehen. Dieses Verhalten wiederum führt dazu, dass Fähigkeiten und Funktionen noch schneller abgebaut werden, da sie nicht mehr trainiert werden. Es kann zu einem Verlust an Selbstvertrauen kommen und zu einer verminderten Teilnahme am sozialen Leben führen, wenn man aus Angst vor Stürzen Einladungen absagt, da man Angst z. B. vor der Theatertreppe hat. Die nachfolgende Abbildung verdeutlicht diese negative Kettenreaktion.

Angst zu stürzen → Vermeiden von Aktivitäten → Verminderung physischer Kapazitäten → Reduzierung weiterer Aktivitäten → Weiterer funktioneller Abbau der physischen Kapazitäten

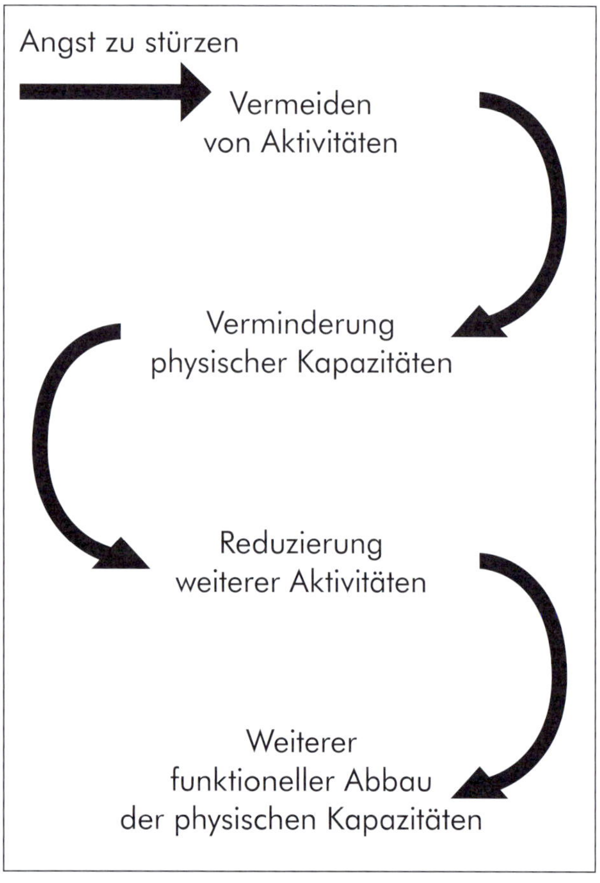

Abb. 1: Die Kettenreaktion bei der Entwicklung von Sturzangst

Die Forschung hat gezeigt, dass – unabhängig von einer Sturzerfahrung – bis zu 65 % aller Menschen über 65 Jahren Angst vor Stürzen hat. Bei Menschen, die schon einmal gestürzt sind, steigt der Anteil auf bis zu 92 %. Einerseits kann die Angst vor Stürzen eine normale und vorbeugende Strategie sein, um weitere Stürze zu verhindern. Ein gewisses Maß an Furcht oder Angst kann also durchaus ein Schutz sein. Zum Beispiel in der folgenden Situation: Die Angst kann verhindern, dass man nicht ohne Nachdenken auf einen Hocker steigt, um schnell etwas aus dem Schrank zu holen. Stattdessen sagt der persönliche „Angstschutzengel“: „Hole bitte die Leiter und steige sicher hoch und runter!“ Doch auf der anderen Seite kann eine nicht angepasste Angst vor Stürzen große negative Folgen haben und die oben beschriebene negative Kettenreaktion auslösen.

Angst hat ebenfalls negative Auswirkungen auf die Gleichgewichtskontrolle. Wenn man sich bewegt und dabei unter Angstgefühlen leidet, werden nicht nur die Muskeln aktiviert, die man für die Bewegung braucht, sondern zusätzlich die entsprechenden Gegenspieler – also die Antagonisten. Durch diese gleichzeitige Aktivierung der Antagonisten kommt es zu einer gestörten Gleichgewichtskontrolle.

Zusammengefasst kann man sagen:

Angst kann sich sehr negativ auswirken, wenn sie dazu führt, dass man sich weniger bewegt und sich mehr zurückzieht.

Angst kann aber auch eine wichtige Schutzfunktion haben, die ältere Menschen davor bewahrt, sich in gefährliche Situationen zu begeben.

Da beide Seiten der Medaille, „zu viel und zu wenig Angst", negative Folgen und Auswirkungen auf das Sturzrisiko haben, ist es wichtig, dieses Phänomen in einem Sturzpräventionskurs zu thematisieren.

Dies kann durch die aktive Auseinandersetzung mit der Sturzangst erfolgen.

Zuerst sollten mit den Teilnehmern Situationen erarbeitet werden, in denen sie sich unsicher fühlen. Die Erfahrung zeigt, dass häufig folgende Situationen genannt werden:

1. sich in Menschenmengen bewegen,
2. Treppen oder Steigungen hinuntergehen,
3. auf Rolltreppen steigen,
4. sich auf glattem Boden bewegen,
5. Gardinen auf- und abhängen.

Die entsprechende Frage zur Einleitung könnte sein: In welchen Situationen fühlen Sie sich unsicher oder unwohl? In welchen Situationen haben Sie Angst? Im ersten Schritt einer erfolgreichen Angstbewältigung sollte man sich bewusst machen, in welchen Situationen man Angst bekommt.

Der zweite Schritt ist die Frage: „Welche Gedanken kommen mir in den Kopf, wenn ich Angst habe? Wie reagiert mein Körper darauf?" Ziel ist es, dass die Teilnehmer die physischen Reaktionen des Körpers auf die psychischen Emotionen erkennen.

Der dritte Schritt zur Angstbewältigung ist, dass die Teilnehmer sich Gedanken darüber machen: „Wie kann ich die Situation entschärfen?" Hierbei werden Problemlösestrategien erarbeitet. Als Beispiel für die Treppen könnte der Gedanke lauten: „Ich mache langsam und lasse mich nicht ablenken!", oder: „Ich halte mich mit einer Hand fest, dann fühle ich mich auch nicht so unsicher!" oder: „Ich trainiere jetzt seit einiger Zeit im Bewegungskurs und habe meine Fähigkeiten schon verbessert. Wenn ich mich jetzt konzentriere, dann komme ich sicher die Treppe hinunter!" Die Gespräche sollen die Teilnehmer anregen, konkrete Verhaltensänderungen zu entwickeln und diese umzusetzen. Das stärkt die Sicherheit in konkreten Situationen. Im genannten Beispiel „Treppe" könnte die konkrete Verhaltensänderung so aussehen: „Ich steige Treppen so hinunter, dass dabei eine Hand frei ist!"

Für viele Kursleiter ist es vielleicht ungewohnt, solche Gespräche zu führen. Doch die Trainer müssen keine perfekten Lösungen präsentieren, denn im Gesprächskreis entwickeln sich die meisten Lösungsansätze oft von ganz allein durch den gemeinsamen Erfahrungsaustausch.

Die Kursleiter können die Angst vor einem Sturz mit einer Ampel vergleichen. Ist die Ampel „Grün", hat man keine Angst. Das ist einerseits sehr gut. Auf der anderen Seite ist das Risiko zu stürzen hoch, weil man nicht aufpasst und mit seinen Gedanken woanders ist. Dabei wird schon mal schnell ein Bordstein übersehen und man landet unsanft auf dem Boden.

Ist die Ampel „Gelb", sind die meisten Menschen gut konzentriert und lenken die Aufmerksamkeit nicht auf zusätzliche Dinge. Wenn man einen Nagel in die Wand schlägt, ist es auch besser, dabei nicht locker zu plaudern. Wenn man sich nicht ausreichend auf Nagel und Hammer konzentriert, ist das Risiko, sich auf den Finger zu schlagen, zu groß.
Wenn die Ampel auf „Rot" steht, sollte der Teilnehmer überlegen: Handelt es sich um ein „Schutzrot"? Hilft es mir, nicht auf die oberste Leiterstufe zu steigen, um noch den einen Apfel vom Baum zu pflücken und dabei fast das Gleichgewicht zu verlieren? Oder ist es ein unrealistisches „Panikrot"? Dabei werden die eigenen Fähigkeiten und Funktionen zu Unrecht eingeschränkt.

Kursphase: Aufwärmen und Kombination von Gleichgewichtstraining und Dual- und Multi-Tasking-Training

Aufwärmen mit Gehvariationen auf Musik.

Praktischer Stundenschwerpunkt ist die Kombination eines Multi-Tasking-Trainings mit einem Gleichgewichtstraining. Da die Kursteilnehmer durch das regelmäßige Üben zu Hause in der Durchführung des Gleichgewichtstrainings geübt sind, können Sie als Kursleiter nun auch auf „kleinere Fehler" achten, zum Beispiel darauf, dass sich in der Halteposition beide Schultern auf gleicher Höhe befinden oder dass sich die Halswirbelsäule im Lot befindet.

Wiederholen Sie mit Ihren Kursteilnehmern zur Sicherheit die saubere Bewegungsausführung beim Gleichgewichtstraining im Einbeinstand.

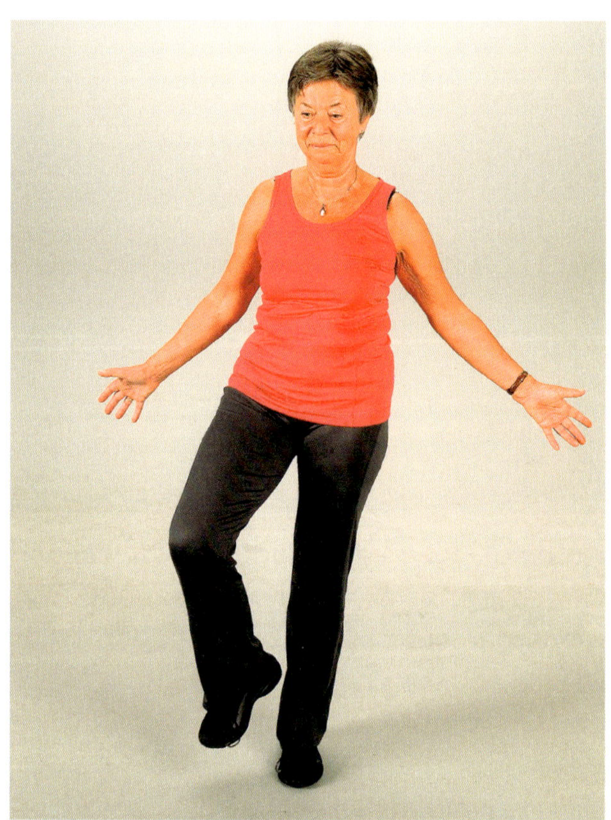

Einbeinstand

Die Teilnehmer stehen auf einem Bein, das Standbein ist leicht gebeugt. Das Spielbein ist leicht außenrotiert und die Brustwirbelsäule aufgerichtet. Beide Handflächen zeigen nach vorne. Die Teilnehmer werden aufgefordert, erst 10 s auf ihrem „Lieblingsbein" und dann 10 s auf dem anderen Bein zu stehen. Danach sollen die Teilnehmer die Gleichgewichtsfähigkeit rechts und links miteinander vergleichen.

Dosierung des Trainings

Pro Bein maximal 15 s Standzeit, dann das Bein wechseln.

Der zeitliche Umfang dieses Stundenschwerpunkts sollte aufgrund der neuromuskulären Ermüdung nicht mehr als maximal 30 min betragen.

Nun führen wir mit den Teilnehmern – wie in der zweiten Stunde bereits praktiziert – eine methodische Übungsreihe durch:

Einbeinstand auf einer labilen Unterlage

- Einbeinstand (wie oben erläutert) auf einer Gymnastikmatte, einfach.
- Einbeinstand (wie oben erläutert) auf einer Gymnastikmatte, doppelt.
- Einbeinstand (wie oben erläutert) auf einer Gymnastikmatte, vierfach.
- Einbeinstand (wie oben erläutert) auf einer Gymnastikmatte, locker zusammengerollt.
- Einbeinstand (wie oben erläutert) auf einem instabilen Kissen (zum Beispiel Balance Pad).
- Einbeinstand (wie oben erläutert) auf einer anderen labilen Unterlagen (zum Beispiel Weichbodenmatte).

Danach wird diese oben beschriebene Übungsreihe – wie immer beim Multi-Tasking-Training – mit kognitiven und motorischen Zusatzaufgaben kombiniert. In dieser Kursstunde besteht die Zusatzaufgabe darin, den Luftballon durch fortwährendes Anstupsen in der Luft zu halten.

Einbeinstand auf einer labilen Unterlage mit dem Luftballon

1. Einbeinstand auf einer Gymnastikmatte, einfach.
2. Einbeinstand auf einer Gymnastikmatte, doppelt.

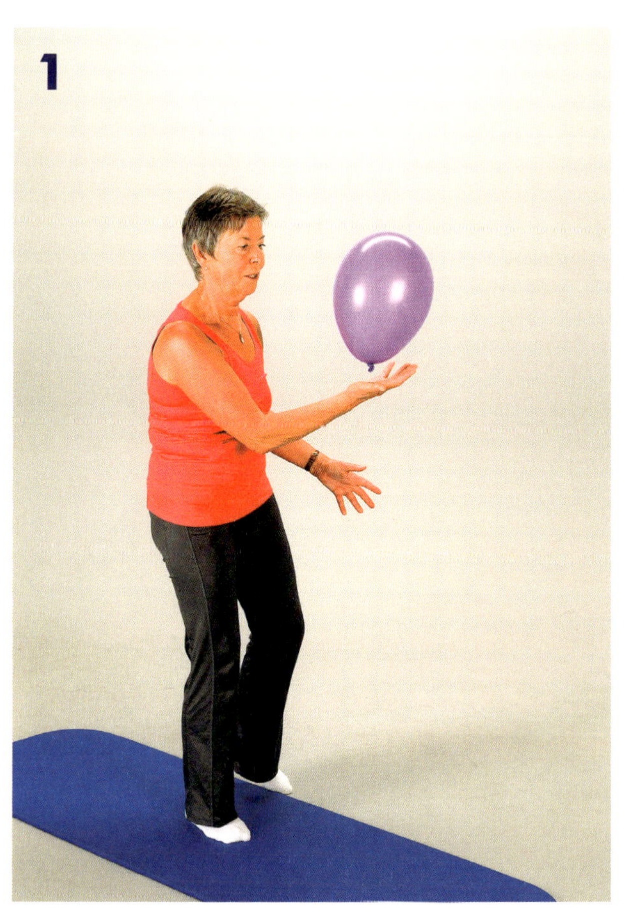

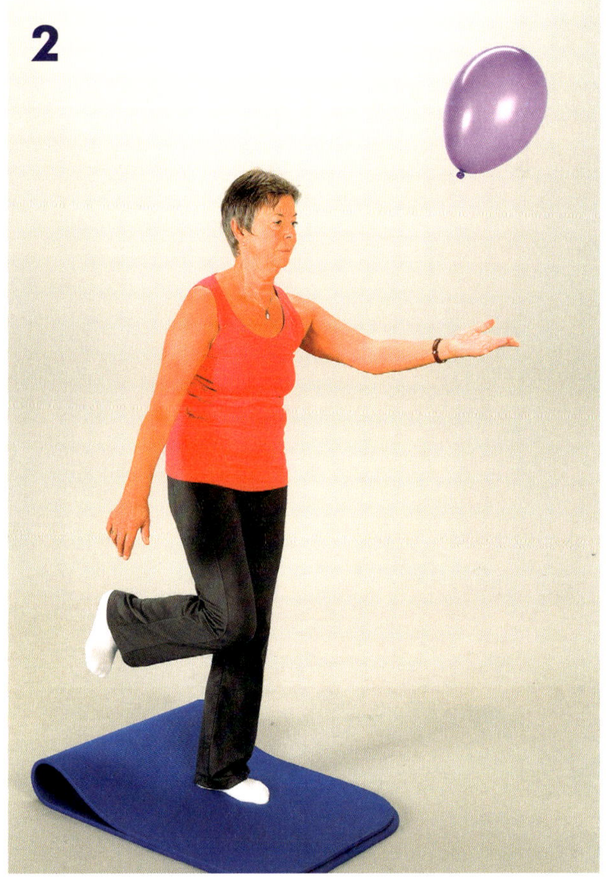

3. Einbeinstand auf einer Gymnastikmatte, vierfach.
4. Einbeinstand auf einer Gymnastikmatte, locker zusammengerollt.
5. Einbeinstand auf einem instabilen Kissen (zum Beispiel Balance Pad).
6. Einbeinstand auf einer anderen labilen Unterlagen (zum Beispiel Weichbodenmatte).
7. Sich paarweise im Einbeinstand gegenüberstehen und sich den Luftballon zuspielen.

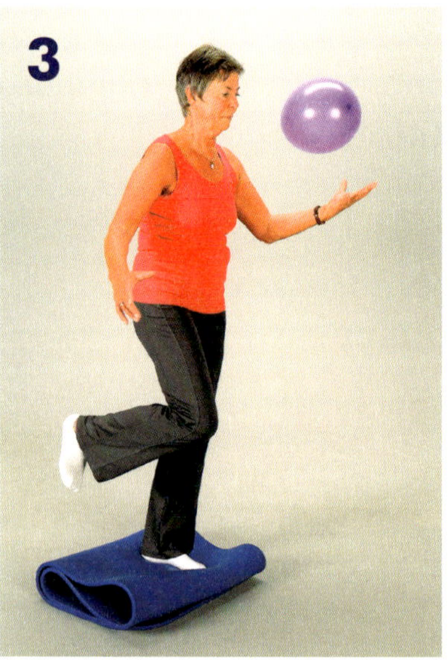

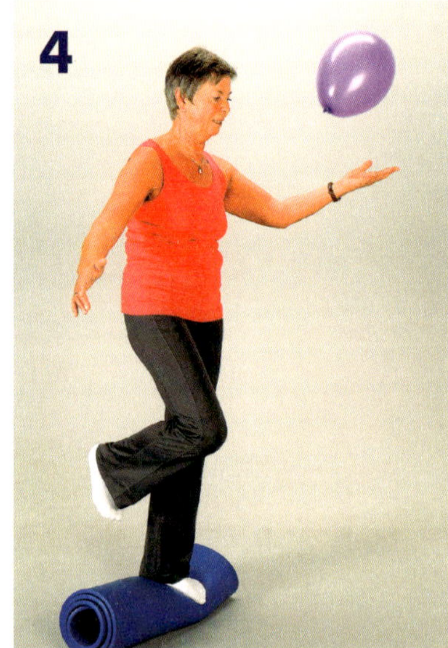

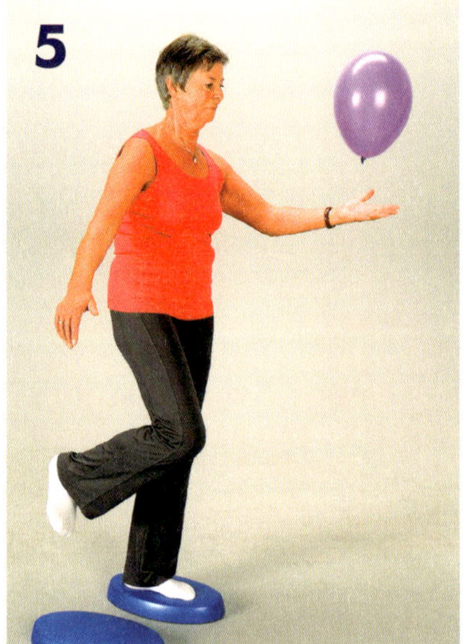

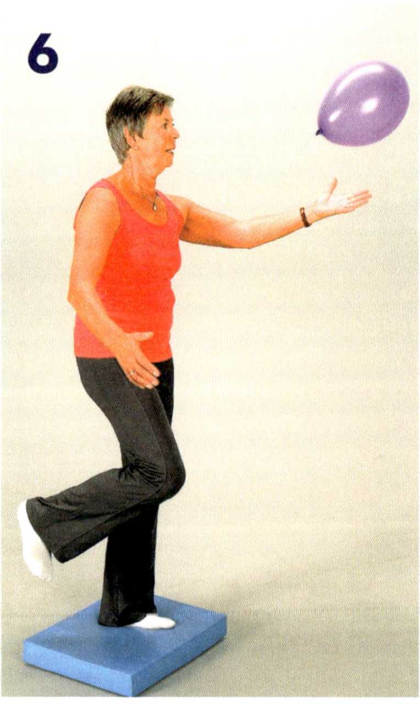

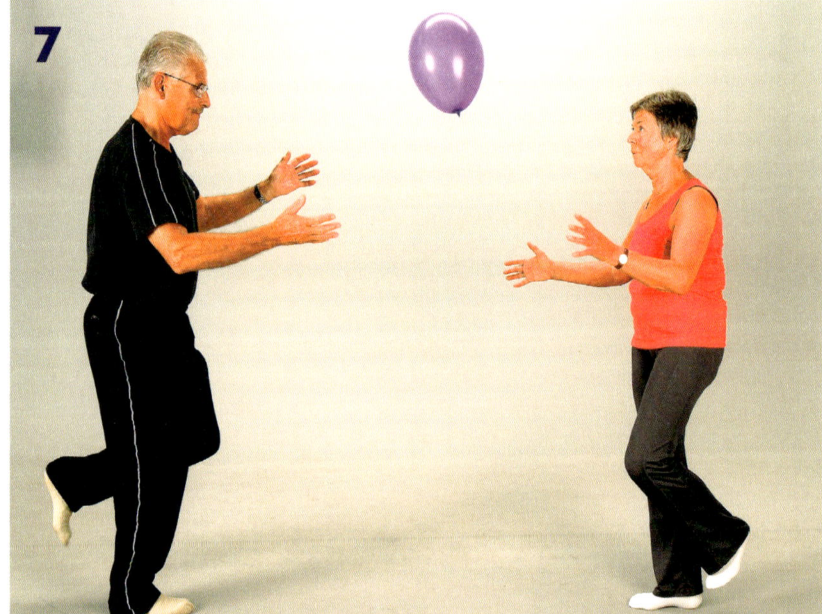

Kursphase: Kombination von Gleichgewichts- und Krafttraining

In dieser Kursphase werden die in der sechsten und siebten Kursstunde geübten 4-6 Kraftübungen in Kombination mit labilen Unterlagen als Zwei-Satz-Training wiederholt. Es steht Ihnen selbstverständlich frei, aus dem Übungspool andere Übungen auszuwählen. Die Gewichtung der in der fünften Kursstunde definierten Muskelschwerpunkte sollte jedoch erhalten bleiben.

Kursphase: Ausklang (Dehnen/ Entspannung) und Hausaufgaben

Dehnen der beanspruchten Muskulatur.

1. Klebemusterparcours

Die Teilnehmer sollen zu Hause in ihrem Hausflur oder in der Diele 10-14 Klebekreppstreifen in unterschiedlichen Abständen auf den Boden kleben. Die Aufgabe ist es, jedes Mal, wenn sie den Hausflur oder die Diele passieren, in unterschiedlichen Kombinationen auf die Klebestreifen mit explosiven und schnellen Schritten und mit kleinen Sprüngen zu treten.

2. Gleichgewichtstraining

2 x in der Woche 5-10 min lang Gleichgewichtsübungen aus vorgestelltem Übungspool durchführen.

3. Krafttraining in Kombination mit Gleichgewichtstraining

Die Kraftübungen werden auf einer instabilen Unterlage durchgeführt. Dazu brauchen die Teilnehmer wieder eine Gymnastik- oder Isomatte.

3a **Durchführung des Squats:** 2 x pro Woche nach dem Gleichgewichtstraining drei Sätze mit 15 Wiederholungen. In der Pause zwischen den Sätzen werden die Beine ausgelockert.

3b **Training der Abduktoren:** Zwei Sätze mit 15 Wiederholungen.

3c **Training für Schultern und Arme:** 1 Pushübung (2 x 15 Wiederholungen), 1 Pullübung (2 x 15 Wiederholungen).

4. Dual-Tasking-Training

Die Teilnehmer werden aufgefordert, während sie im Tandemgang gehen (wahlweise vorwärts oder rückwärts – je nach Leistungsstand), von 100 beginnend, in Dreierschritten bis zur Zahl 1 rückwärtszuzählen.

Die Gesamtdauer einer Trainingseinheit bei den Hausaufgaben steigert sich langsam bis auf insgesamt 30 min.

4.9 Kursstunde 9: Training der Alltagssituation „Sturzrisiko Treppensteigen"

Modul	**Inhalte**	**Zeit**
Begrüßung und Wissensvermittlung Lehrgespräch	Abfragen, Einordnen und Reflexion der Erfahrungen bei der Umsetzung der Hausaufgaben Abfrage: „Eigene Erfahrungen sowie solche aus dem Freundes- und Bekanntenkreis beim Treppensteigen?" Erstellung einer Checkliste „Sturzrisiken beim Treppensteigen" auf dem Flipchart Einordnen der möglichen Sturzrisiken in Verhaltens-, Verhältnis- und Ablaufursachen	10 min
Aufwärmen Training von Alltagssituationen ÜL leitet an	Kleine Bewegungsspiele im Gehen, z.B. Atomspiel, Schattengehen Treppensteigen in Varianten: • Höhe der Treppe • Untergrund der Stufen • Mit Zusatzaufgabe • In unterschiedlichen Geschwindigkeiten • Bei schlechtem Licht • Mit und ohne Handnutzung	25 min
Krafttraining und Gleichgewichtstraining ÜL demonstriert und korrigiert	4-6 Übungen Krafttraining, s. Kursstunde 4.5 Krafttraining als Zwei-Satz-Training mit 10-15 Wiederholungen In Kombination mit Gleichgewichtstraining der methodischen Übungsreihe aus der Kursstunde 4.2	15 min
Ausklang (Dehnen/ Entspannung) und Hausaufgaben ÜL leitet an.	Dehnen der beanspruchten Muskulatur Vorstellen der Hausaufgaben	10 min
Material	Flipchart, Materialien zum Treppenbau, elastische Übungsbänder in Teilnehmeranzahl, ggf. Kurzhanteln, labile Unterlagen sowie Gymnastikmatten	

Kursphase: Begrüßung und Wissensbaustein

In diesem *Wissensbaustein* sensibilisieren Sie Ihre Kursteilnehmer für Sturzrisiken im Alltag, speziell für das Sturzrisiko „Treppensteigen". Als Stundeneinstieg erfragen Sie von den Kursteilnehmern selbst erlebte oder aus dem Freundes- und Bekanntenkreis berichtete Situationen, in denen Probleme beim Treppensteigen aufgetreten sind. Sammeln Sie diese auf einem Flipchart. Nachdem Sie die sogenannte Checkliste *Sturzrisiken beim Treppensteigen* erstellt haben, ordnen Sie gemeinsam mit den Teilnehmern die Checkliste nach den folgenden drei möglichen Ursachenschwerpunkten:

1. **Verhaltensursachen**: Das kann ein Stolpern auf der Treppe aufgrund eines schlechten Trainingszustandes sein, zum Beispiel aufgrund eines Kraftdefizits im Oberschenkel.

   Anmerkung: Interessanterweise werden solche Verhaltensursachen von den Kursteilnehmern anfangs nicht gern zugegeben. Es wird eher ein „externer Grund" für das Stolpern oder den Sturz gesucht, obwohl in der Realität der schlechte Trainingszustand die Hauptursache von Stürzen ist.

2. **Verhältnisursache**: Zum Beispiel Unebenheiten, schlechte Beleuchtung, fehlende Handgriffe etc.

3. **Ablaufursachen**: Zum Beispiel inadäquates Verhalten der Teilnehmer, zum Beispiel nach draußen zu gehen, obwohl es gerade Blitzeis gegeben hat, statt auf den Streuwagen zu warten.

Durch das Abfragen der Sturzrisiken beim Treppensteigen erreichen Sie eine aktive Auseinandersetzung der Kursteilnehmer bei dieser im Alltag immer wiederkehrenden Tätigkeit. Durch dieses aktive Auseinandersetzen werden mögliche Gefahren deutlich und bewusst gemacht. Nur wenn dem Teilnehmer Gefahrenquellen bewusst sind, können sie von ihm aktiv vermieden werden.

Tipp: Trauen Sie sich als Kursleiter mit einem weißen (also nicht beschrifteten Flipchart) vor die Gruppe und haben Sie den Mut, einfach in die Gruppe zu fragen! Sie werden sich wundern, wie viele Gefährdungspunkte die Kursteilnehmer nennen und wie schnell die Zeit vergeht. Lassen Sie Diskussionen der Kursteilnehmer untereinander über den Stellenwert möglicher Sturzursachen zu!

Wir möchten Ihnen beispielhaft aufzeigen, welche wichtigen Diskussionen sich bei oben genannter Fragestellung ergeben können.

Beispiel: Eine Kellertreppe mit einem Wäschekorb hinuntersteigen

Hier werden Ihnen die Teilnehmer wahrscheinlich die folgenden Sturzrisiken nennen:

- Eile, Zeitdruck,
- schlechte Beleuchtung bis keine Beleuchtung,
- „beide Hände voll", d. h. keine Hand für das Geländer frei,
- den Wäschekorb vor dem Gesichtsfeld, d. h. die Stufen können nicht mehr gesehen werden,

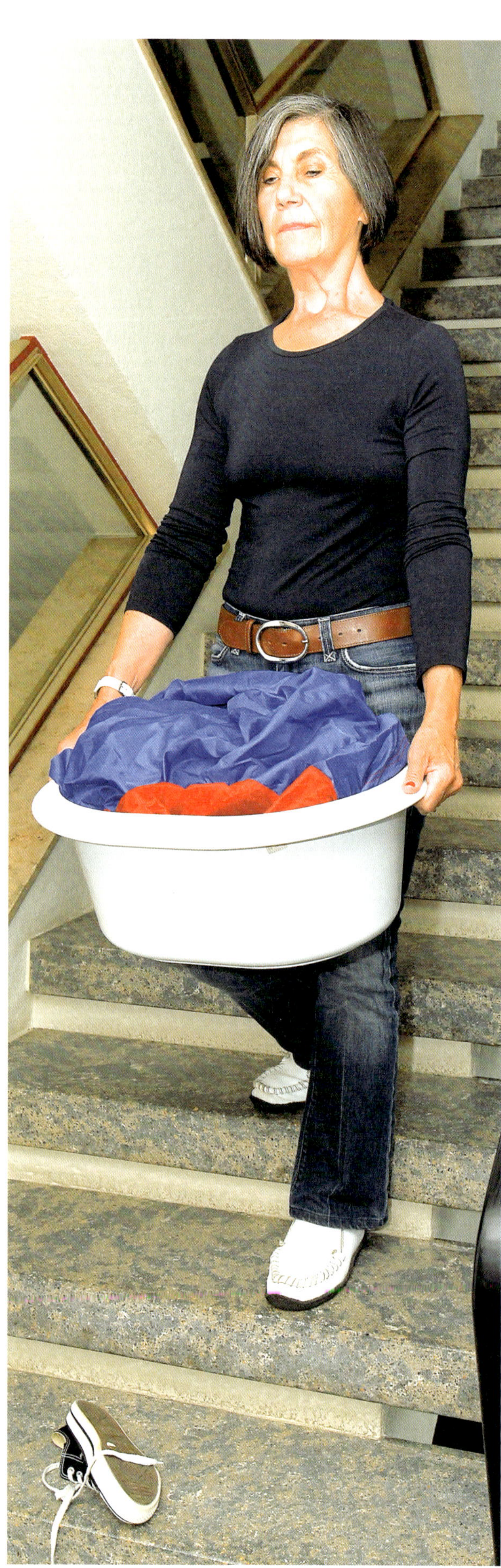

- schlechtes Schuhwerk, Socken,
- Gegenstände, die auf der Treppe abgestellt worden sind,
- schlechter Trainingszustand (wird leider eher selten genannt),
- nicht aufgepasst,
- ...

Sammeln Sie die genannten Sturzrisiken auf dem Flipchart und ordnen Sie diese den genannten drei Ursachenbereichen, Verhaltensursachen, Verhältnisursachen und Ablaufursachen, zu.

Kursphase: Aufwärmen und Training von Alltagssituationen

Aufwärmen mit kleinen Bewegungsspielen im Gehen wie Atomspiel oder Schattengehen.

In dieser Kursphase erfolgt nun die entsprechende Vermittlung des oben erarbeiteten Themas im Theorie-Praxis-Bezug. Durch die Verknüpfung von Theorie „Wissensbaustein" mit alltagsbezogener Praxis „Training von Alltagssituationen" werden deutlich größere und vor allem nachhaltigere Effekte bei den Kursteilnehmern erzielt.

Zur Methodik dieser Übungsreihen ist Folgendes anzumerken:

- Auch hier gilt – den Schwierigkeitsgrad der Übungen nur so weit steigern, dass ein Sturzrisiko unbedingt ausgeschlossen wird.
- Zusätzliche Hilfestellungen – wie Partnerunterstützung, Sprossenwände etc. – nutzen.

–VERHALTENSURSACHE
Z.B. SCHLECHTER
RAININGSZUSTAND
–VERHÄLTNISURSACHE
Z.B. SCHLECHTE
BELEUCHTUNG
–ABLAUFURSACHE
Z.B. UNKONZENTRIERTHEIT

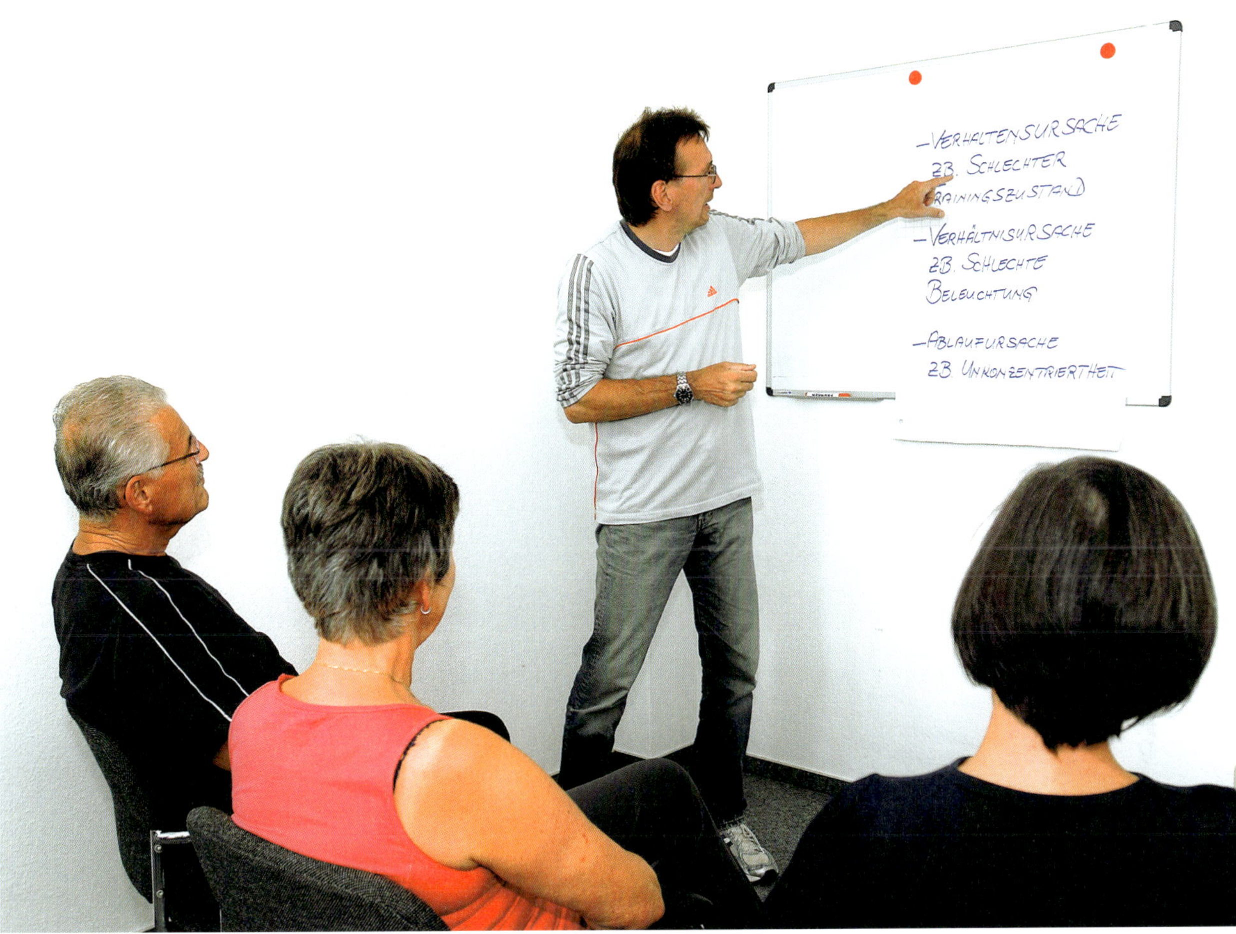

- Die Aufgabenstellung sollte mit vorhandenen Sportgeräten nachgestellt werden können.

Alltagssituation „Auf einer Treppe gehen"

Um diese Alltagsbewegung angemessen trainieren zu können, kann man entweder eine im Umfeld der Halle vorhandene Treppe nutzen oder in der Sporthalle eine Treppe nachbauen.

Beispiel: Gebaute Rampe

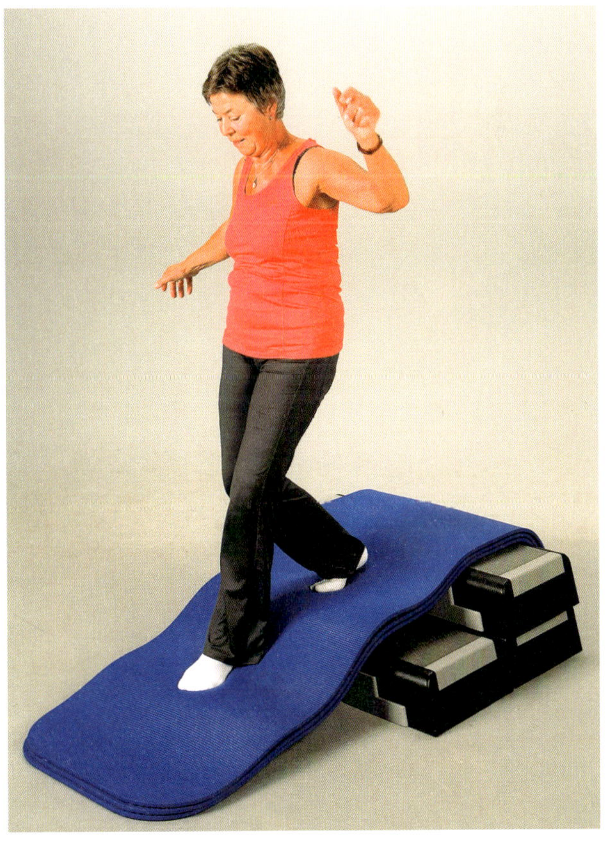

Variante: Höhe der Treppenstufen und Trittfläche

- Auf ein Step vorne auf- und hinten wieder absteigen.

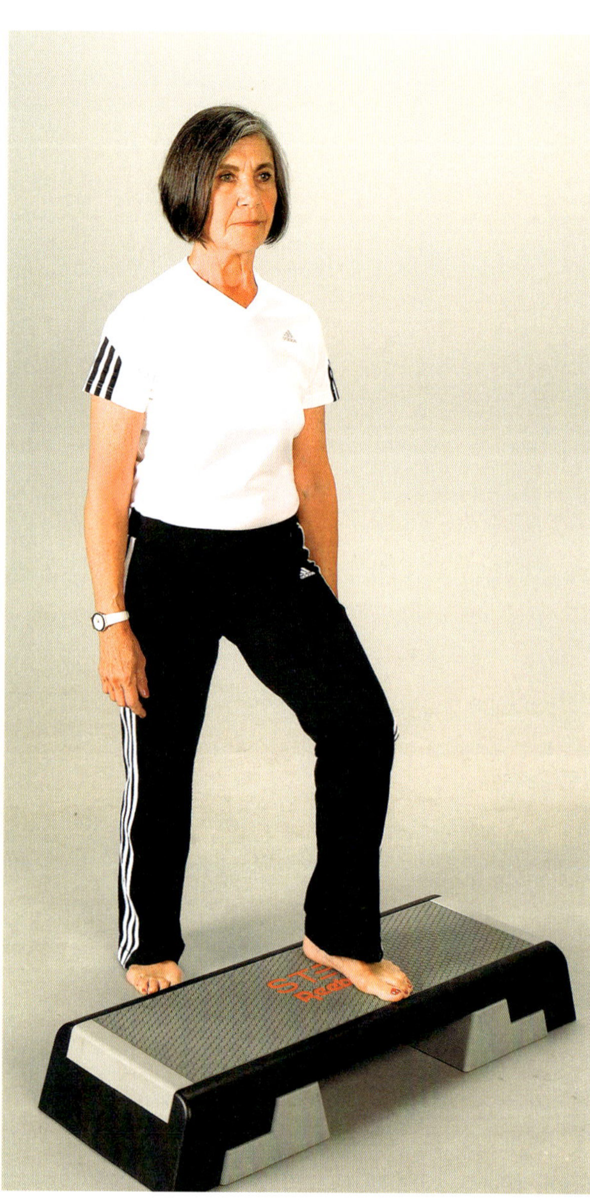

- Auf zwei Steps vorne auf- und hinten wieder absteigen.

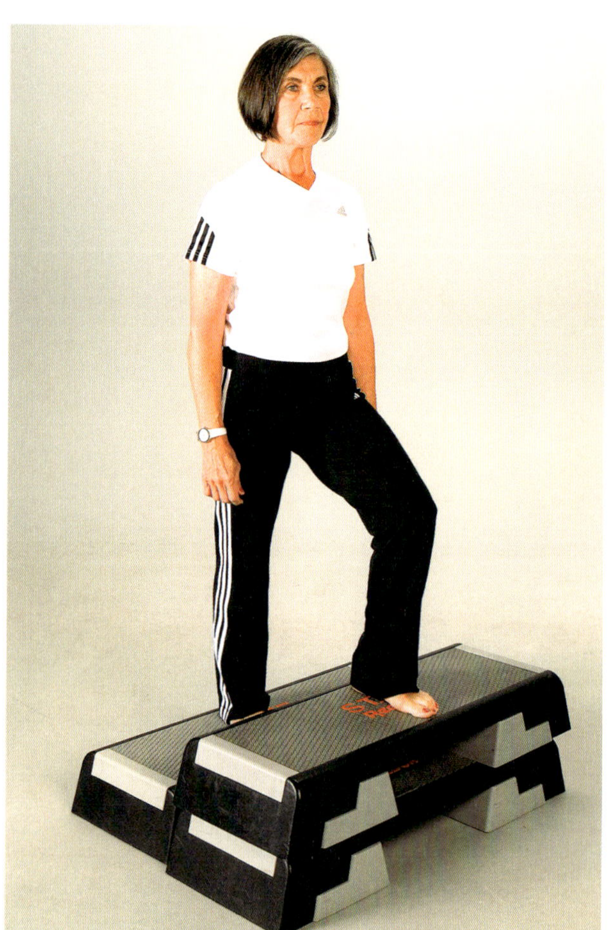

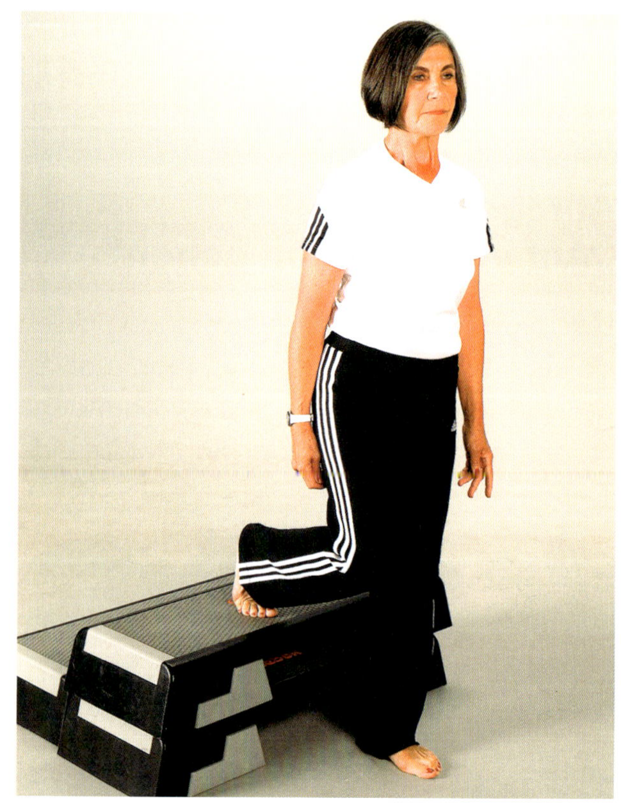

- Auf einen Kastendeckel auf- und wieder absteigen.
- Auf zwei Kastendeckel auf- und wieder absteigen.
- Auf einen Tritt mit Hilfestellung auf- und wieder absteigen.

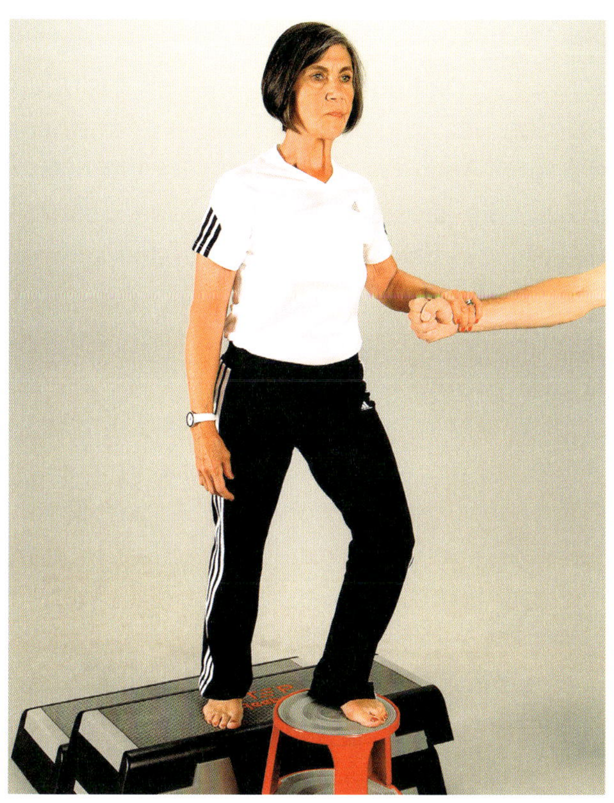

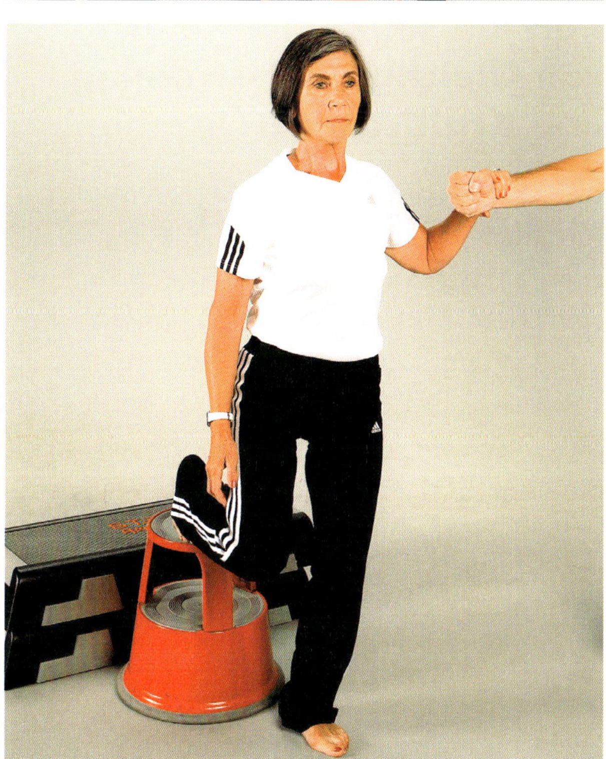

Variante: Untergrund der Treppe

Die oben genannten Höhenvarianten werden mit labilen Unterlagen kombiniert.

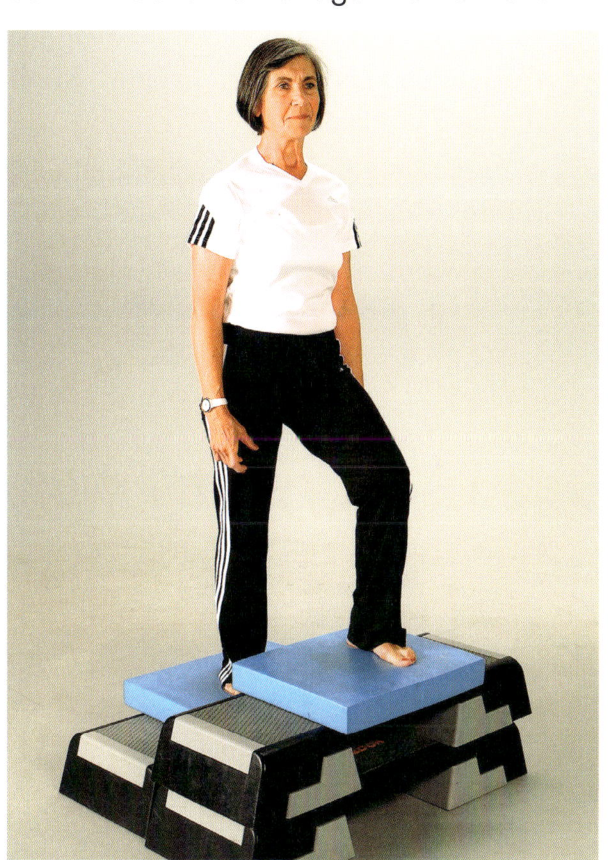

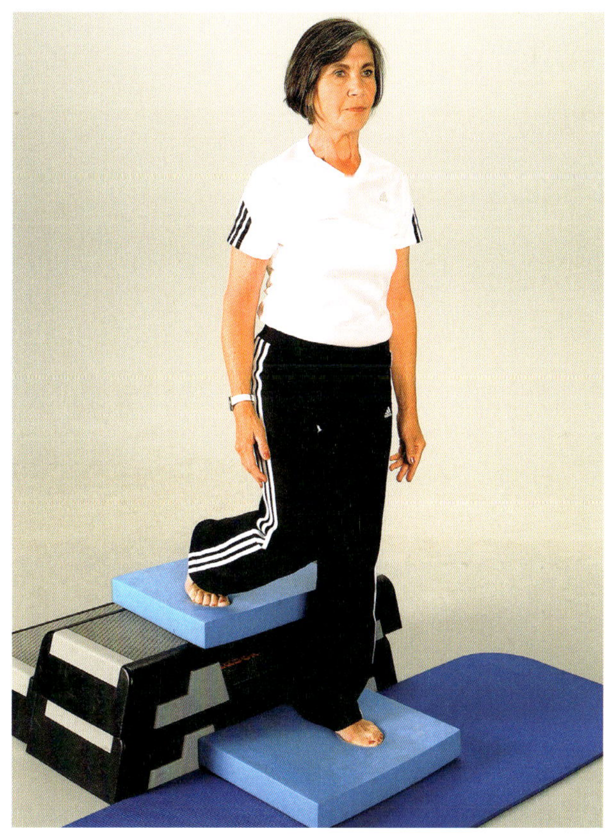

Variante Zusatzaufgabe

- Während des Auf- und Absteigens zählen.
- Während des Auf- und Absteigens Wortspiel durchführen (siehe Kursstunde 7).
- Während des Auf- und Absteigens wird ein Ball zugeworfen.

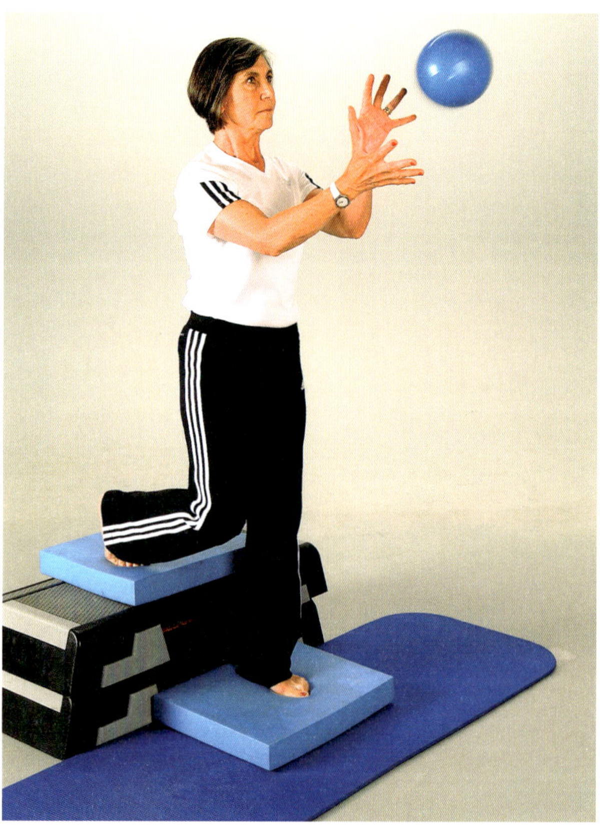

Variante Geschwindigkeit

- Ganz langsam auf- und absteigen.
- Mit normaler eigener Geschwindigkeit auf- und wieder absteigen.
- Unter Zeitdruck – schnell aufsteigen.

Variante Beleuchtung

- Dimmen Sie das Licht in der Halle.

Variante freie Hand – keine freie Hand

- Mit oder ohne Handgriffnutzung.

Verknüpfen Sie während der praktischen Übungsreihe die von den Kursteilnehmern vorher genannten Sturzrisiken mit der durch den Übungsparcours simulierten Alltagssituation. Fordern Sie eine Rückmeldung der Teilnehmer ein, welche Variante (Höhe, Untergrund, Zusatzaufgabe, Geschwindigkeit, Beleuchtung) von ihnen als besonders schwer oder anspruchsvoll empfunden worden ist. Besprechen Sie Variationen, die eine Ausführung sicherer machen und lassen Sie diese von der Gruppe ausprobieren. Fordern Sie Ihre Kursteilnehmer aktiv auf, eigenständig sichere Varianten zu entwickeln und lassen Sie diese Varianten ausprobieren.

Bitten Sie die Kursteilnehmer, die im Modul *Wissensbaustein* genannten Sturzursachen auf ihre eigene konkrete häusliche Situation hin zu überprüfen. Sie sollen ihren eigenen Haushalt einer Gefahrenanalyse mit dem Schwerpunkt „Treppensteigen" unterziehen und ggf. Modifikationen einleiten.

Kursphase: Kombination von Gleichgewichtstraining und Krafttraining

Die bereits geübten 4-6 Kraftübungen in Kombination mit labilen Unterlagen als Zwei-Satz-Training werden wiederholt. Es steht dem Kursleiter selbstverständlich frei, aus dem Übungspool andere Übungen auszuwählen. Die Gewichtung der definierten Muskelschwerpunkte sollte jedoch erhalten bleiben. Berücksichtigen Sie dabei die muskuläre Ermüdung der Oberschenkelmuskeln durch das bereits in dieser Kursstunde absolvierte Training des Treppensteigens. Lassen Sie 1-2 Beinübungen weg und trainieren Sie stattdessen zusätzlich den Oberkörper und die Rumpfmuskeln.

Kursphase: Ausklang (Dehnen/Entspannung) und Hausaufgaben

Dehnen der beanspruchten Muskulatur.

1. Klebemusterparcours

Die Teilnehmer sollen zu Hause in ihrem Hausflur oder in der Diele 10-14 Klebekreppstreifen in unterschiedlichen Abständen auf den Boden kleben. Die Aufgabe ist es, jedes Mal, wenn sie den Hausflur oder die Diele passieren, in unterschiedlichen Kombinationen auf die Klebestreifen mit explosiven und schnellen Schritten und mit kleinen Sprüngen zu treten.

2. Gleichgewichtstraining

2 x in der Woche 5-10 min lang Gleichgewichtsübungen aus vorgestelltem Übungspool durchführen.

3. Krafttraining in Kombination mit Gleichgewichtstraining

Die Kraftübungen werden auf einer instabilen Unterlage durchgeführt. Dazu brauchen die Teilnehmer wieder eine Gymnastik- oder Isomatte.

3a Durchführung des Squats: 2 x pro Woche nach dem Gleichgewichtstraining drei Sätze mit 15 Wiederholungen. In der Pause zwischen den Sätzen werden die Beine ausgelockert.

3b Training der Abduktoren: Zwei Sätze mit 15 Wiederholungen.

3c Training für Schultern und Arme: 1 Pushübung (2 x 15 Wiederholungen), 1 Pullübung (2 x 15 Wiederholungen).

4. Dual-Tasking-Training

Die Teilnehmer werden aufgefordert, während sie im Tandemgang gehen (wahlweise vorwärts oder rückwärts – je nach Leistungsstand), von 100 beginnend, in Dreierschritten bis zur Zahl 1 rückwärtszuzählen.

5. Selbstbeobachtung und Verhaltensmodifikation

Die Teilnehmer sollen ihr Verhalten im Alltag, insbesondere in Bezug auf die Situation „Sturzrisiko Treppensteigen", überprüfen. Dabei geht es um den Transfer der in der Kursstunde besprochenen Alltagsmotorik „Treppensteigen" auf die eigene häusliche Situation. Das eigene Verhalten soll überprüft und möglicherweise modifiziert werden.

4.10 Kursstunde 10: Training der Alltagssituation „Sturzrisiko im Haushalt“

Modul	Inhalte	Zeit
Begrüßung und Wissensvermittlung Lehrgespräch	Abfragen, Einordnen und Reflexion der Erfahrungen bei der Umsetzung der Hausaufgaben Abfrage: „Verhalten im Falle eines Falles“ Erarbeitung von Strategien im Falle eines Sturzes, Diskussion mit den Kursteilnehmern über Lösungsstrategien Erstellung einer Checkliste „Sturzrisiken im Haushalt“ auf dem Flipchart	10 min
Aufwärmen Training von Alltagssituationen ÜL leitet an.	Gehvariationen schnell/langsam Auf eine Leiter steigen in Varianten: • Höhe • Schuhe • Mit Zusatzaufgabe • In unterschiedlichen Geschwindigkeiten • Bei schlechtem Licht	25 min
Gleichgewichtstraining und Krafttraining ÜL demonstriert, erklärt und korrigiert.	4-6 Übungen Krafttraining, s. Kursstunde 4.5 Krafttraining als Zwei-Satz-Training mit 10-15 Wiederholungen In Kombination mit Gleichgewichtstraining der methodischen Übungsreihe aus der Kursstunde 4.2	15 min
Ausklang (Dehnen/ Entspannung) und Hausaufgaben	Fußgymnastik Vorstellen der Hausaufgaben	10 min
Material	Flipchart, Aluleiter, elastische Übungsbänder in Teilnehmeranzahl, ggf. Kurzhanteln, labile Unterlagen sowie Gymnastikmatten	

Kursphase: Begrüßung und Wissensbaustein

Trotz des regelmäßigen Trainings und trotz der Konsequenzen, die die Teilnehmer aus dem Kursprogramm ziehen, kann dennoch die Risikoverwirklichung, also ein Sturz, eintreten. Dies sollten Sie auch mit Ihren Kursteilnehmern besprechen. Diese Gespräche sollen ruhig und sachlich – ohne Angst zu erzeugen – mit Ihren Kursteilnehmern geführt werden. Da die Diskussionen sehr persönlich sind und ggf. unterbewusste Ängste der Teilnehmer angesprochen werden, sollten sie auch erst besprochen werden, wenn die Kursteilnehmer Sie als Kursleiter und sich untereinander besser kennen gelernt haben. Aufbauend auf die eingangs geführte Diskussion „Angst vor Stürzen", sollte ein mögliches Verhalten im Falle eines Sturzes besprochen werden.

Hier ist als Erstes ein Verweis auf die in der vierten Stunde besprochene *Backward-Chaining-Methode* angebracht. Zusätzlich können alternative Fortbewegungsmöglichkeiten auf dem Boden, wie das Krabbeln, geübt werden. Diese Methode kann im Falle der Unfähigkeit, nach einem Sturz wieder aufzustehen, durchaus angebracht sein, um das Telefon zu erreichen. Dafür ist es erforderlich, dass das Telefon, das häufig die Schnittstelle Älterer zur Außenwelt darstellt, vom Boden aus erreichbar ist.

Eine weitere mögliche Strategie im Falle eines Sturzes ist es, sich mittels Klopfzeichen an den Heizungsrohren mit einem Metallgegenstand bemerkbar zu machen. Eine zusätzliche Wasserflasche auf dem Boden kann eine Dehydrierung verhindern.

Der Gebrauch eines Mobiltelefons kann sehr hilfreich sein. Hierfür ist es jedoch unbedingt erforderlich, dass der Senior dieses auch – und gerade in Stresssituationen – bedienen kann. Sogenannte *Seniorentelefone* – mit einem didaktisch reduzierten Tastenfeld, gut lesbar und mit einfacher Menüführung – können hier sehr nützlich sein.

Kursphase: Aufwärmen und Training von Alltagssituationen

Sammeln Sie auf dem Flipchart Sturzrisiken aus den Bereich „Haushalt".

Fordern Sie die Kursteilnehmer auf, die individuellen Top Three der gefährlichsten Sturzrisikosituationen zu identifizieren. Bitten Sie die Kursteilnehmer, diese Situationen der Gruppe vorzustellen. Nachdem Sie die sogenannte *Checkliste Sturzrisiken im Haushalt* erstellt haben, ordnen Sie gemeinsam mit den Teilnehmern die dort genannten Situationen den bereits bekannten drei Ursachenschwerpunkten zu, den Verhaltens-, Verhältnis- und Ablaufursachen.

Erarbeiten Sie mit den Kursteilnehmern in der Halle das am häufigsten genannte Sturzrisiko oder die angstbesetzteste Situation in der Praxis. Im Folgenden beschäftigen wir uns mit der Alltagssituation „ Auf eine Leiter steigen" oder auch „Gardinen

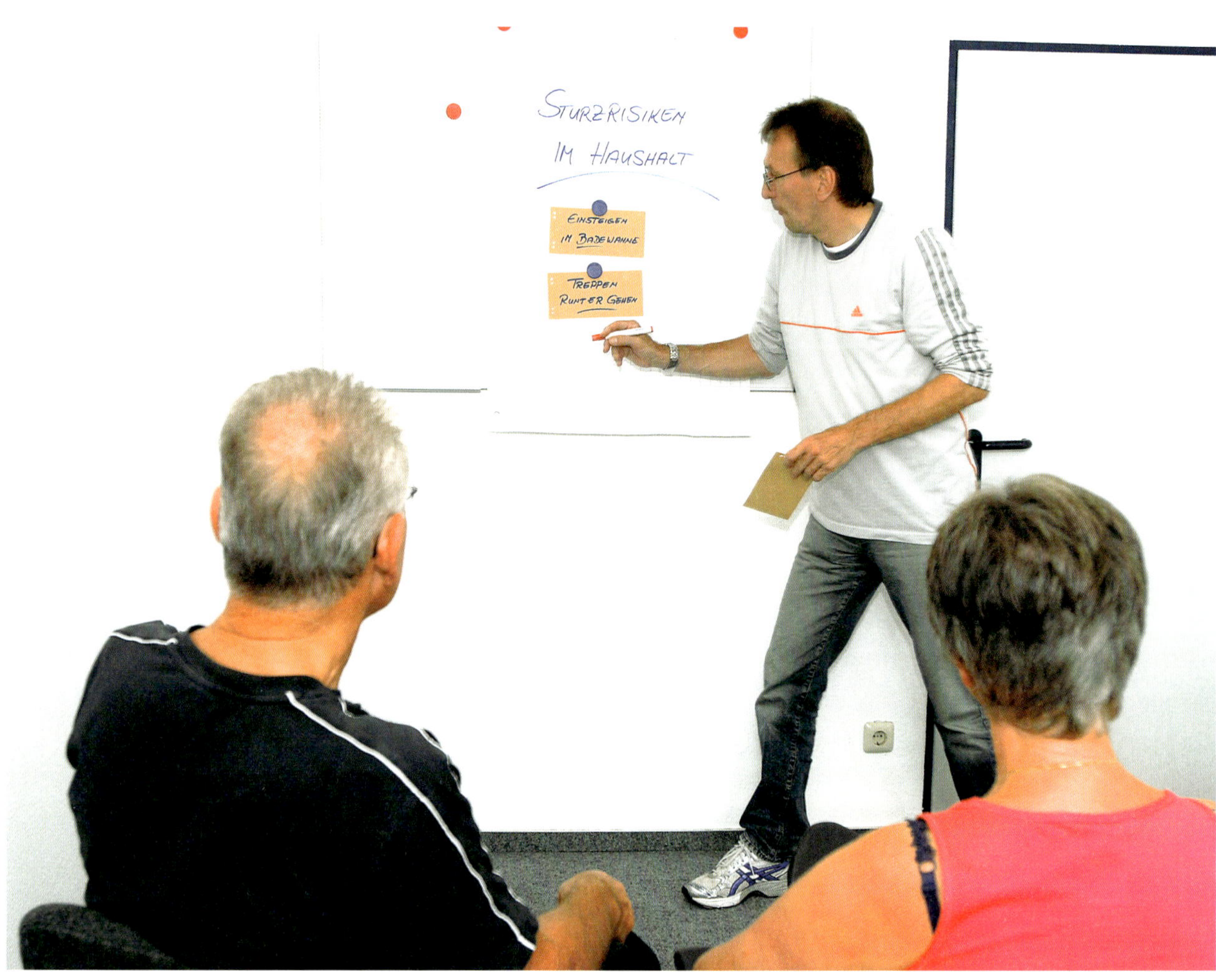

aufhängen". Auch der Bezug zum Thema „Gartenarbeit auf der Leiter", wie zum Beispiel beim Kirschenpflücken oder beim Ästeschneiden, kann problemlos hergestellt werden.

Beispiel: Gartenarbeit auf der Leiter

Sie werden erstaunt sein, wie lebhaft es bei der Diskussion dieses Themas im Kurs zugeht. In dieser Diskussion werden sehr kontroverse Meinungen vertreten. So wird es immer einen Kursteilnehmer geben, der auch noch mit 78 Jahren auf die 4 m hohe Leiter steigt, um den letzten Apfel zu retten – Stichwort: „Man kann doch nichts umkommen lassen." Andererseits werden Sie auch Kursteilnehmer haben, die sagen: „Ich steige grundsätzlich auf keine Leiter mehr." Neben den beiden Extremen in der Risikobewertung, dem Risikosucher/Furchtlosen und dem Vermeider, gibt es viele Teilnehmer, die sagen: „Es kommt darauf an, wie hoch die Leiter ist und wie sie beschaffen ist."

Ihre Aufgabe als Kursleiter ist es nicht, für eine Meinung Partei zu ergreifen. Sie sollten eine moderierende Rolle einnehmen und Extremsituationen bewusst machen und problematisieren. Schlussendlich muss jeder Kursteilnehmer seine eigenen Konsequenzen für sein weiteres Verhalten aus dieser Diskussion ziehen.

Auf eine Leiter steigen (im Haushalt oder im Garten)

Bringen Sie für diese Kursstunde von zu Hause eine Aluleiter mit.

Führen Sie die folgenden Übungen durch:

Variante Höhe

Auf- und wieder absteigen:

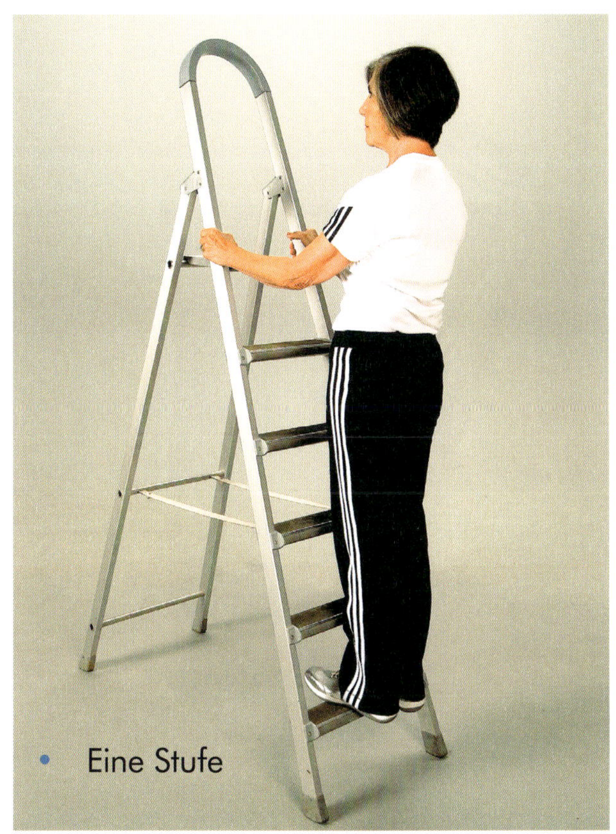

- Eine Stufe

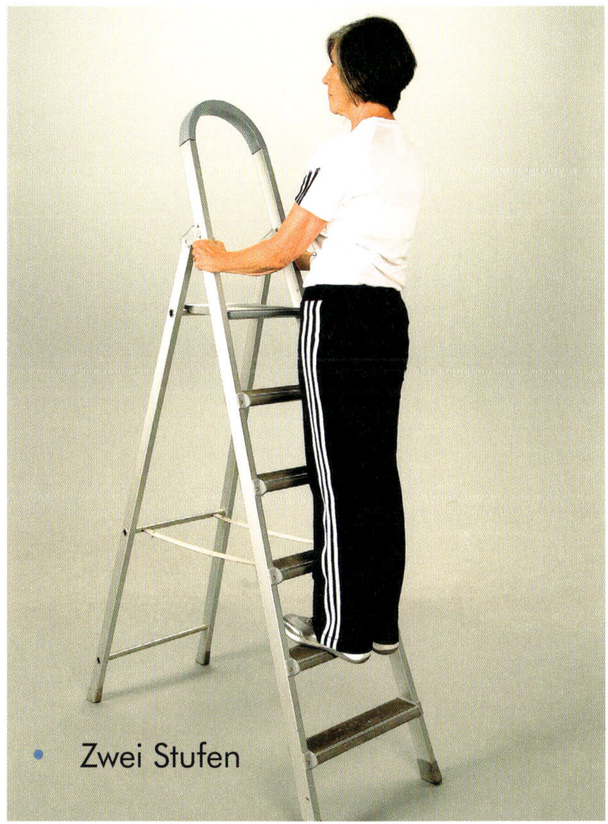

- Zwei Stufen

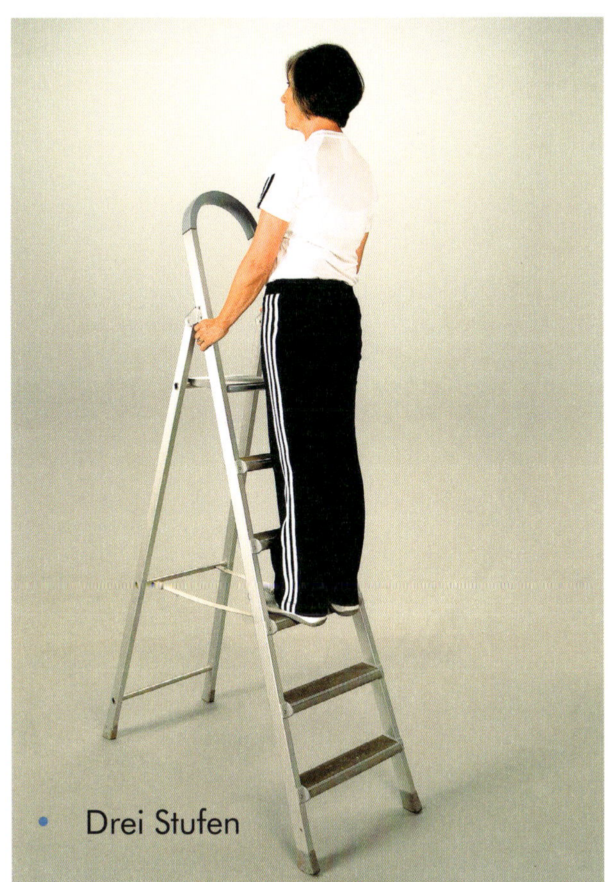

- Drei Stufen

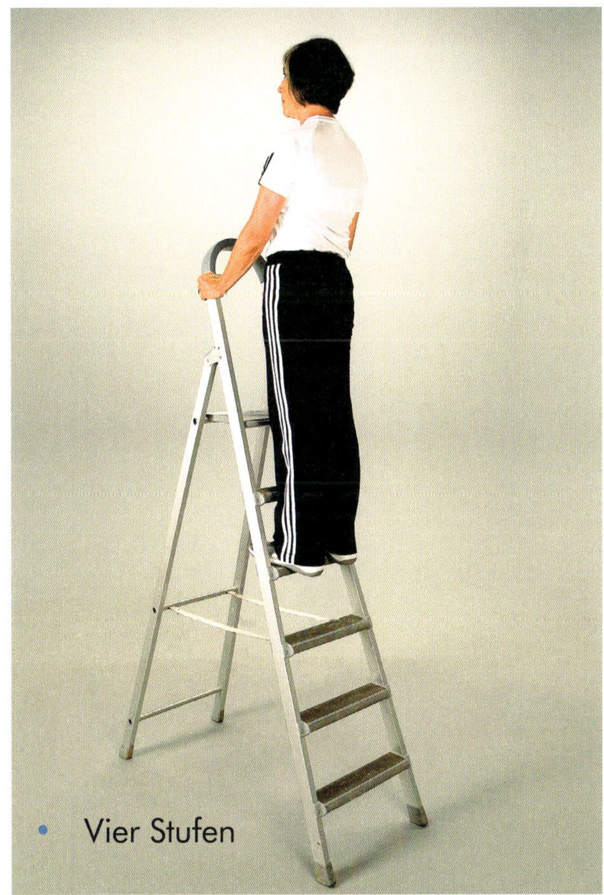

- Vier Stufen

Wann wird der Kursteilnehmer unsicher?

Variante Schuhe

- Mit Sportschuhen,
- mit Socken,
- barfuß.

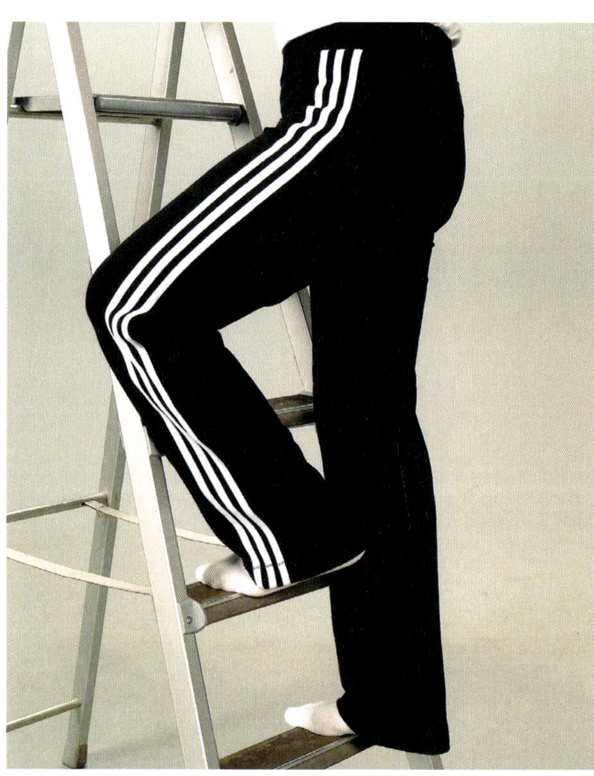

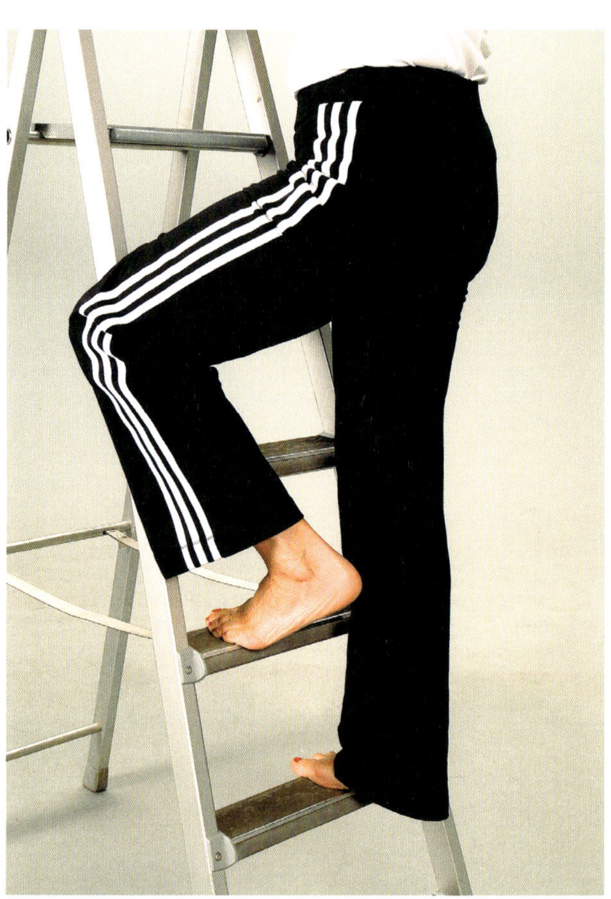

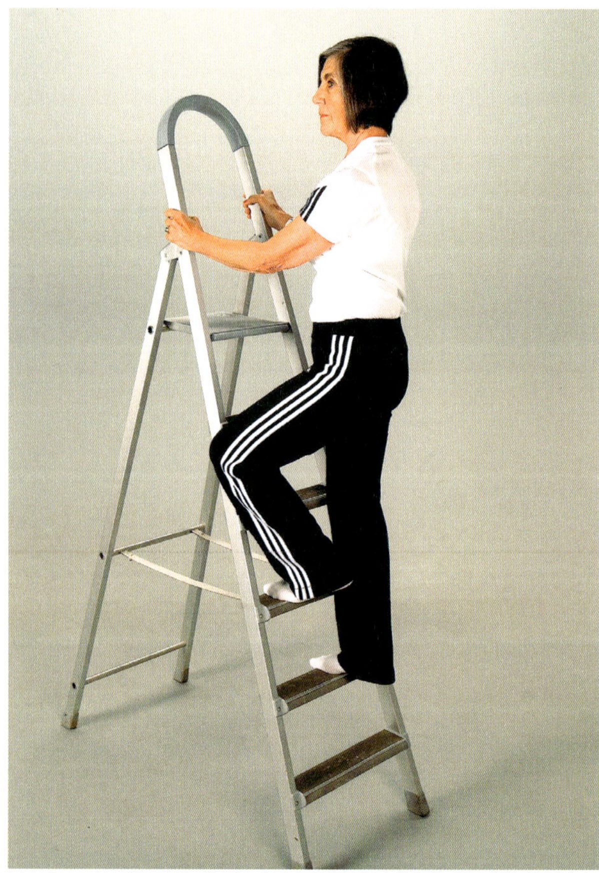

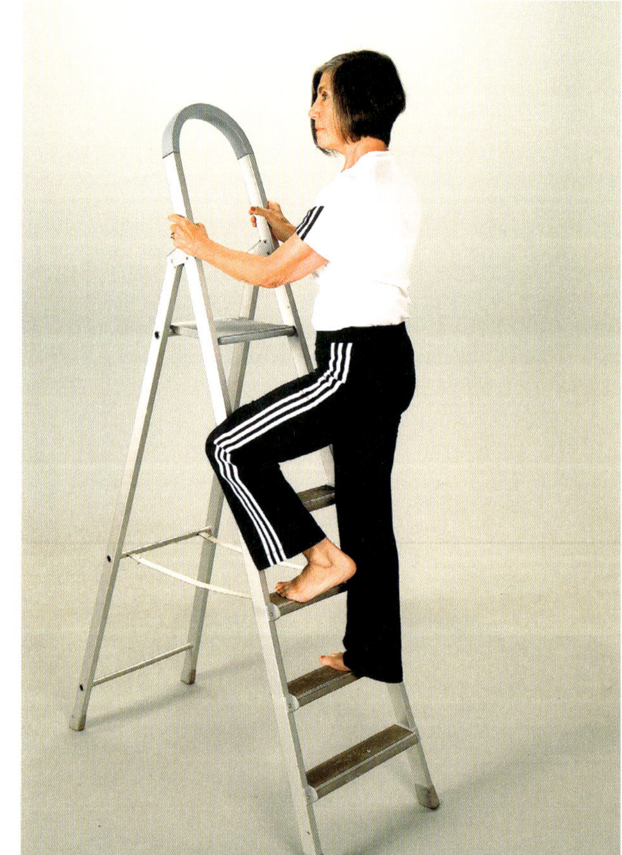

Variante Zusatzaufgabe

- Während des Auf- und Absteigens zählen,

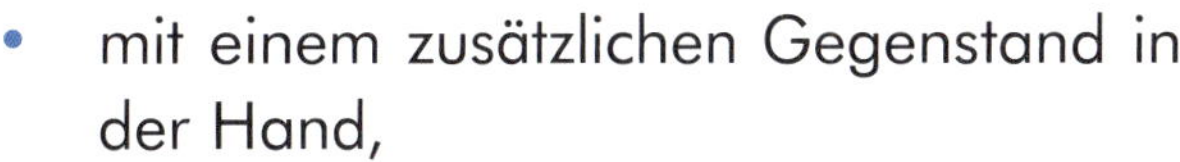

- mit einem zusätzlichen Gegenstand in der Hand,

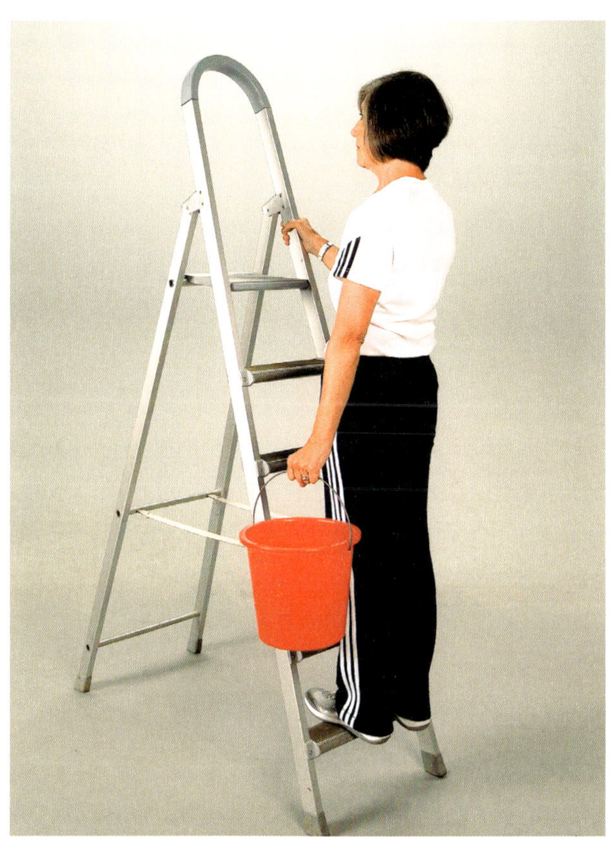

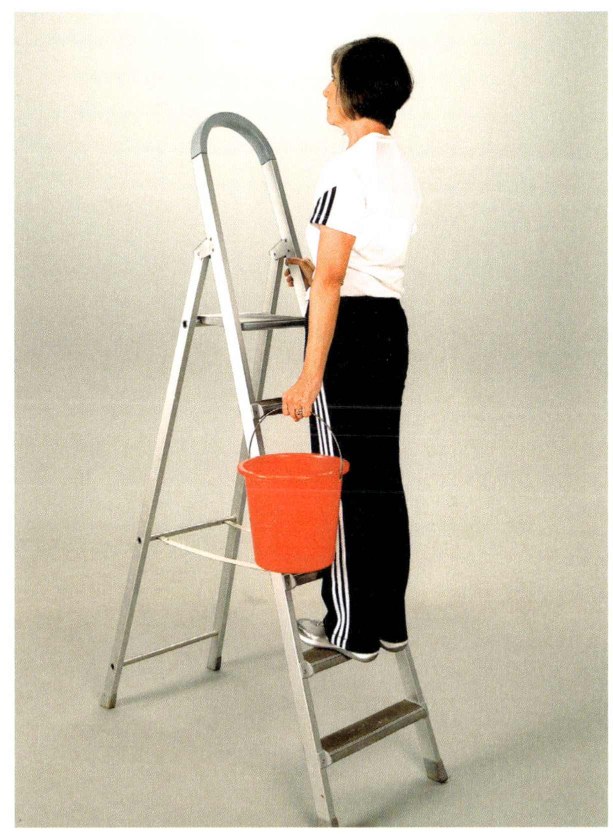

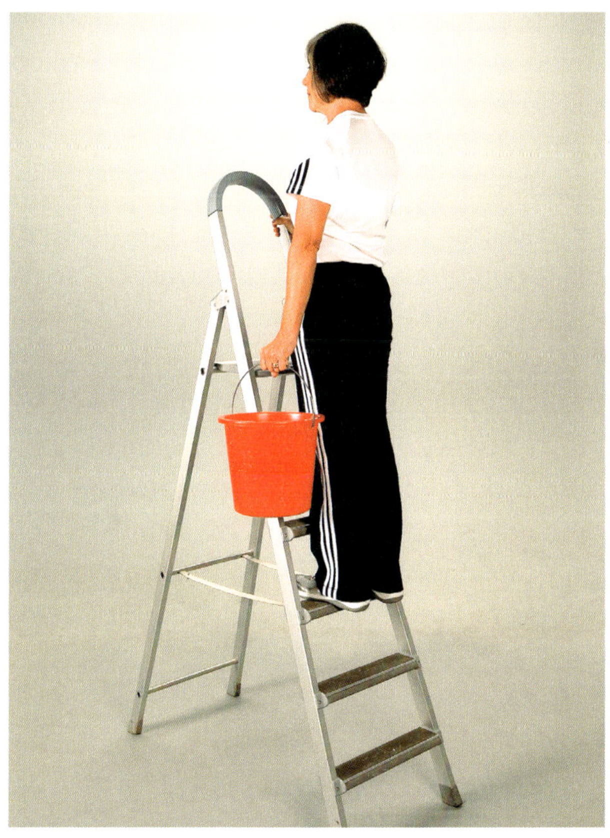

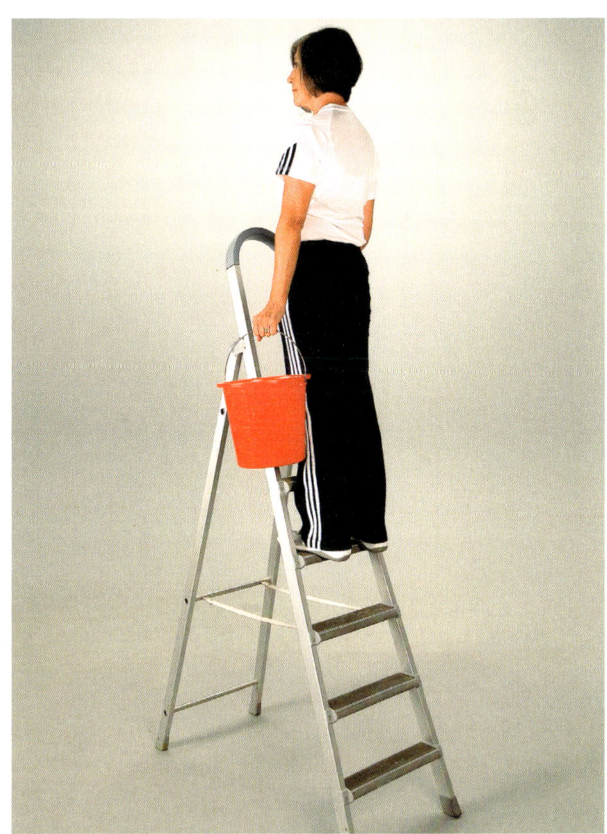

- mit zwei zusätzlichen Gegenständen in der Hand,

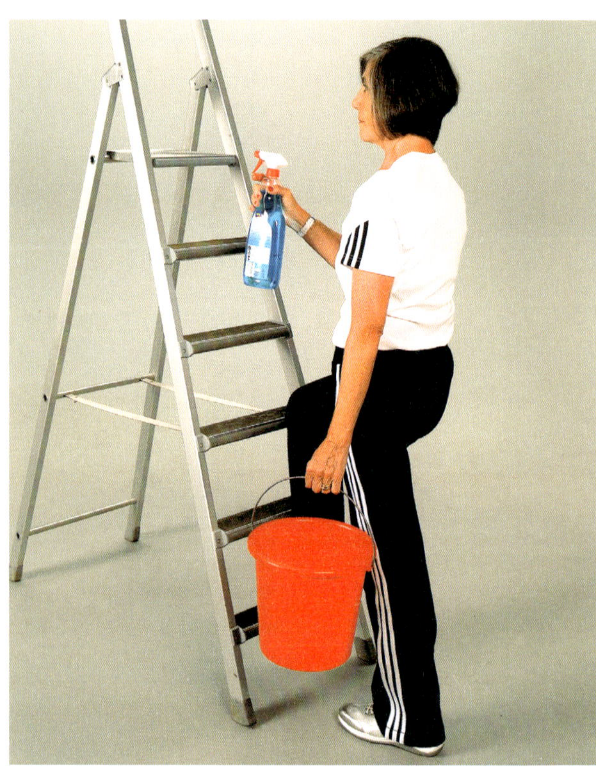

- während des Auf- und Absteigens Wortspiel durchführen (s. siebte Kursstunde),
- während des Auf- und Absteigens ein zugeworfenes Kieselsäckchen fangen.

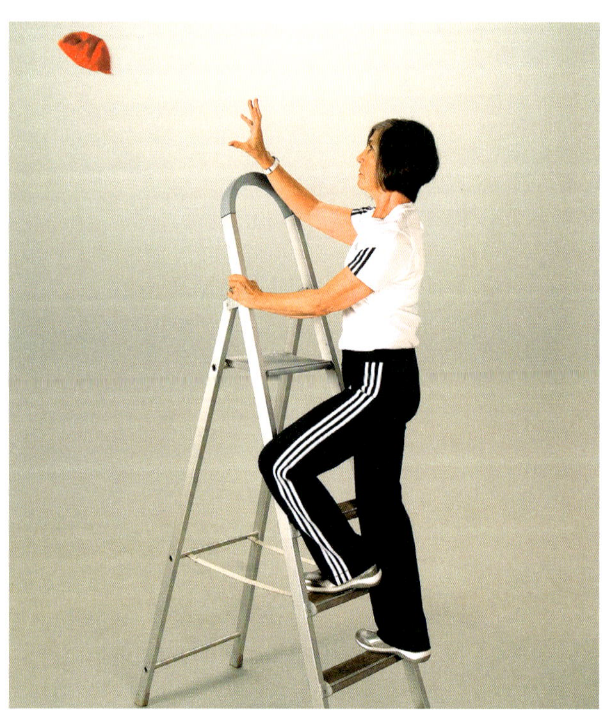

Variante Geschwindigkeit

- Ganz langsam auf- und absteigen,
- mit normaler eigener Geschwindigkeit auf- und wieder absteigen,
- unter Zeitdruck – schnell aufsteigen.

Variante Sicht

- Dimmen Sie das Licht in der Halle,
- ohne Brille.

Sie können unter Einbeziehung der Kursteilnehmer auch andere gefährliche Situationen im Haushalt, wie Stolpern über die Teppichkante, das Telefonkabel etc., besprechen und praktisch üben.

Kursphase: Kombination von Gleichgewichts- und Krafttraining

In dieser Kursphase werden die bereits geübten 4-6 Kraftübungen in Kombination mit labilen Unterlagen als Zwei-Satz-Training wiederholt. Es steht Ihnen selbstverständlich frei, aus dem Übungspool andere Übungen auszuwählen. Die Gewichtung der definierten Muskelschwerpunkte sollte jedoch erhalten bleiben.

Berücksichtigen Sie jedoch die muskuläre Ermüdung der Oberschenkelmuskeln durch das vorangegangene Steigen auf die Leiter. Lassen Sie 1-2 Beinübungen weg und trainieren Sie stattdessen zusätzlich den Oberkörper und den Rumpf in jeweils 1-2 Sätzen.

Kursphase: Ausklang (Dehnen/Entspannung) und Hausaufgaben

Fußgymnastik

1. Klebemusterparcours

Die Teilnehmer sollen zu Hause in ihrem Hausflur oder in der Diele 10-14 Klebekreppstreifen in unterschiedlichen Abständen auf den Boden kleben. Die Aufgabe ist es, jedes Mal, wenn sie den Hausflur oder die Diele passieren, in unterschiedlichen Kombinationen auf die Klebestreifen mit explosiven und schnellen Schritten und mit kleinen Sprüngen zu treten.

2. Gleichgewichtstraining

2 x in der Woche 5-10 min lang Gleichgewichtsübungen aus vorgestelltem Übungspool durchführen.

3. Krafttraining in Kombination mit Gleichgewichtstraining

Die Kraftübungen werden auf einer instabilen Unterlage durchgeführt. Dazu brauchen die Teilnehmer wieder eine Gymnastik- oder Isomatte.

3a Durchführung des Squats: 2 x pro Woche nach dem Gleichgewichtstraining drei Sätze mit 15 Wiederholungen. In der Pause zwischen den Sätzen werden die Beine ausgelockert.

3b Training der Abduktoren: Zwei Sätze mit 15 Wiederholungen.

3c Training für Schultern und Arme: 1 Pushübung (2 x 15 Wiederholungen), 1 Pullübung (2 x 15 Wiederholungen).

4. Dual-Tasking-Training

Die Teilnehmer werden aufgefordert, während sie im Tandemgang gehen (wahlweise vorwärts oder rückwärts – je nach Leistungsstand), von 100 beginnend, in Dreierschritten bis zur Zahl 1 rückwärtszuzählen.

5. Selbstbeobachtung und Verhaltensmodifikation

Die Teilnehmer sollen ihr Verhalten im Alltag, insbesondere in Bezug auf die Situation „Auf eine Leiter steigen", überprüfen. Dabei geht es um den Transfer der in der Kursstunde besprochenen Alltagsmotorik „auf eine Leiter steigen" auf die eigene häusliche Situation. Das eigene Verhalten soll überprüft und möglicherweise modifiziert werden.

4.11 Kursstunde 11: Training der Alltagssituation „Sturzrisiko Straßenverkehr"

Modul	**Inhalte**	**Zeit**
Begrüßung und Wissensvermittlung Lehrgespräch	Abfragen, Einordnen und Reflexion der Erfahrungen bei der Umsetzung der Hausaufgaben Abfrage: „Sturzrisiken im Straßenverkehr" und Dokumentation der Risiken über Moderationskarten Gewichtung bzw. Hierarchisierung der Sturzrisiken sowie Erstellung einer Checkliste	10 min
Aufwärmen Training von Alltagssituationen ÜL leitet an	Gehvariationen und Schrittkombinationen auf Musik Nachbau eines Fußgängerüberwegs in der Sporthalle mit den Varianten: • Geschwindigkeit/Zeitdruck • Mit Zusatzaufgabe/n • Räumliche Enge • Mit Stolperfallen	25 min
Gleichgewichtstraining und Krafttraining ÜL erläutert, demonstriert und korrigiert	4-6 Übungen Krafttraining, s. Kursstunde 4.5 Krafttraining als Zwei-Satz-Training mit 10-15 Wiederholungen In Kombination mit Gleichgewichtstraining der methodischen Übungsreihe aus der Kursstunde 4.2	15 min
Ausklang (Dehnen/ Entspannung) und Hausaufgaben	Fußgymnastik Vorstellen der Hausaufgaben	10 min
Material	Flipchart, Moderationskarten, elastische Übungsbänder in Teilnehmeranzahl, ggf. Kurzhanteln, labile Unterlagen sowie Gymnastikmatten	

Kursphase: Begrüßung und Wissensbaustein

In diesem, dem vorletzten Wissensmodul in diesem Kurs, wird eine der größten Herausforderungen mit einem hohen Sturzrisiko thematisiert – der Straßenverkehr. Solche Aktivitäten im Freien stellen grundsätzlich höhere motorische Anforderungen an die kognitive und motorische Leistungsfähig-

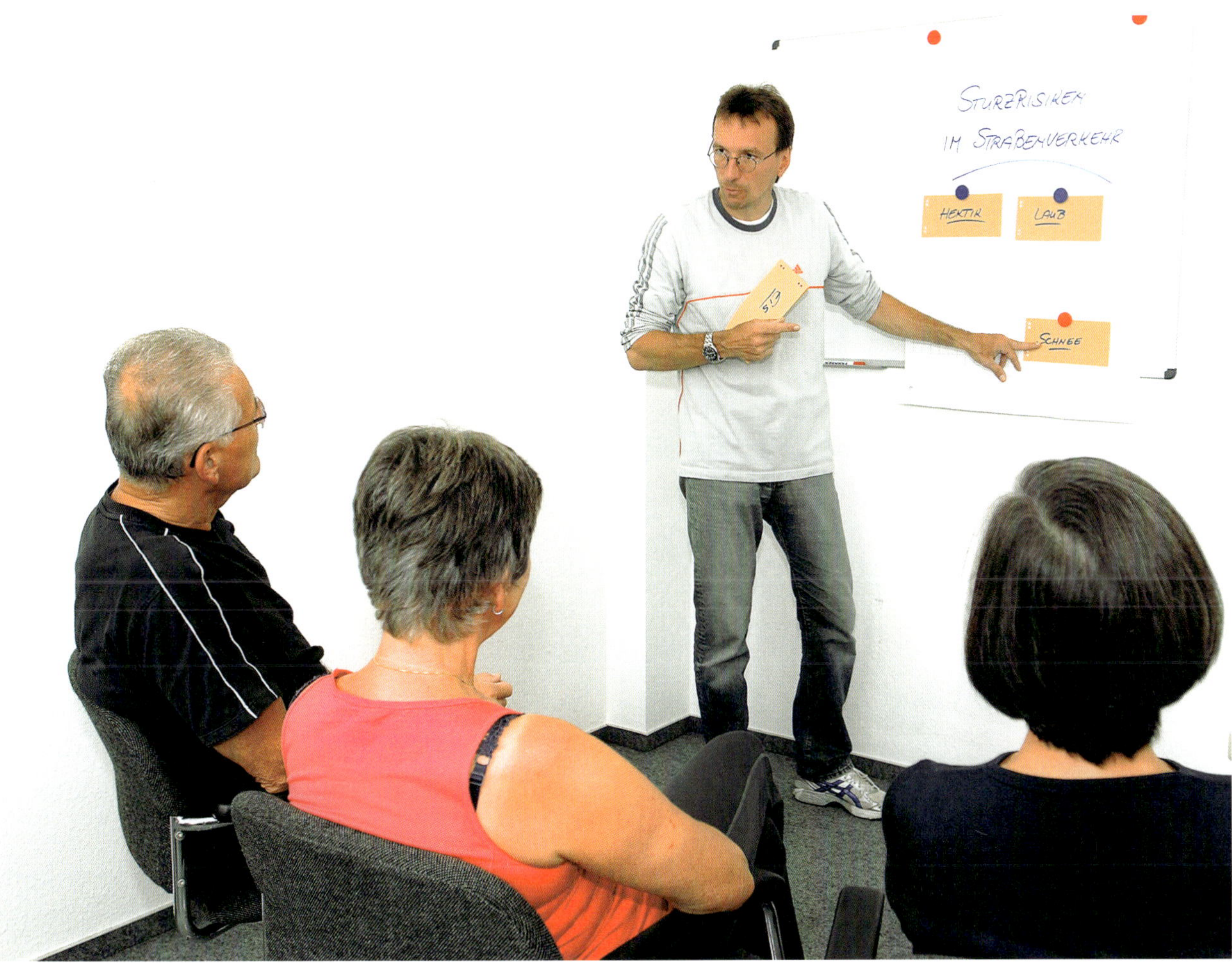

keit als häusliche Aktivitäten. Im Straßenverkehr werden Orientierungsvermögen, posturale Kontrolle, eine gute Reizaufnahme und eine schnelle und zielgerichtete Reizverarbeitung besonders intensiv gefordert. Die Gefahren und Konsequenzen eines Sturzes sind im Straßenverkehr sehr groß. Dies erklärt den überproportional hohen Anteil von verunfallten älteren Menschen im Straßenverkehr, sowohl im Zusammenhang mit dem Autofahren als auch als Fußgänger oder Radfahrer.

Als Stundeneinstieg ist es sinnvoll, dass jeder Kursteilnehmer die individuellen „Top Three" der Sturzrisiken im Rahmen der Teilnahme am Straßenverkehr auf Moderationskarten schreibt.

Sammeln Sie die Karten ein und gewichten Sie diese nach Themenschwerpunkten.

Wahrscheinlich werden folgende Sturzrisiken genannt:

- Gehen in dichter Menschenmenge,
- Gehen in Eile,
- Teilnahme am Straßenverkehr im Dunkeln,
- Teilnahme am Straßenverkehr bei Regen,
- Überqueren eines engen und vollen Zebrastreifens oder Fußgängerüberwegs,
- Überwinden von hohen Bordsteinkanten.

Nachfolgend stellen Sie eine oder mehrere als risikoreich identifizierte Situationen in der Sporthalle nach und lassen diese Situation von Ihren Teilnehmern in verschiedenen Varianten üben.

Kursphase: Aufwärmen und Training von Alltagssituationen

Exemplarisch wird eine methodische Übungsreihe zum Thema „Überqueren eines engen und vollen Zebrastreifens oder Fußgängerüberwegs" dargestellt.

In der Sporthalle wird diese Situation nachgebaut. Die Kursteilnehmer wechseln ihre Position – von der einen Hallenhälfte in die andere Hälfte (Zebrastreifen). Der Zebrastreifen wird mit elastischen Übungsbändern angedeutet.

Nun haben Sie als Kursleiter verschiedene Stellschrauben, mit denen Sie das motorische Beanspruchungsprofil bei dieser Aufgabe verändern können.

Variante Geschwindigkeit

Sie lassen die Teilnehmer in unterschiedlichen Geschwindigkeiten den Zebrastreifen überqueren.

Variante Zusatzaufgabe

- Die eine Hälfte der Teilnehmer überquert den Zebrastreifen von links nach rechts, die andere Hälfte andersrum. Es herrscht also Gegenverkehr.
- Beim Überqueren dem entgegenkommenden Partner die Hand schütteln.
- Während des Überquerens einen Luftballon hochhalten.

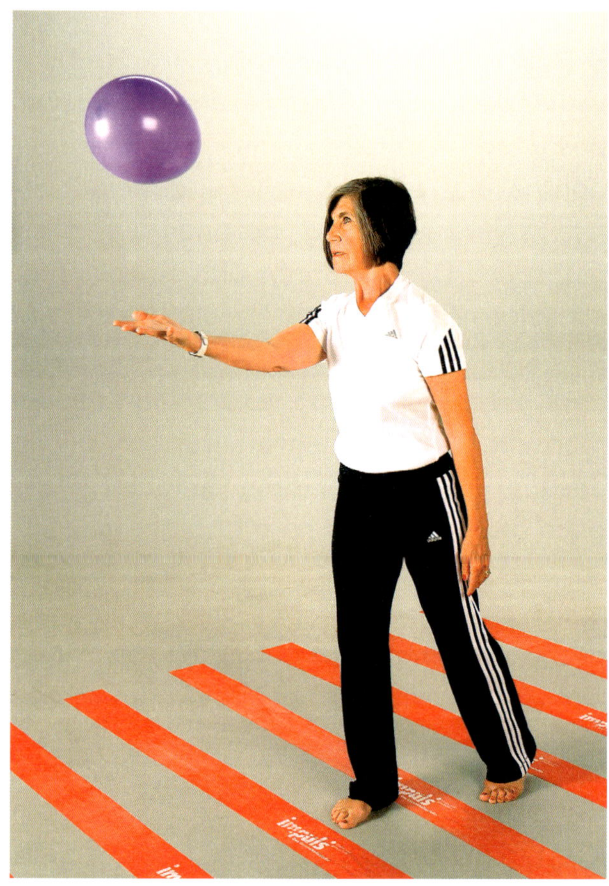

Variante räumliche Enge

- Sie engen die Breite des Zebrastreifens ein, verdichten damit die entgegenkommenden Kursteilnehmer.

Variante Stolperfallen

- Sie bauen Stolperfallen in Form von Teppichfliesen mit gummierter Unterseite (rutschfest) oder labile Unterlagen ein. Diese Stolperfallen dürfen nicht oder sollen dann beim nächsten Durchgang bewusst betreten werden.

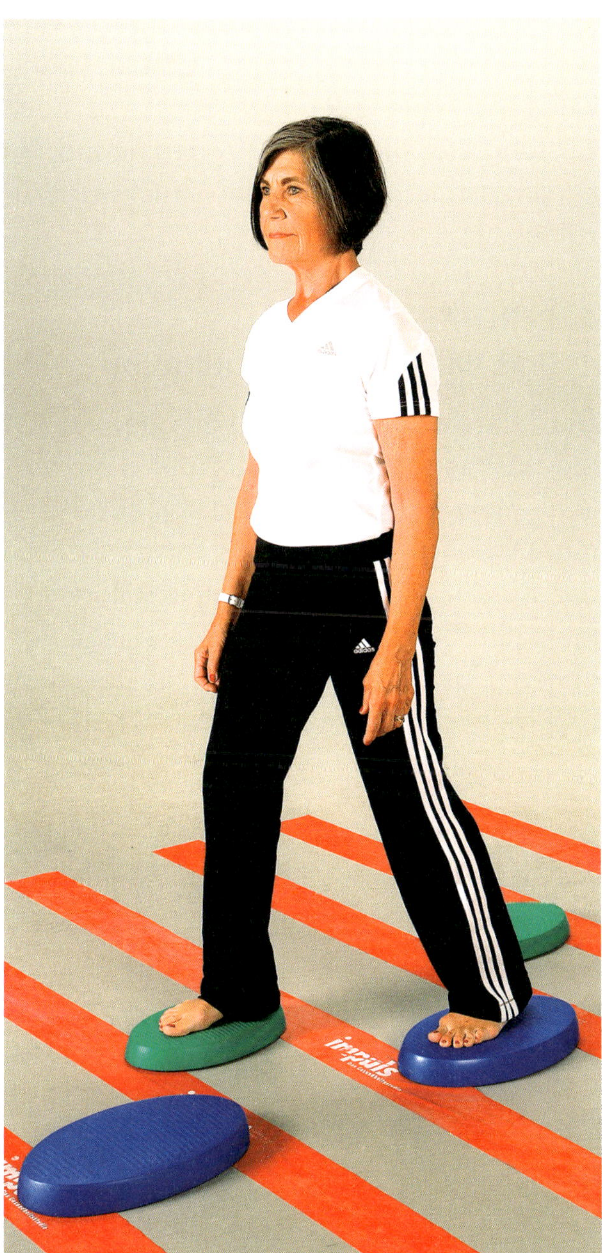

- Es werden höhere Stolperfallen in Form von Steps und labilen Unterlagen eingesetzt.

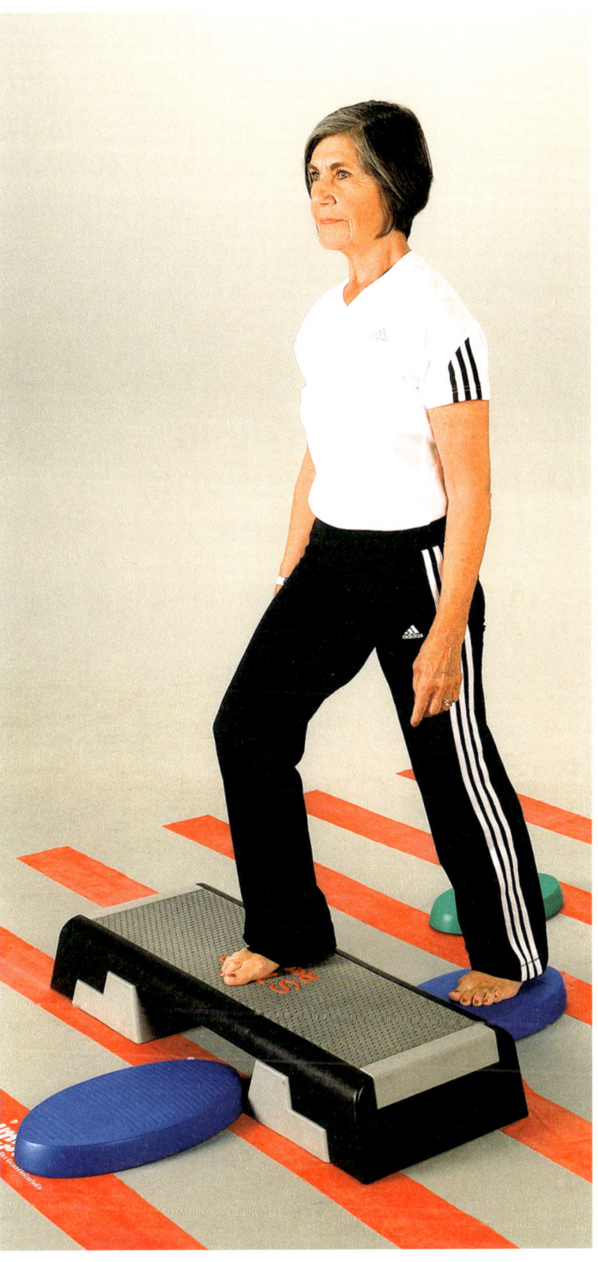

Gerne können Sie die Varianten Geschwindigkeit, Zusatzaufgabe, räumliche Enge und Stolperfallen miteinander kombinieren. Daraus ergeben sich unzählige Varianten, die je nach Konfiguration vollkommen unterschiedliche motorische Eigenschaften, wie Reaktionsgeschwindigkeit, Gleichgewichtstraining, Multi-Tasking-Training, trainieren.

Kursphase: Die Kombination von Gleichgewichtstraining und Krafttraining

In dieser Kursphase werden die bereits geübten 4-6 Kraftübungen in Kombination mit labilen Unterlagen als Zwei-Satz-Training wiederholt. Es steht dem Kursleiter selbstverständlich frei, aus dem Übungspool andere Übungen auswählen. Die Gewichtung der definierten Muskelschwerpunkte sollte jedoch erhalten bleiben.

Kursphase: Ausklang (Dehnen/Entspannung) und Hausaufgaben

Fußgymnastik zur Entspannung

1. Klebemusterparcours

Die Teilnehmer sollen zu Hause in ihrem Hausflur oder in der Diele 10-14 Klebekreppstreifen in unterschiedlichen Abständen auf den Boden kleben. Die Aufgabe ist es, jedes Mal, wenn sie den Hausflur oder die Diele passieren, in unterschiedlichen Kombinationen auf die Klebestreifen mit explosiven und schnellen Schritten und mit kleinen Sprüngen zu treten.

2. Gleichgewichtstraining

2 x in der Woche 5-10 min lang Gleichgewichtsübungen aus vorgestelltem Übungspool durchführen.

3. Krafttraining in Kombination mit Gleichgewichtstraining

Die Kraftübungen werden auf einer instabilen Unterlage durchgeführt. Dazu brauchen die Teilnehmer wieder eine Gymnastik- oder Isomatte.

3a **Durchführung des Squats:** 2 x pro Woche nach dem Gleichgewichtstraining drei Sätze mit 15 Wiederholungen. In der Pause zwischen den Sätzen werden die Beine ausgelockert.

3b **Training der Abduktoren:** Zwei Sätze mit 15 Wiederholungen.

3c **Training für Schultern und Arme:** 1 Pushübung (2 x 15 Wiederholungen), 1 Pullübung (2 x 15 Wiederholungen).

4. Dual-Tasking-Training

Die Teilnehmer werden aufgefordert, während sie im Tandemgang gehen (wahlweise vorwärts oder rückwärts – je nach Leistungsstand), von 100 beginnend, in Dreierschritten bis zur Zahl 1 rückwärtszuzählen.

5. Selbstbeobachtung und Verhaltensmodifikation

Die Teilnehmer sollen ihr Verhalten im Alltag, insbesondere in Bezug auf die Situation „Sturzrisiko Straßenverkehr", überprüfen. Dabei geht es um den Transfer der in der Kursstunde besprochenen Alltagsmotorik „Straßenverkehr" auf das eigene Verhalten. Das eigene Verhalten soll überprüft und möglicherweise modifiziert werden.

4.12 Kursstunde 12: Testung des Trainingserfolgs

Modul	Inhalte	Zeit
Begrüßung Aufwärmen Training von Alltagssituationen ÜL leitet an	Motorische Re-Tests: • Bestimmung des Gehtempos • Chair-Rise-Test • Geschlossener Stand • Semi-Tandem-Stand • Timed-up-and-Go-Test	40 min
Ausklang und Wissensvermittlung (Lockerungsübungen) ÜL leitet an.	Vergleich und Vorstellung der Test-Re-Test-Ergebnisse Blitzlicht: „Was nehme ich aus dem Kurs mit?" Diskussion der Frage: „Wie geht es nach dem Kurs weiter?"	20 min
Material	Fünf Stühle, fünf Zollstöcke, eine Rolle Klebeband, fünf Uhren mit Sekundenzeiger, Testprotokolle aus der ersten Kursstunde	

In der letzten Kursstunde wird die Kursphase *Wissensbaustein* als letzter Punkt behandelt. Das geschieht, damit zuerst der Re-Test mit den Kursteilnehmern durchgeführt werden kann und dessen Ergebnisse in die anschließende Diskussion mit einfließen können.

Kursphase: Aufwärmen und Training von Alltagssituationen

Gehvariationen.

Zunächst werden die bereits in der ersten Kursstunde durchgeführten Tests zur Identifikation des individuellen Sturzrisikos noch einmal kurz vorgestellt und schließlich in Zweiergruppen oder Dreiergruppen durchgeführt.

Wie bereits in der ersten Kursstunde erwähnt, ist es aufgrund des hohen zeitlichen Umfangs der praktischen Tests in der ersten und letzten Kursstunde nicht möglich, andere praxisorientierte Kursphasen durchzuführen. In der letzten Kursstunde werden also genau dieselben Tests wie in der ersten Kursstunde durchgeführt. Damit eine Vergleichbarkeit und Aussagefähigkeit der Tests im Sinne von „Test und Re-Test" gewährleistet ist, sind die sogenannten *Testgütekriterien* zu berücksichtigen. Bei einer Test-Re-Test-Situation sollte dieses Vorgehen auch in der letzten Kursstunde gewählt werden:

- Die Reihenfolge der Tests sollte dieselbe sein wie beim Eingangstest.
- Die Gruppengröße sollte identisch sein.

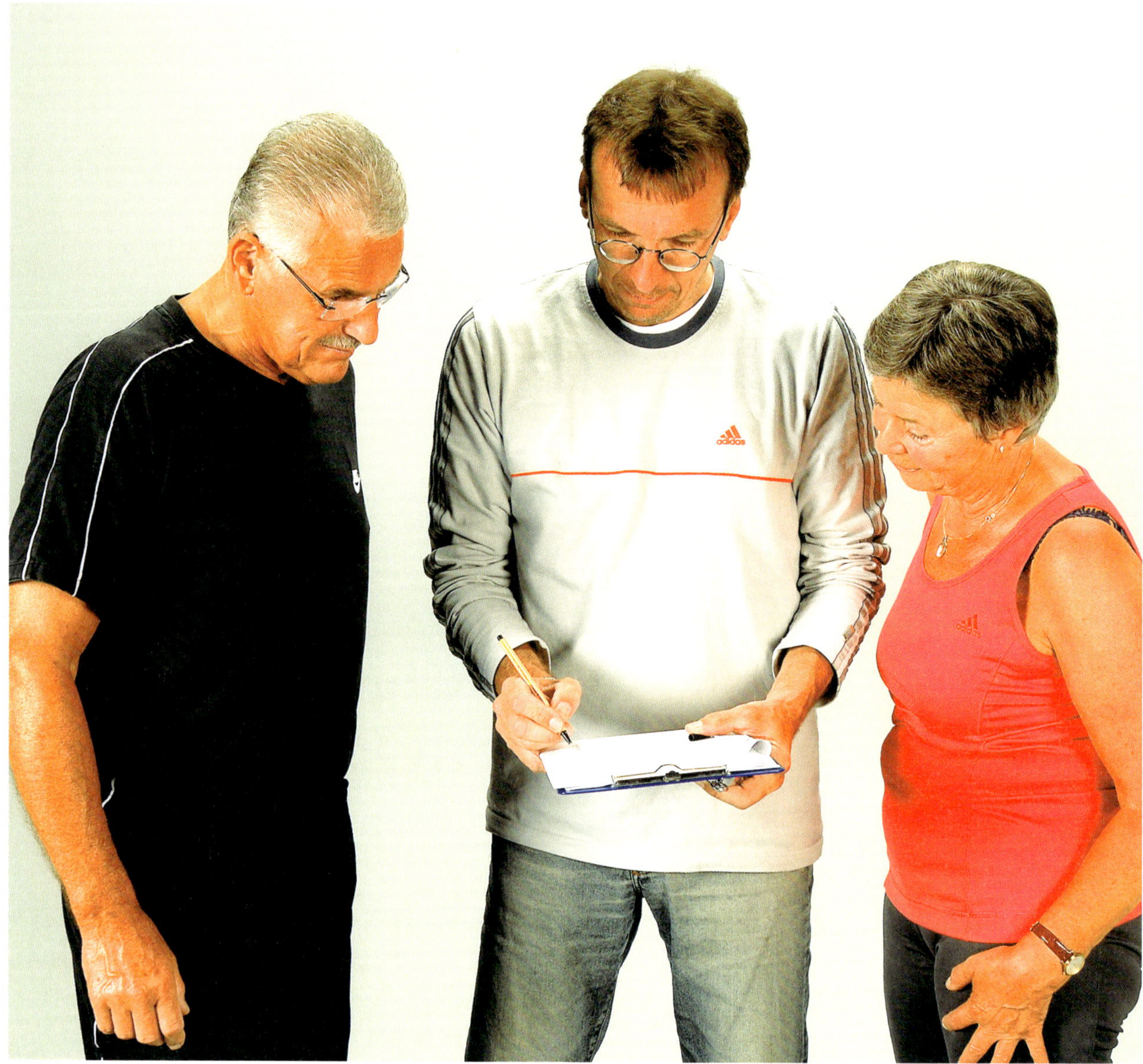

- Der Testaufbau sollte mit dem Eingangstest identisch sein.

Dazu ist es hilfreich, die sorgfältig abgehefteten Testprotokolle aus der ersten Stunde hinzuzunehmen. So kann jeder Kursteilnehmer selbst erkennen, wie sich sein Sturzrisiko im Verlaufe des Kurses entwickelt hat. Dieses Vorgehen ist für die Kursteilnehmer sehr motivierend und ein Ansporn, weiter regelmäßig und gezielt zu trainieren.

Kursphase: Ausklang und Wissensvermittlung

Zu Beginn dieser Kursphase stellt jeder Kursteilnehmer mit einem Vergleich der Eingangs- und Abschlusstests fest, ob und inwieweit sich seine motorischen Fähigkeiten im Kursverlauf verbessert haben. Diese Ergebnisse stellt jeder Kursteilnehmer auf freiwilliger Basis der Gruppe vor.

Anschließend wird im letzten „Wissensbaustein" des Kurses von jedem der Kursteilnehmer ein sogenanntes *Blitzlicht* eingeholt. Es ist sinnvoll, dass jeder Kursteilnehmer folgende Frage mit nur einem Satz beantwortet: „Was nehme ich aus dem Kurs mit?"

Ihre Aufgabe als Kursleiter ist es, die Antworten kommentarlos auf einem Flipchart zu dokumentieren. Wenn Sie gut gearbeitet haben, wird die Zufriedenheit der Kursteilnehmer sehr groß sein und es wird sicherlich von einigen wahrnehmbaren Verbesserungen (die auch durch die Test-Re-Test-Ergebnisse objektiviert werden) der Kursteilnehmer berichtet.

Darauf aufbauend, sollten Sie an die Gruppe die nächste Frage stellen, nämlich: „Wie geht es nach dem Kurs weiter?" Denn nur, wenn es dem Kursleiter gelingt, die Teilnehmer zu einer dauerhaften, selbst initiierten und regelmäßigen körperlichen Aktivität zu motivieren, kann nachhaltig und überdauernd das übergeordnete Ziel des Kurses, „Das Sturzrisiko reduzieren", erreicht werden. Durch die konsequente Vermittlung von Handlungs- und Effektwissen in der Kursphase *Wissensbaustein* wird nicht nur die emotionale Affinität, sondern auch die kognitive Einsicht in die Notwendigkeit, regelmäßig an einem qualifizierten Bewegungsangebot teilzunehmen, hoch sein.

So sollten Sie den Kursteilnehmern im Anschluss an den Kurs anbieten, in qualifizierte, weiterführende Bewegungsangebote einzusteigen, die keinen abgeschlossenen Kurscharakter haben, also ein Dauerangebot darstellen. Um einen großen Bezug zur Sturzprävention beizubehalten, sollte dieses Bewegungsangebot folgende sportpraktische Inhalte enthalten:

- Dual- und Multi-Tasking-Training,
- Gleichgewichtstraining,
- Krafttraining.

Da Ihre Kursteilnehmer in den vergangenen Kursstunden die Inhalte kennen und schätzen gelernt haben, wird die Bereitschaft, an einem fortlaufenden und weiterführenden Kurs teilzunehmen, hoch sein. Bestehen keine geeigneten, fortlaufenden Angebote für diese Zielgruppe, so müssen diese initiiert werden, um ein durchgängiges Bewegungsangebot zu ermöglichen. Wenn nach Abschluss dieses Kurses erst einmal kein Anschlussangebot zur Verfügung steht, ist die Gefahr groß, dass die Teilnehmer die Motivation verlieren.

Literatur

Kapitel 1

American Geriatrics Society, British Geriatrics Society and American Academy of Orthopaedic Surgeons Panel on Falls Prevention (2001). Guidelines for the prevention of falls in older persons. *J Am Geriat Soc., 49*, 664-672.

Campbell A. J., Spears G. F. & Borrie M. J. (1990). Examination by logistic regression modelling of the variables which increase the relative risk of elderly women falling compared to elderly men. *J Clin Epidemiol, 43*, 1415-1420.

Kron, M., Loy, S., Sturm, E., Nikolaus, T. & Becker C. (2003). Risk indicators for falls in institutionalized frail elderly. *Am J Epid, 158*, 645-653.

Gardner, M. M., Robertson M. C. & Campbell A. J. (2000). Exercise in preventing falls and fall-related injuries in older people: A review of randomised controlled trials. *Br J Sports Med, 34*, 7-17.

Gillespie, L. D., Gillespie, W. J., Cumming, R., Lamb, S. E. & Rowe B. H. (2005). Interventions to reduce the incidence of falling in the elderly. *Musculoskeletal Injuries Module of the Cochrane Database of Systematic Reviews, Issue 3*.

Shumway-Cook, A. & Woollacott, M. (1995). *Motor control*. Baltimore: Williams & Wilkins.

Tinetti, M., Speechley, M. & Ginter, S. (1988). Risk factors for falls among elderly persons living in the community. *N Engl J Med, 319*, 1701-07.

Kapitel 2

Bös, K. & Brehm, W. (2006). *Gesundheitssport. Ein Handbuch*. Schorndorf: Hofmann.

Brehm, W., Pahmeier, I., Tiemann, M., Ungerer-Röhricht, U., Wagner, P. & Bös, K. (2006). *Psychosoziale Gesundheitsressourcen*. Frankfurt: Deutscher Turner-Bund (Hg.).

Brehm, W. (2006). Gesundheitssport – Kernziele, Programme, Evidenzen. In W. Kirch & B. Badura (Hrsg.), *Prävention*, (S. 243-265). Heidelberg: Springer Medizin Verlag.

Brehm, W., Duan, Y. & Strobl, H. (2010). Das FIT-Stufen-Modell der Bindung an gesundheitssportliche Aktivität. In W. Brehm, H. Strobl, T. Mair, S. Tittlbach & Y. Duan, *Körperlich-sportliche Aktivität als Gesundheitsverhalten: Das FIT-Stufen-Modell.* Methodenband, (S. 7-10). Universität Bayreuth: Bayreuther Beiträge zur Sportwissenschaft, Heft 12.

GKV-Spitzenverband (Hrsg.). (2010). *Leitfaden Prävention. Handlungsfelder und Kriterien des GKV-Spitzenverbandes zur Umsetzung von § 20 und 20a SGB V vom 21. Juni 2000 in der Fassung vom 27. August 2010*. Berlin: GKV-Spitzenverband.

Tittlbach, S., Kurz, G., Härtel, S., Rühl, J., Gräber, S., Brehm, W. & Bös, K. (2007). *Physische Ressourcen. Stärkung von physischen Ressourcen im Gesundheitssport*. Frankfurt/M.: Deutscher Turner-Bund.

Kapitel 3

Bundesinitiative Sturzprävention (2009). *Empfehlungspapier für das körperliche Training zur Sturzprävention bei älteren, zu Hause lebenden Menschen.* Frankfurt. Abrufbar über www.dtb-online.de/gymwelt/Ältere/Sturzprophylaxe/Bundesinitiative Sturzprävention

Feder, G., Cryer, C., Donavan, S. et al. (2000). Guidelines for the prevention of falls in older people. *Brit Med J, 321,* 1007-11.

Pfeifer, K. (2007). *Rückengesundheit. Grundlagen und Module von Kursen.* Köln: Deutscher Ärzte Verlag.

Regelin, P., Winkler, J., Nieder, F. & Brach, M. (2007). *Fit bis ins hohe Alter. Mobil bleiben, selbstständig sein, Stürze vermeiden.* Aachen: Meyer und Meyer.

Kapitel 4

Becker, C., Lindemann, U., & Rißmann, U. (2003). *Sturzprophylaxe: Sturzgefährdung und Sturzverhütung in Heimen.* Hannover: Vincentz Verlag.

Deutscher Turner-Bund (Hrsg.). (2010). *Sturzprophylaxe Training.* Aachen: Meyer und Meyer.

Deutscher Turner-Bund und Bundesarbeitsgemeinschaft der Senioren-Organisationen (2009). *Fit im Alltag. Bewegung zur Erhaltung der Selbständigkeit im Alltag.* Frankfurt: DTB (Hg.).

Diemer, F. & Sutor, V. (2007). *Praxis der medizinischen Trainingstherapie.* Stuttgart: Thieme.

Freiberger, E. & Schöne, D. (2010). *Sturzprophylaxe im Alter.* Köln: Deutscher Sportärzte Verlag.

Jasper, B. & Regelin, P. (2009). *Geistig fit und mobil bis ins hohe Alter.* Stuttgart: TRIAS.

Meise, H. & Ratajczyk, G. (2007). *Thera-Band® und Bodytrainer Tubing®. Aus der Praxis für die Praxis.* Aachen: Meyer und Meyer.

Möllenhoff, H., Weiß, M. & Heseker, H. (2005). *Muskelkräftigung für Senioren. Ein Trainingsprogramm zum Erhalt und zur Verbesserung der Mobilität.* Hamburg: Behr's Verlag.

Regelin, P. (2007). *Vital und beweglich – ein Leben lang. 70 alltägliche Übungen für einen sicheren Gang, für mehr Kraft und Schwung, beugt Stürzen vor.* Stuttgart: TRIAS Verlag in MVS Medizinverlage.

Voelcker-Rehage, C., Tittlbach, S., Jasper, B., Regelin, P. & Staudinger, U. (2010). *Gehirntraining durch Bewegung. Wie körperliche Aktivität das Denken fördert.* Frankfurt a. M.: Deutscher Turner-Bund (Hg.).

Winkler, J., Regelin, P., Brach, M., Rott, C., & Haack, C. (2007). *Bewegungs- und Gesundheitsförderung für Hochaltrige.* Frankfurt a. M.: Deutscher Turner-Bund, 3. Auflage.

Anmeldeliste für den Kurs

Standfest und Stabil

Kursleitung: ______________________________ (Name des Kursleiters)

Kursbeginn: ______________ Kursende: ______________ (Tag, Datum)

Kursort: ______________________________ (Adresse)

Nr.	Name, Vorname	Straße	PLZ	Ort	Telefon	Kran-kenk.	Kurs-gebühr	Bezahlt
1								
2								
3								
4								
5								
6								
7								
8								
9								
10								
11								
12								
13								
14								
15								

Anwesenheitsliste für den Kurs

Standfest und Stabil

Kursleitung: ______________________________ (Name des Kursleiters)

Kursbeginn: ______________ Kursende: ______________ (Tag, Datum)

Kursort: ______________________________ (Adresse)

Nr.	Name, Vorname	1	2	3	4	5	6	7	8	9	10
1											
2											
3											
4											
5											
6											
7											
8											
9											
10											
11											
12											
13											
14											
15											

Bitte tragen Sie ein: X = anwesend E = entschuldigt - = abwesend

Teilnehmerunterlagen

Informationsblatt für die Kursstunde 1: Erkennen des eigenen Sturzrisikos

Name, Vorname: ______________________________ Datum: ______________

Für die Durchführung der Testübungen brauchen Sie einen Stuhl (eventuell mit Armlehnen), einen Markierungspunkt und eine Uhr mit Sekundenzeiger. Vielleicht kann Ihnen jemand helfen, die Zeiten zu messen und die Werte in die Liste einzutragen.

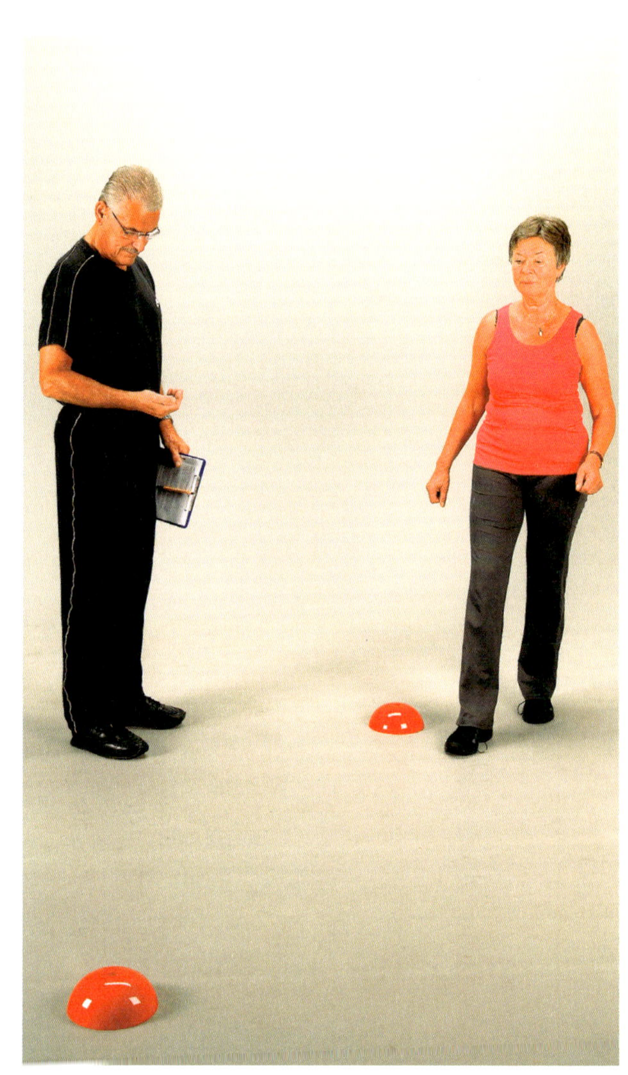

Test 1: Bestimmung des Gehtempos

Messen Sie eine Strecke von exakt 10 m aus. Es wird gemessen, wie lange Sie für die Bewältigung dieser Strecke brauchen.

1. **Versuch:** 10 m in __________ s

2. **Versuch:** 10 m in __________ s

Durchschnittswert
aus beiden Versuchen: __________ s

❑ Ohne Hilfsmittel

❑ Mit Hilfsmitteln: ______________

Test 2: Chair-Rise-Test (Aufstehen vom Stuhl)

Sie sitzen auf einem Stuhl mit Armlehnen. Die Füße stehen mit der ganzen Sohle am Boden. Kreuzen Sie die Arme vor der Brust. Nun vollständig aufstehen – und wieder hinsetzen. 5 x aufstehen und wieder hinsetzen. Wie lange brauchen Sie für fünf Wiederholungen?

Übung wird ausgeführt:

- ❑ Mit gekreuzten Armen
- ❑ Mithilfe der Armlehnen des Stuhls

Fünf Wiederholungen in _____ s

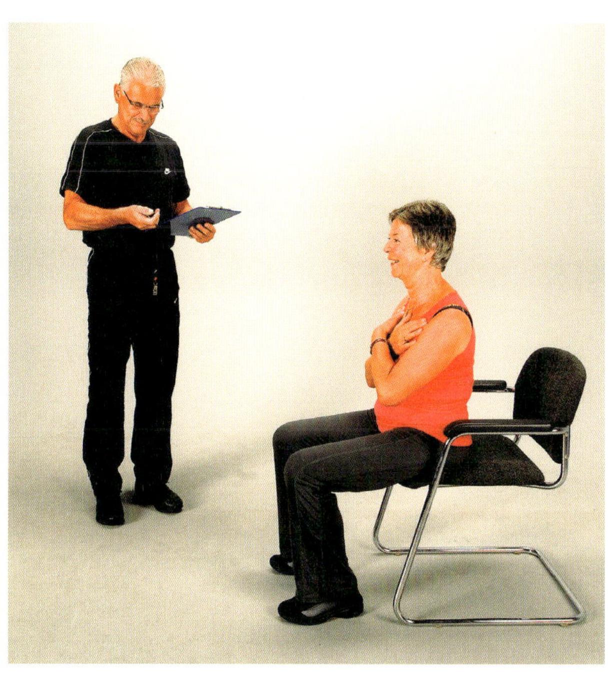

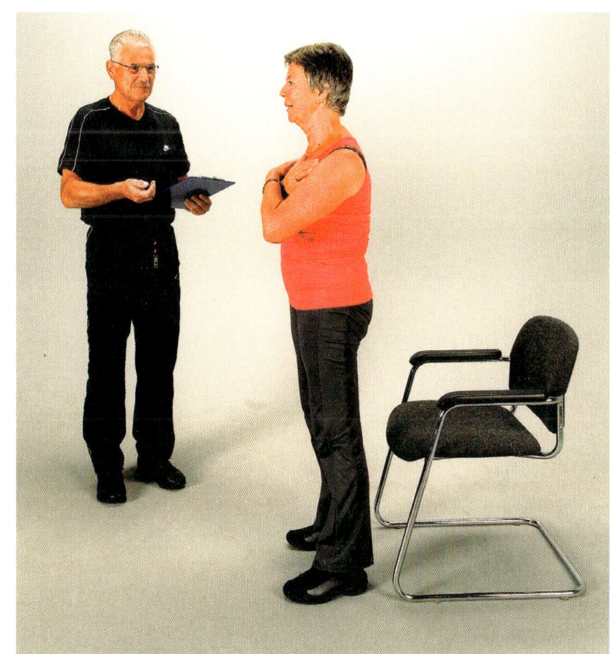

Test 3: Geschlossener Stand

Stellen Sie sich in den geschlossenen Stand: Die Fußinnenseiten berühren sich, beide Fußspitzen sind auf gleicher Höhe. Gemessen wird die Zeit, in der man die Position halten kann, ohne sich festzuhalten oder ohne die Füße bewegen zu müssen.

Haltezeit im geschlossenen Stand: ______ s

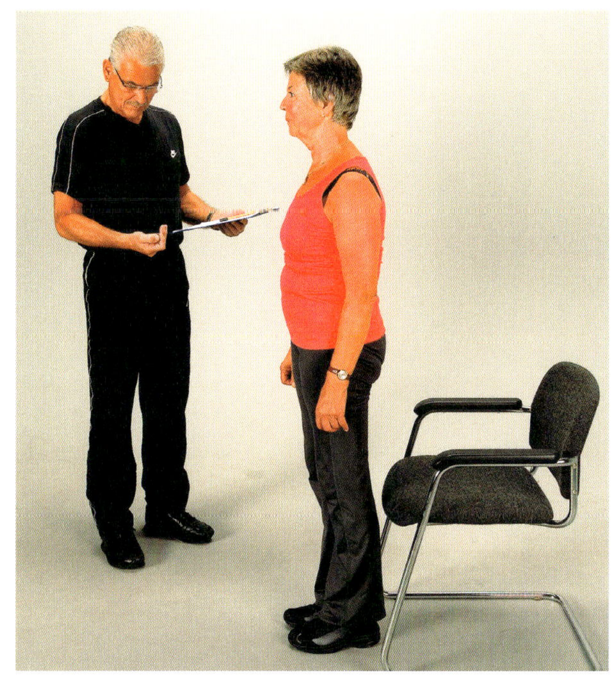

Test 4: Semi-Tandem-Stand

Stellen Sie sich in den Semi-Tandem-Stand: Die Füße stehen leicht versetzt, sodass die Ferse des vorderen Fußes den großen Zeh des hinteren Fußes an der Innenseite berührt.

Haltezeit im Semi-Tandem-Stand: ______ s

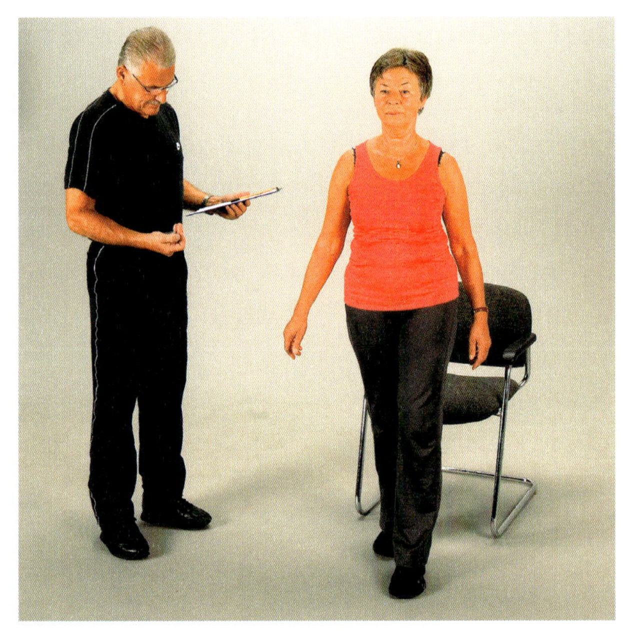

Test 5: Timed-up-and-Go-Test (kombinierter Aufsteh- und Gehtest)

Stellen Sie einen Stuhl dort hin, wo rundherum viel Platz ist. Dann, vom Stuhl ausgehend, 3 m abmessen und dort eine Markierung auf den Boden setzen. Setzen Sie sich auf Stuhl. Aufstehen und in normalem Gehtempo um die Markierung herumgehen und wieder hinsetzen.

Benötigte Zeit: ______ s

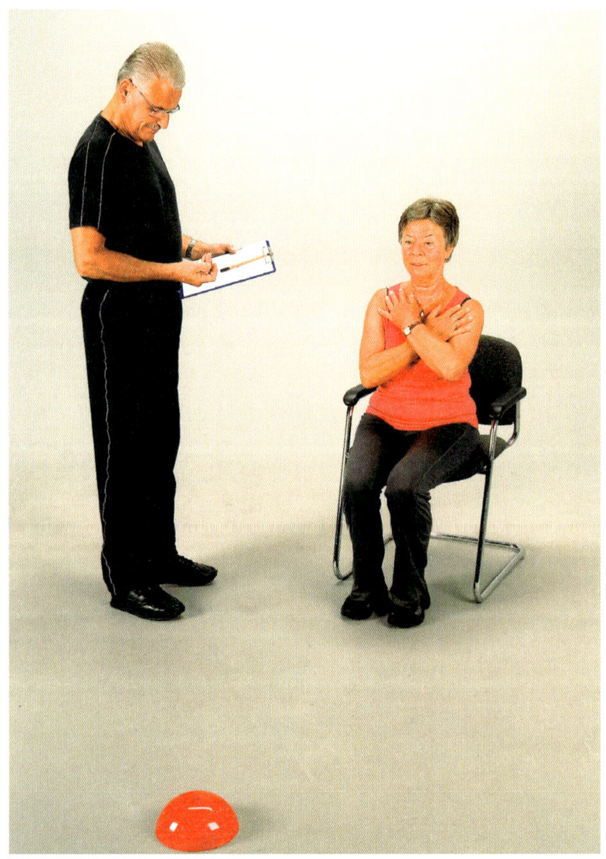

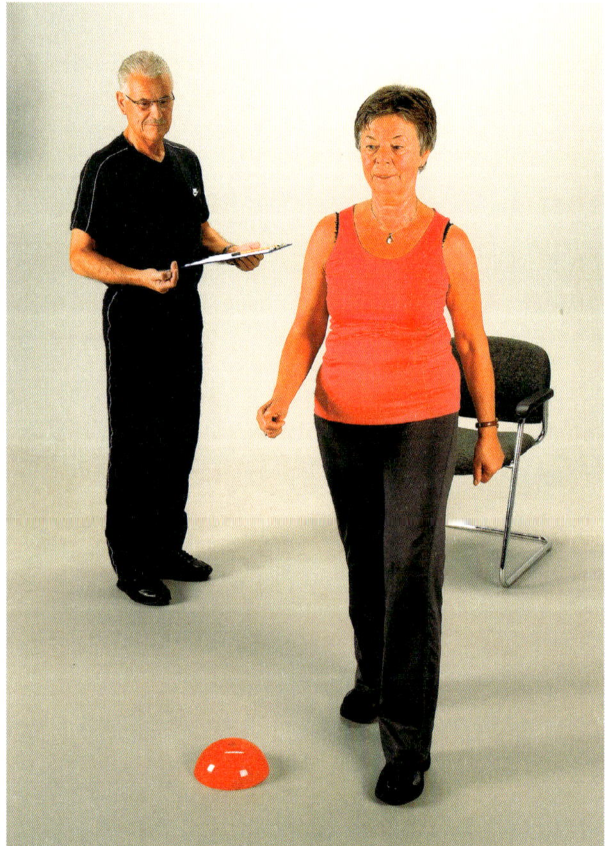

Informationsblatt für die Kursstunde 2: Einführung in das Gleichgewichtstraining

Wer nicht mehr sicher stehen kann und sich bei jeder Bewegung unsicher auf den Beinen fühlt, kann seinen Alltag nicht mehr eigenständig meistern.

Vor allem ältere Menschen brauchen ein Gleichgewichtstraining,

- um sich sicher und angstfrei im Alltag bewegen zu können;
- um nicht hinzufallen, wenn man ins Straucheln gerät;
- um sich im und außerhalb des Hauses frei bewegen zu können;
- um die notwendigen Erledigungen, wie Einkäufe, Arztbesuche, Frisör, selbstständig schaffen zu können;
- um mit öffentlichen Verkehrsmitteln fahren zu können;
- um Freunde, Verwandte, Bekannte oder Kinder besuchen zu können;
- um spazieren gehen zu können und sich ausreichend bewegen zu können;
- um über glatte Straßen, Hindernisse, unebene, steile oder abschüssige Wege gehen zu können.

Spätestens dann, wenn man bei normalen Alltagsaufgaben unsicher wird und ins Schwanken gerät, sollte man mit einem gezielten Gleichgewichtstraining beginnen. Es wäre ein Fehler, wenn man wegen dieser Unsicherheit Situationen meidet, in denen das Gleichgewicht gefordert wird. Dann kommt nämlich ein „Teufelskreis" in Gang und das Gleichgewicht verschlechtert sich immer mehr.

Wissen Sie, in welcher Position Sie besonders sicher und stabil stehen?

Der stabile Stand

Stellen Sie sich mit geöffneten Beinen, etwas breiter als hüftbreit, hin. Die Fußspitzen zeigen etwas nach außen und befinden sich in der „Wohlfühlaußenrotation". Nun das Gesäß deutlich nach hinten schieben, so, als wollte man sich auf einen Stuhl setzen und dann die Knie ganz leicht beugen. Wichtig ist, dass die Knie hinter den Fußspitzen bleiben.

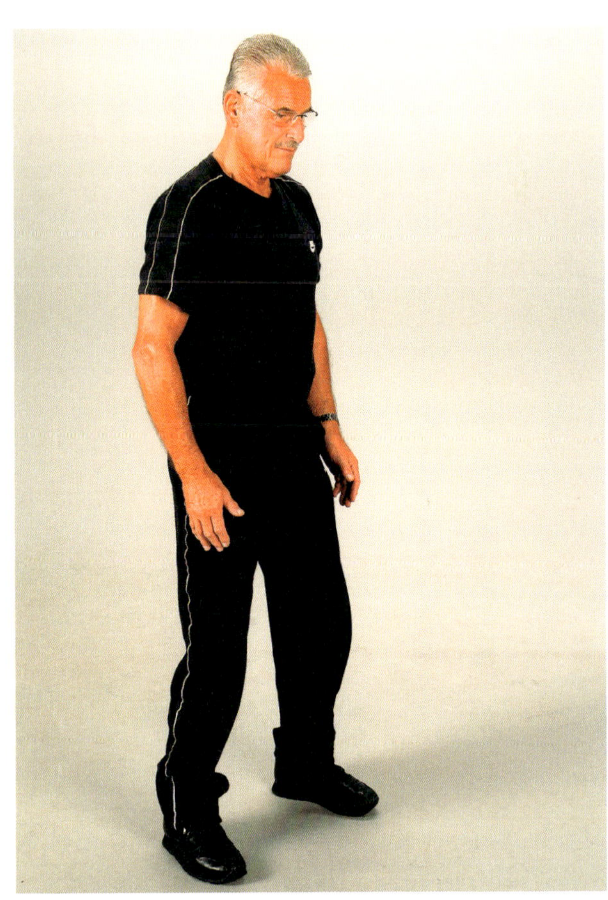

Wichtige Informationen zum Gleichgewicht

Das Gleichgewichtssystem wird im Liegen und Sitzen kaum gefordert. Deshalb sind Übungen in diesen Positionen ungeeignet. Gut geeignet sind dagegen Übungen im Stand und im Gehen.

Wichtig ist die Übungsintensität: Sie müssen die Übungen als so schwierig empfinden, dass Sie an die Grenzen Ihrer Stabilität gelangen, nur dann sind die Übungen effektiv. Die Übungen sollten beim Training so variiert werden, dass sie als schwierig empfunden werden, dass man aber gleichzeitig kein Risiko eingeht. Besonders effektiv sind Übungen, die unter Zeitdruck durchgeführt werden und solche, bei denen der Untergrund variiert wird.

Um das Gleichgewichtssystem zu verbessern, muss der Körper in eine Situation gebracht werden, die das Gleichgewicht fordert.

Ihr Gleichgewichtstraining zur Verhütung von Stürzen sollte . . .

- von Ihnen als schwierig empfunden werden,
- möglichst variantenreich und vielfältig sein,
- unterschiedliche Herausforderungen beinhalten,
- insgesamt maximal 20 min andauern.

Jede Übung sollte zwischen 10 und 30 s durchgeführt werden.

Nach jeder Übung sollten Sie die Beine ausschütteln und lockern.

Hier einige Übungen zur Auswahl:

Tandemgang

Beim „Tandemgang vorwärts" gehen die Teilnehmer so, dass die Ferse des vorn aufgesetzten Fußes jeweils die Fußspitze des hinteren Fußes berührt.

- Sie gehen im Tandemgang auf einer Linie.

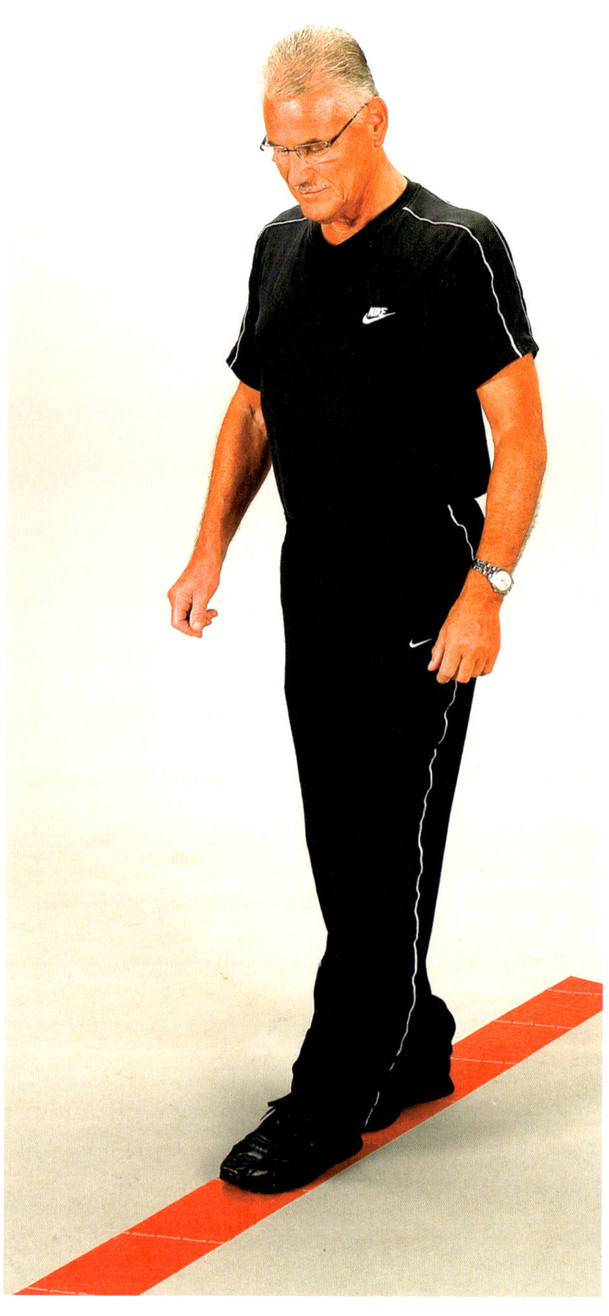

- Sie gehen im Tandemgang kreuz und quer.

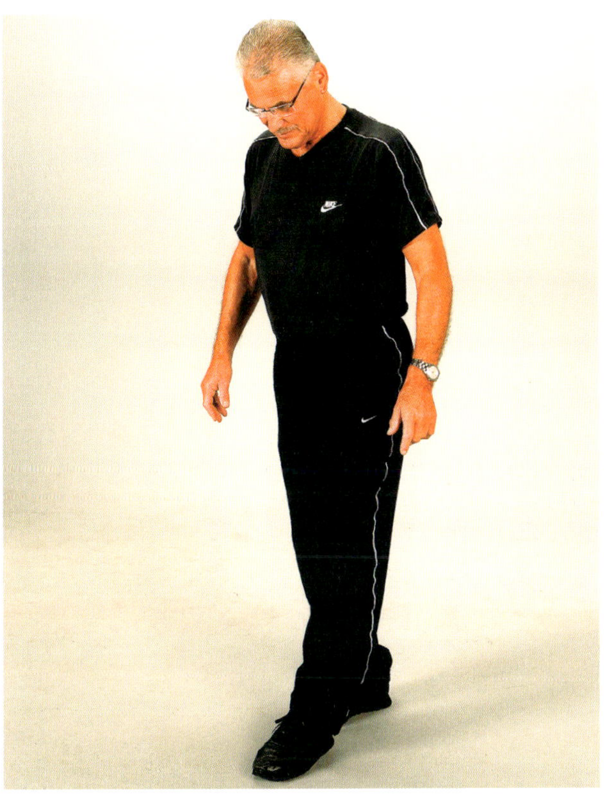

- Sie gehen im Tandemgang in unterschiedlichen Geschwindigkeiten „langsam – mittel – schnell".
- Sie gehen im Tandemgang rückwärts gerade auf einer Linie.

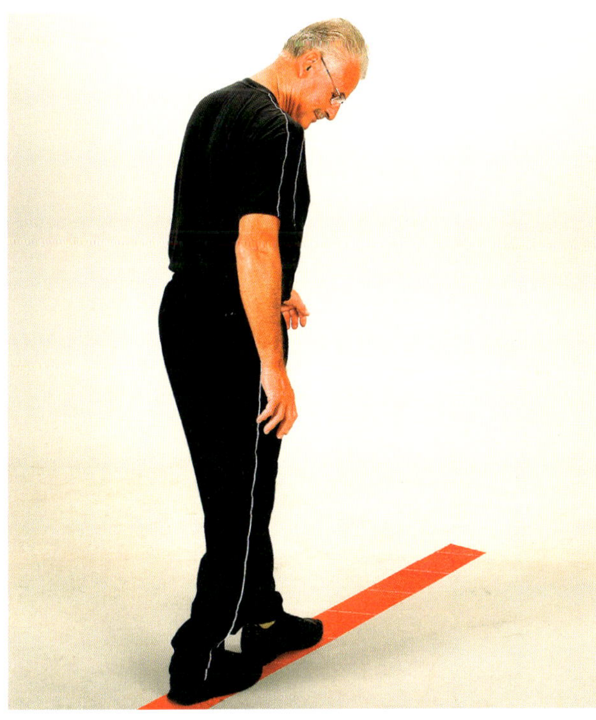

- Sie gehen im „Tandemgang rückwärts" kreuz und quer. Beim „Tandemgang rückwärts" berührt die Fußspitze des hinten aufgesetzten Fußes jeweils die Ferse des vorderen Fußes.

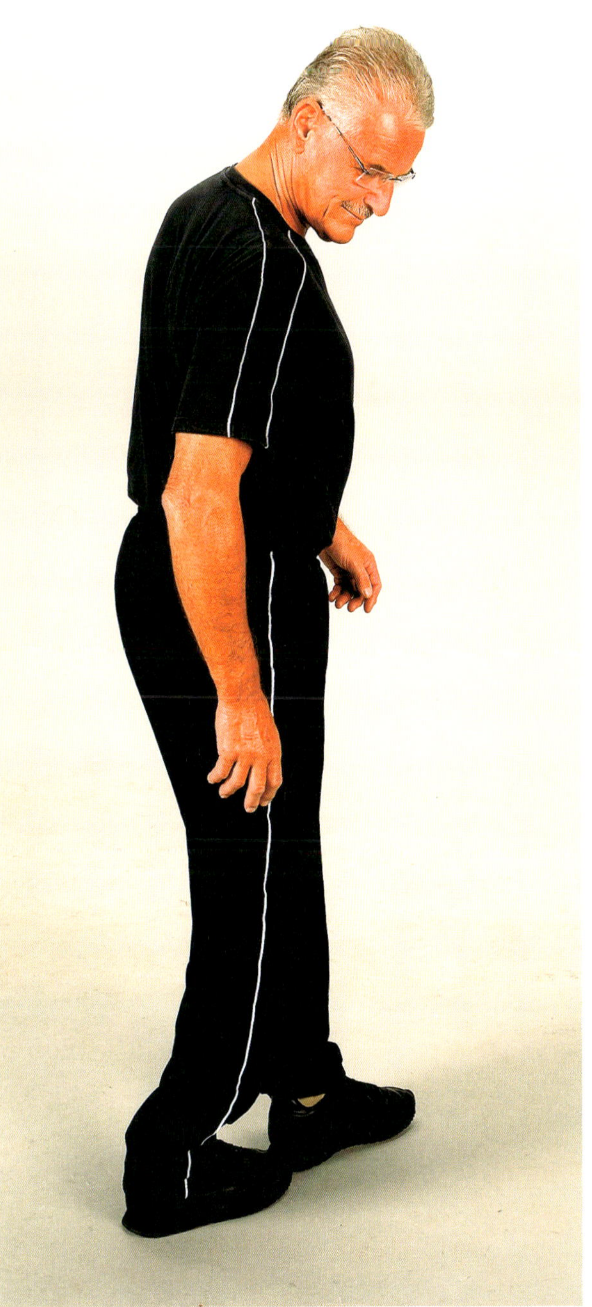

Einbeinstand

Beim Einbeinstand stellen Sie sich auf einen Fuß, den anderen Fuß vom Boden lösen. Das Standbein ist leicht gebeugt, das Spielbein leicht außenrotiert. Die Brustwirbelsäule ist aufgerichtet, die Handflächen zeigen nach vorne.

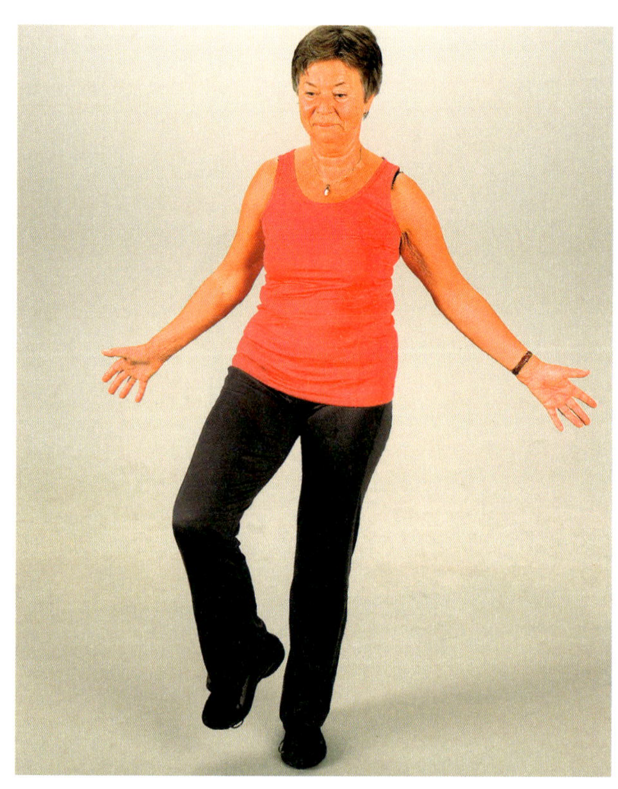

Einbeinstand und labile Unterlage

- Sie stellen sich in den Einbeinstand. Sie stehen dabei aber nicht auf dem Boden, sondern auf einer Gymnastikmatte, die normal, also einfach, hingelegt wird.

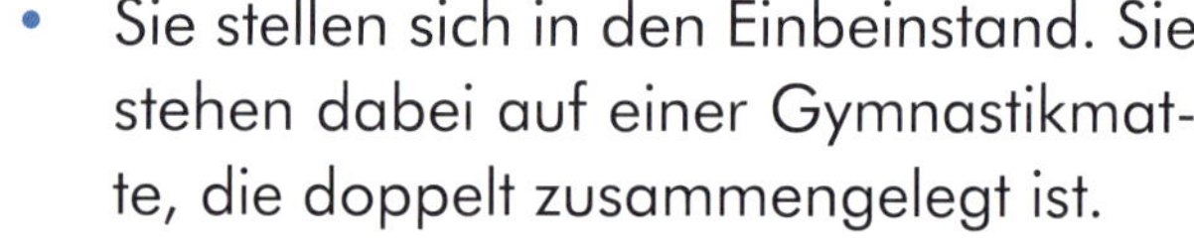

- Sie stellen sich in den Einbeinstand. Sie stehen dabei auf einer Gymnastikmatte, die doppelt zusammengelegt ist.

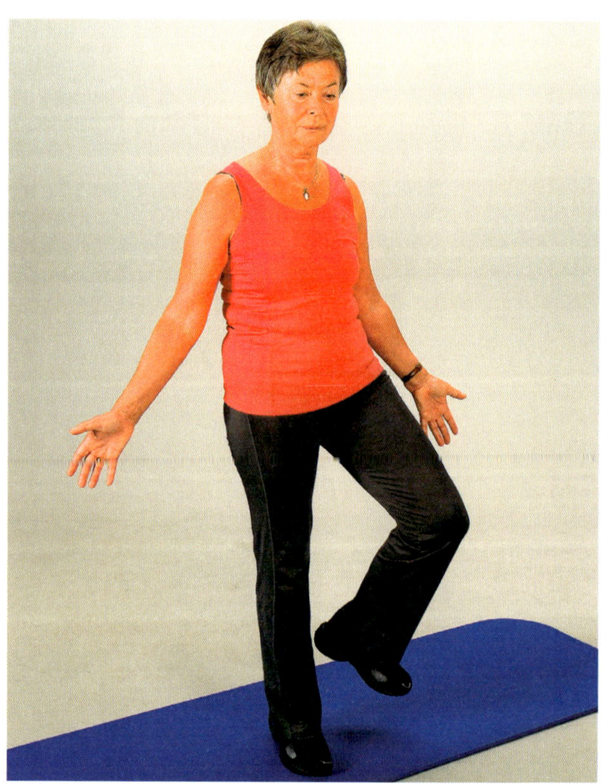

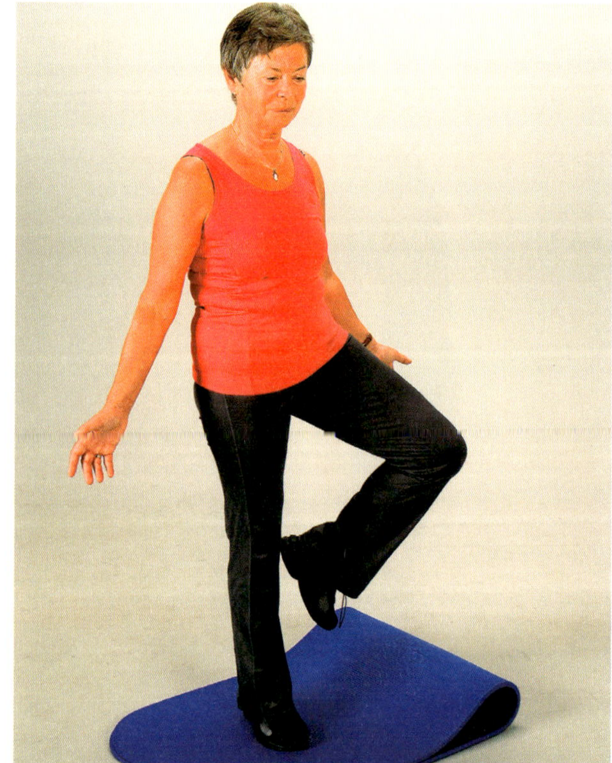

Informationsblatt für die Kursstunde 3: Sicher Fortbewegen und Gehen im Alltag

Das Gefühl, sicher und angstfrei gehen und sich fortbewegen zu können, wird mit zunehmendem Alter immer wichtiger. Wenn man nicht mehr flüssig und raumgreifend gehen kann, wird die Mobilität eingeschränkt. Und das hat leider oft auch Auswirkungen auf die Psyche. Manche Menschen werden einsam und ziehen sich immer weiter zurück. Deshalb ist ein Schrittmustertraining oder ein Gehtraining über verschiedene Untergründe wichtig. Beim Gehen wird vor allem die Muskulatur der aufrechten Haltung (Rücken- und Hüftstreckung), die Bein- bzw. Fußmuskulatur (Oberschenkelstreckung, Fußgelenkstabilisation) und das Gleichgewicht beansprucht.

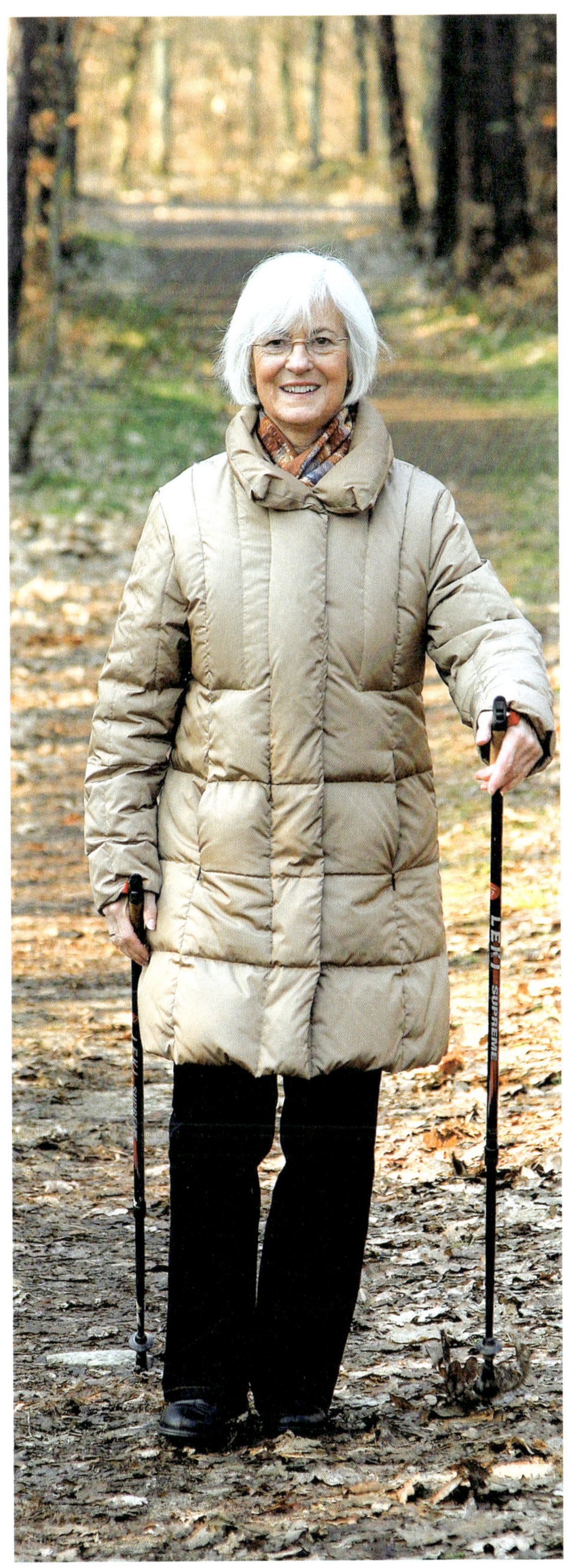

Was können Sie sonst noch tun, um die notwendige Gleichgewichtsfähigkeit für das Gehen und damit Ihre Mobilität zu erhalten?

- Gehen Sie täglich mindestens 3.000 Schritte!
- Gehen Sie am besten täglich spazieren und bedenken Sie dabei – auch ein fünfminütiger Spaziergang ist besser als keiner.
- Wenn Sie fit genug sind, gehen Sie möglichst häufig auch auf unterschiedlichen Untergründen, auf Asphalt, auf Waldwegen, auf Wiesen, über Geröll. Wählen Sie Strecken, die bergauf und dann wieder bergab gehen. Das ist das beste Training zur Erhaltung der Gehfähigkeit!

- Wählen Sie ruhig auch mal Strecken, bei denen Sie über Äste steigen oder sich unter Hindernissen hindurchducken müssen.

- Ziel sollte es sein, 30 min, besser 60 min, am Stück zu marschieren.

- Je nach eigener Belastbarkeit reicht ein langsames Tempo aus. Wenn Sie im Laufe des Gehtrainings fitter werden, sollten Sie das Tempo phasenweise steigern. Wechseln Sie zwischen langsamerem Tempo und schnellerem Tempo ab. Das trainiert die Alltagsbewältigung. Auch im Alltag muss man machmal länger durchhalten, kann aber langsamer gehen. Manchmal sind kürzere Strecken, dafür aber ein schnelleres Tempo, gefordert.

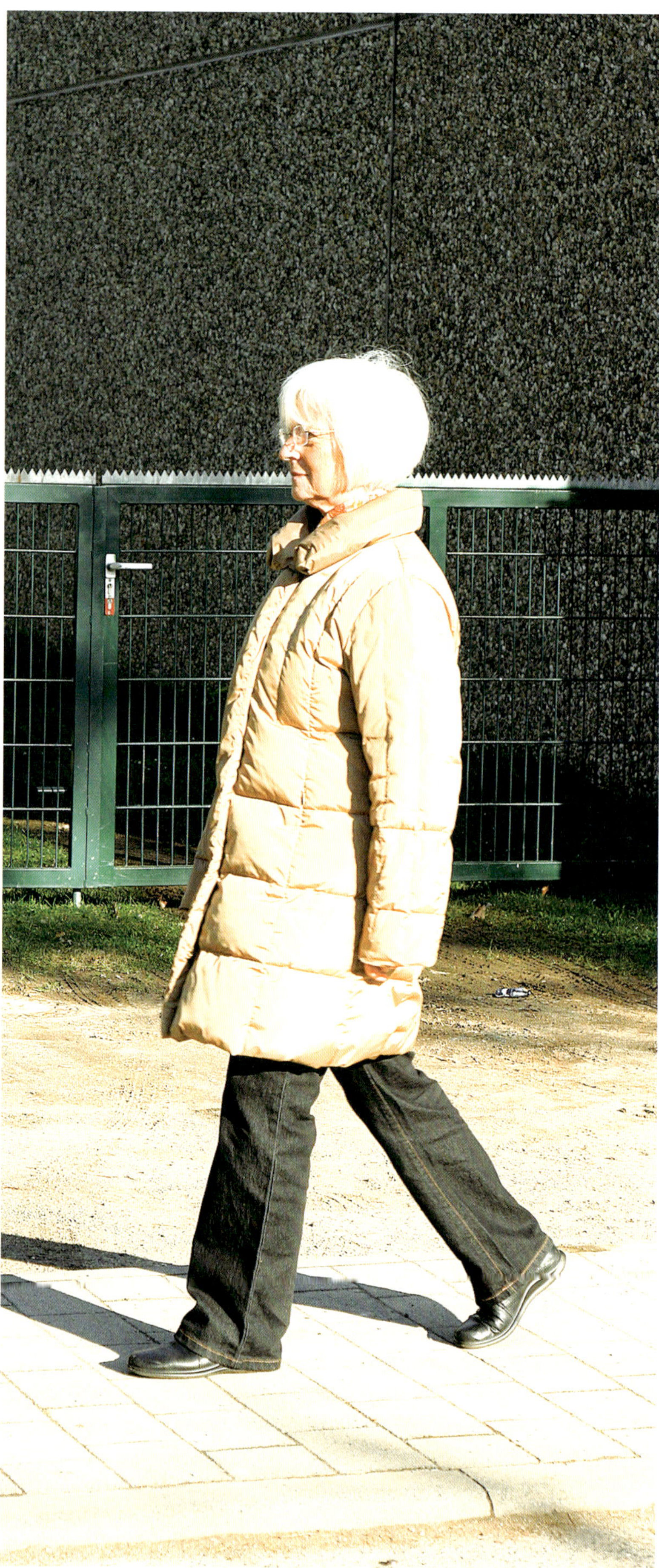

Informationsblatt für die Kursstunde 4: Wie komme ich nach einem möglichen Sturz wieder auf die Beine?

Trotz aller Bemühungen und Vorkehrungen kann es sein, dass ältere Menschen einmal hinfallen. Es ist wichtig, dass Sie auf den Fall der Fälle vorbereitet sind und es schaffen, selbstständig wieder nach oben zum Stehen zu kommen. Viele ältere Menschen, die das Aufstehen vom Boden nicht üben, schaffen es nämlich nach einem Sturz nicht mehr, allein hochzukommen. Manche geraten in Panik. Umso wichtiger ist es, das selbstständige Hochkommen zu üben.

Dabei hilft die **Backward-Chaining-Methode** (Lernmethode mit umgekehrter Abfolge). Sie lernen, sich mithilfe eines Stuhls auf den Boden zu legen und wieder aufzustehen. Das Aufstehen wird also nicht direkt vom Boden aus trainiert, sondern vom Stand.

Das Aufstehen üben (nach der Backward-Chaining-Methode)

Schritt 1: Stand vor dem Stuhl.

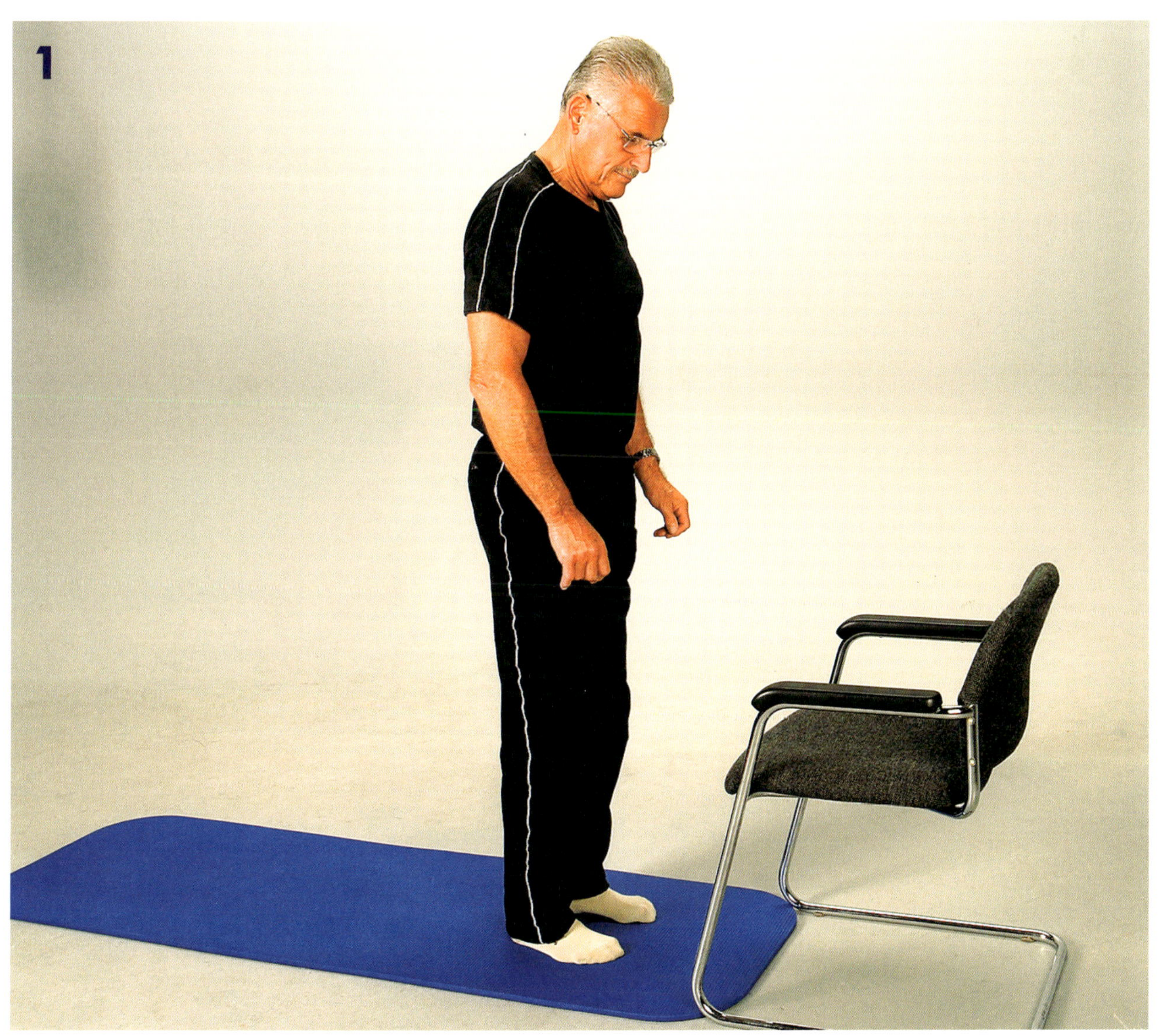

Schritt 2: Stand und Festhalten an der Sitzfläche des Stuhls.

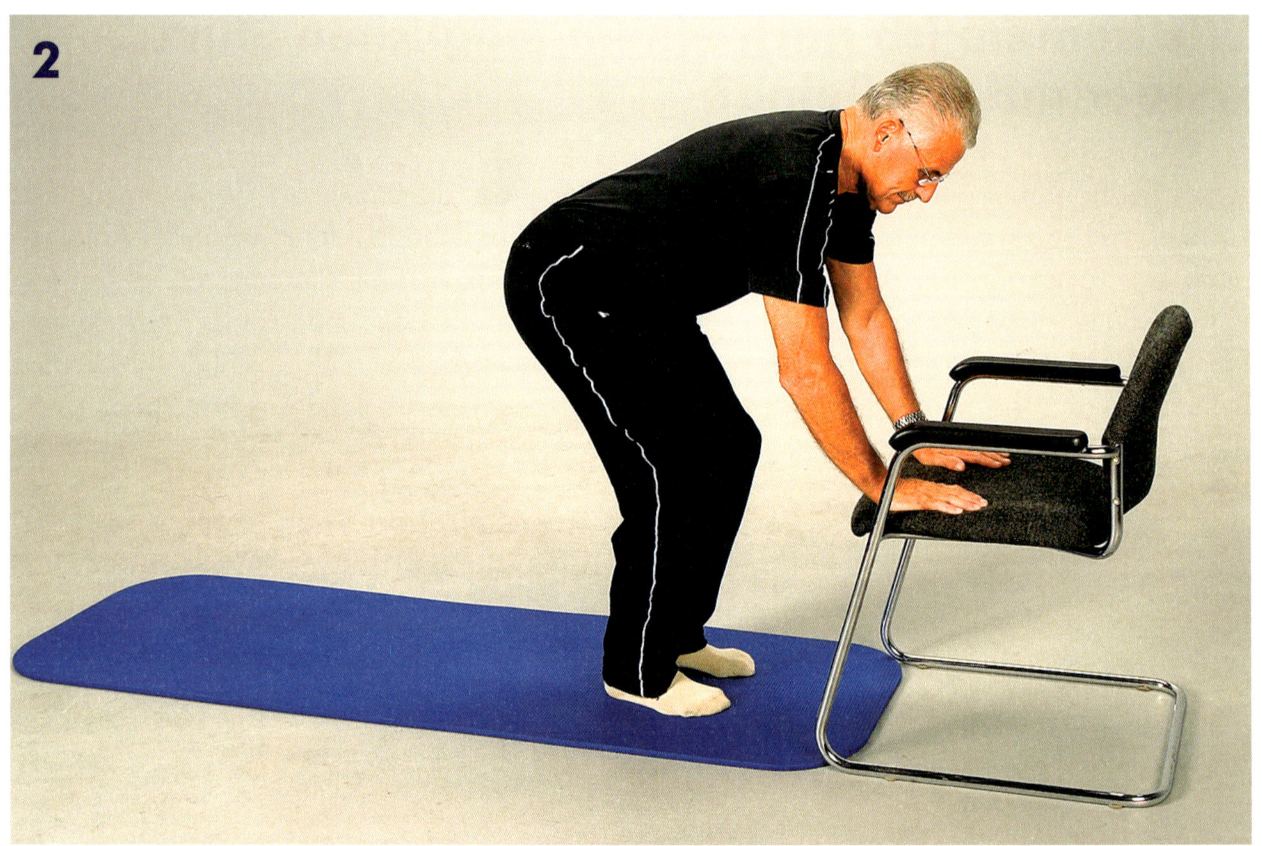

Schritt 3: Mit Festhalten in den Kniestand.

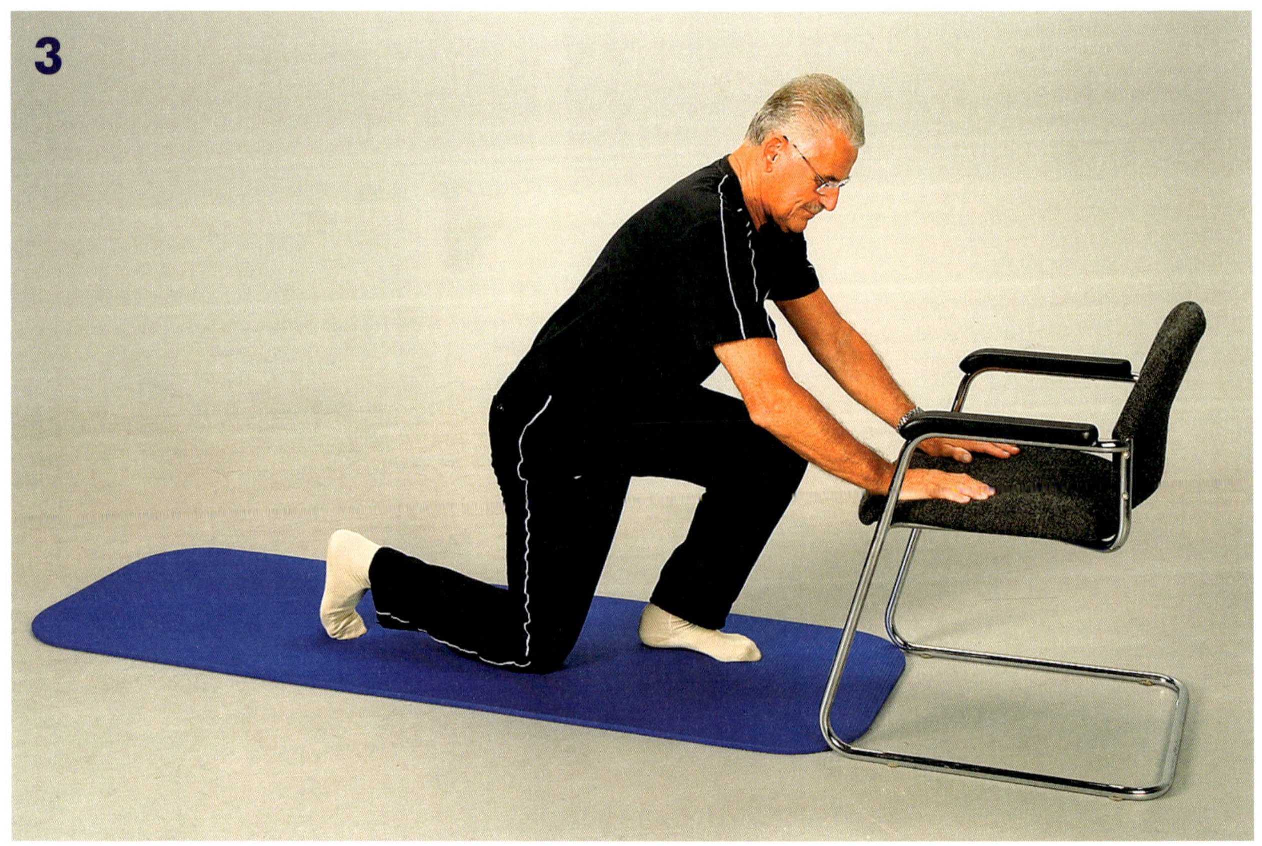

Schritt 4: In den Vierfüßlerstand – geschafft!

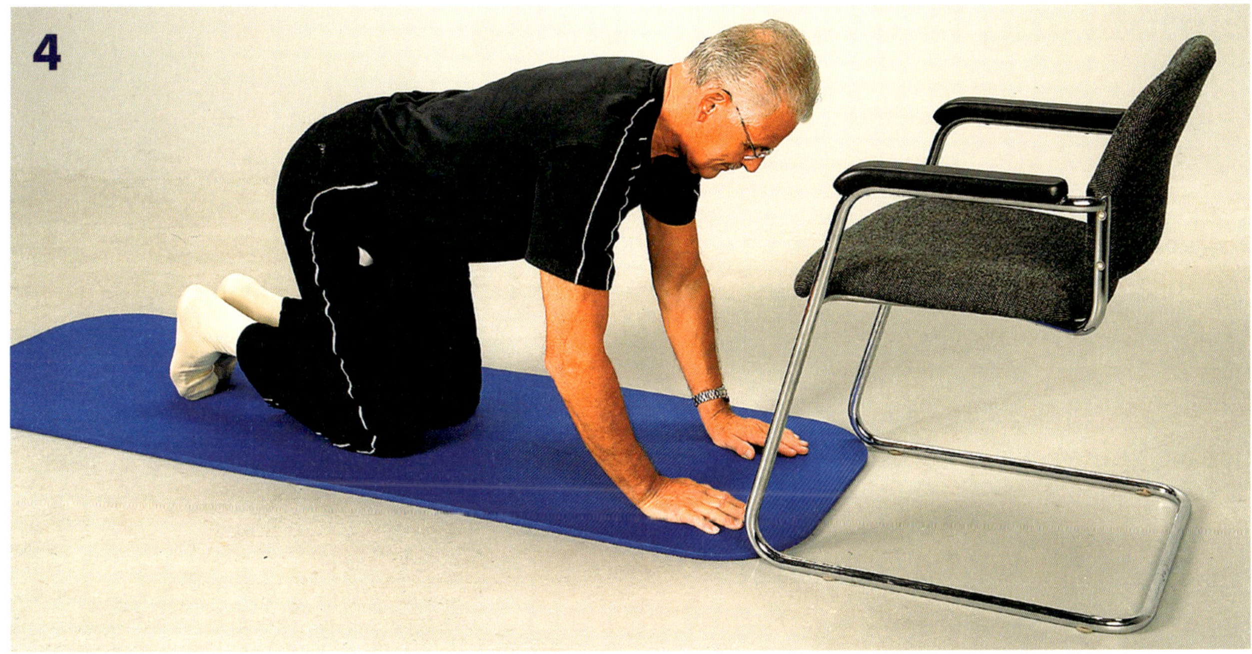

Um in den Stand zu kommen, muss die Reihenfolge einfach umgekehrt werden.

Schritt 5: Zum Aufstehen wieder in den Vierfüßlerstand.

Schritt 6: Wieder unter Festhalten in den Kniestand.

Schritt 7: Wieder in den Stand und Festhalten an der Sitzfläche.

Schritt 8: Wieder in den Stand vor dem Stuhl.

Was können Sie tun, falls Sie nicht mehr aufstehen können?

- Das Telefon ist für ältere Menschen die Nabelschnur zur Außenwelt. Darum sollte es möglichst auch vom Boden aus erreichbar sein. Möglicherweise kann auch eine Telefonanlage mit mehreren Anschlüssen installiert werden, wovon dann zumindest ein Anschluss vom Boden aus erreichbar sein sollte.
- Wenn Sie nicht in der Lage sind, über das Telefon Hilfe zu holen, sollten Sie nach Hilfe rufen. Da anhaltendes Rufen sehr ermüdend sein kann, sollte man sich auf Momente beschränken, in denen es wahrscheinlich ist, dass man gehört wird (z. B. wenn man selbst einen Nachbarn hört). Auch über Klopfzeichen kann man sich bemerkbar machen. Dazu eignen sich besonders die Heizungsrohre. Solche Klopfzeichen müssen aber vorsorglich mit Nachbarn besprochen werden, sodass diese auch entsprechend reagieren.
- Auch innerhalb der Wohnung sollten Vorkehrungen getroffen werden für den Fall eines „Falls". Ein Holz- oder Metallgegenstand in der Nähe der Heizung ermöglicht weithin hörbare Klopfzeichen. Wasserflaschen auf dem Boden verhindern eine Dehydrierung. Decken und Kissen sollten vom Boden aus erreichbar sein, damit Sie sich bequem unterlagern und gegen Auskühlung schützen können.

Informationsblatt für die Kursstunde 5: Einführung in das Krafttraining

Muskelkraft eine der wichtigsten Voraussetzungen zur Erhaltung von Leistungsfähigkeit und Selbstständigkeit im Alter. Wer zu wenig Kraft hat, kann sich vom Liegen nicht zum Sitzen aufrichten. Er schafft es nicht, aufzustehen und kann sich nicht vorwärts bewegen. Experten haben festgestellt, dass es in vielen Fällen die fehlende Muskelkraft ist, die die Selbstständigkeit im Alter begrenzt. Wer kaum noch Zusatzgewichte heben und tragen kann, kann nicht mehr allein einkaufen. Wer die Beine nicht mehr hoch genug anheben kann, schafft es auch nicht, in einen Bus oder eine Straßenbahn einzusteigen.

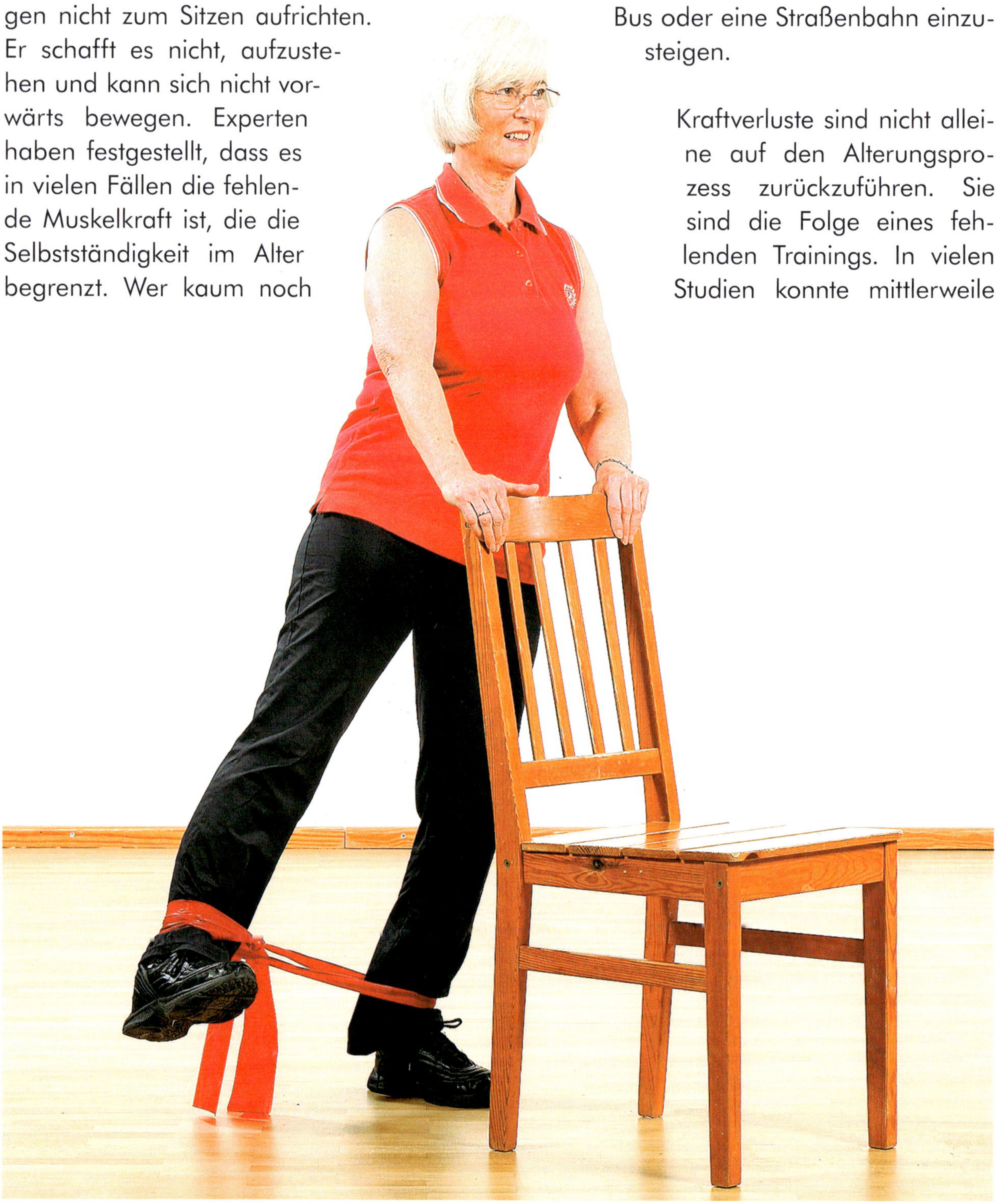

Kraftverluste sind nicht alleine auf den Alterungsprozess zurückzuführen. Sie sind die Folge eines fehlenden Trainings. In vielen Studien konnte mittlerweile eindrucksvoll nachgewiesen werden, dass Muskelkraft bis ins höchste Alter hinein trainierbar ist. 90-Jährige sind genauso trainierbar wie 20-Jährige. Dabei sind immense Kraftzuwächse in kürzester Zeit möglich. In einer Studie wurden beispielsweise 11 Frauen zwischen 87 und 96 Jahren untersucht. Zu Beginn der Untersuchung waren die meisten der Frauen nicht in der Lage, mehr als drei Stufen selbständig zu steigen. Sie übten über einen Zeitraum von acht Wochen eine Stunde pro Tag Treppensteigen. Nach den acht Wochen konnte jede Teilnehmerin 23 Stufen selbstständig bewältigen. In den acht Wochen erreichten die Frauen einen Kraftzuwachs zwischen 174 und 180 %. Weitere Ergebnisse waren: Die Frauen konnten insgesamt schneller gehen, sie hatten ein besseres Gleichgewicht und konnten ohne Unterstützung vom Stuhl aufstehen. Einige der untersuchten Frauen hatten in den acht Wochen gelernt, wieder ohne Stock zu gehen.

Prioritäten für die Muskelkräftigung

Einige Muskeln sind für die Aufrechterhaltung der Selbstständigkeit im Alltag besonders wichtig. Diese sind:

Prioritätenliste für die Muskelkräftigung

Die wichtigsten Muskelgruppen zur Erhaltung der Selbstständigkeit im Alter sind

1. die Beinmuskeln (vor allem die vorderen Oberschenkelmuskeln),
2. die Rücken- und Bauchmuskeln und
3. die Arm- und die Schultermuskeln.

Besonders wichtig sind die vorderen Oberschenkelmuskeln. Sie werden gebraucht, um stabil stehen und raumgreifend gehen zu können. Sie werden beim Treppensteigen eingesetzt und spielen auch bei der Sturzprophylaxe eine entscheidende Rolle. Schulter- und Armmuskeln braucht man zum heben und tragen, um etwas wegzuschieben oder zu sich heranziehen zu können.

Die Rücken- und Bauchmuskeln sind besonders wichtig, um sich aufrecht und stabil halten zu können.

Alte Menschen brauchen starke Muskeln, . . .

- weil man Muskeln für die Bewältigung des Alltags braucht;
- weil sie die Eigenständigkeit erhalten;
- weil Muskeln das Risiko zu stürzen, reduzieren;
- weil Muskeln eine aufrechte Haltung fördern;
- weil Muskeln den Abbau von Knochenmasse im Alter verhindern;
- weil Muskeln die Gelenke vor Schmerzen schützen;
- weil Muskeln auch selbstbewusst machen;
- weil man nur mit starken Muskeln wieder nach oben kommt, wenn man hingefallen ist.

Hier zwei Übungen für die äußeren Oberschenkelmuskeln. Für die Durchführung brauchen Sie ein elastisches Übungsband. Wählen Sie eine der beiden Übungen für die Hausaufgaben aus.

Seittipp mit dem elastischen Übungsband

Die Teilnehmer stehen mit beiden Füßen in Parallelstellung mittig auf dem Band, überkreuzen das Band und halten die Bandenden fest. Nun das Körpergewicht verlagern und abwechselnd mit der rechten und der linken Fußspitze auf den Boden tippen. Das Standbein ist dabei leicht gebeugt.

Ausgangsposition

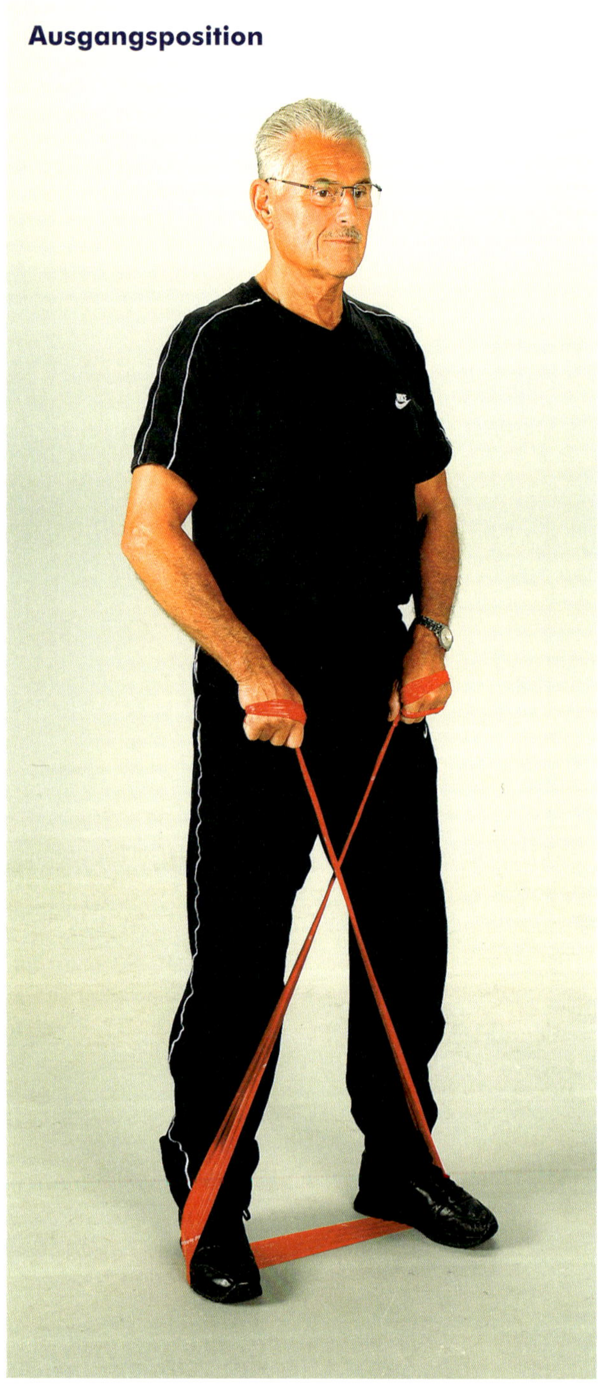

Endposition

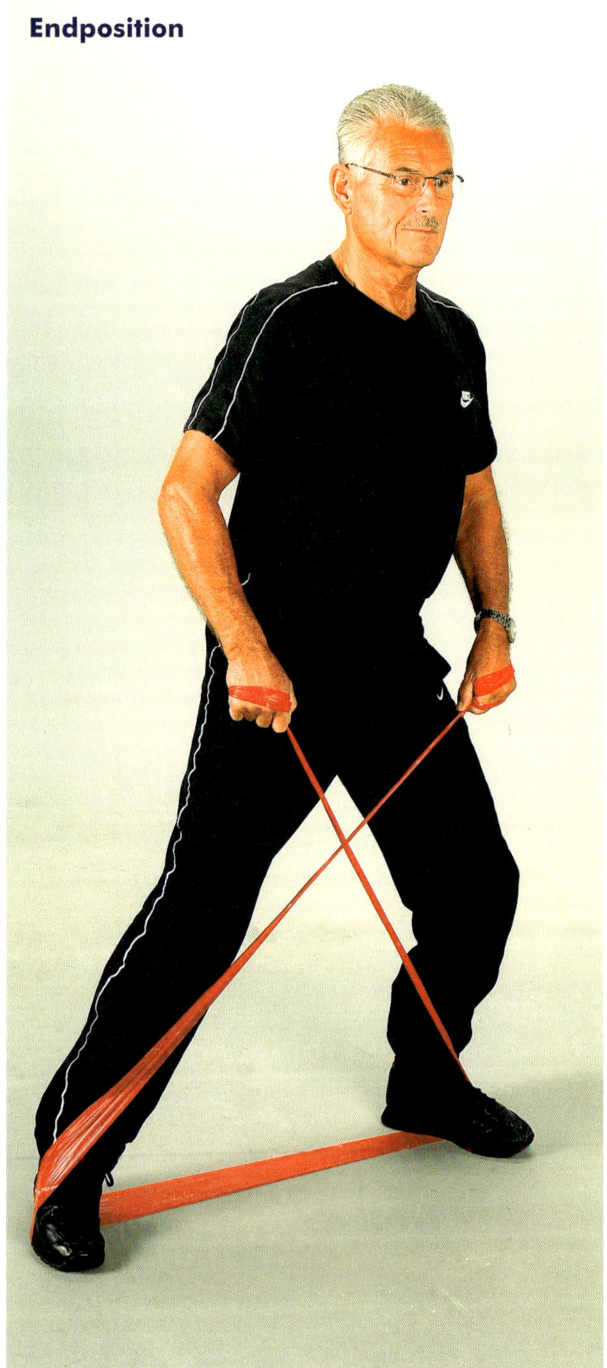

Seitlift mit dem elastischen Übungsband

Sie stehen mittig mit beiden Füßen auf dem elastischen Übungsband und halten die Bandenden fest. Nun ein Bein seitlich vom Boden anheben und die Spannung 5 s lang halten. Das Standbein ist leicht gebeugt. Seitenwechsel.

Ausgangsposition

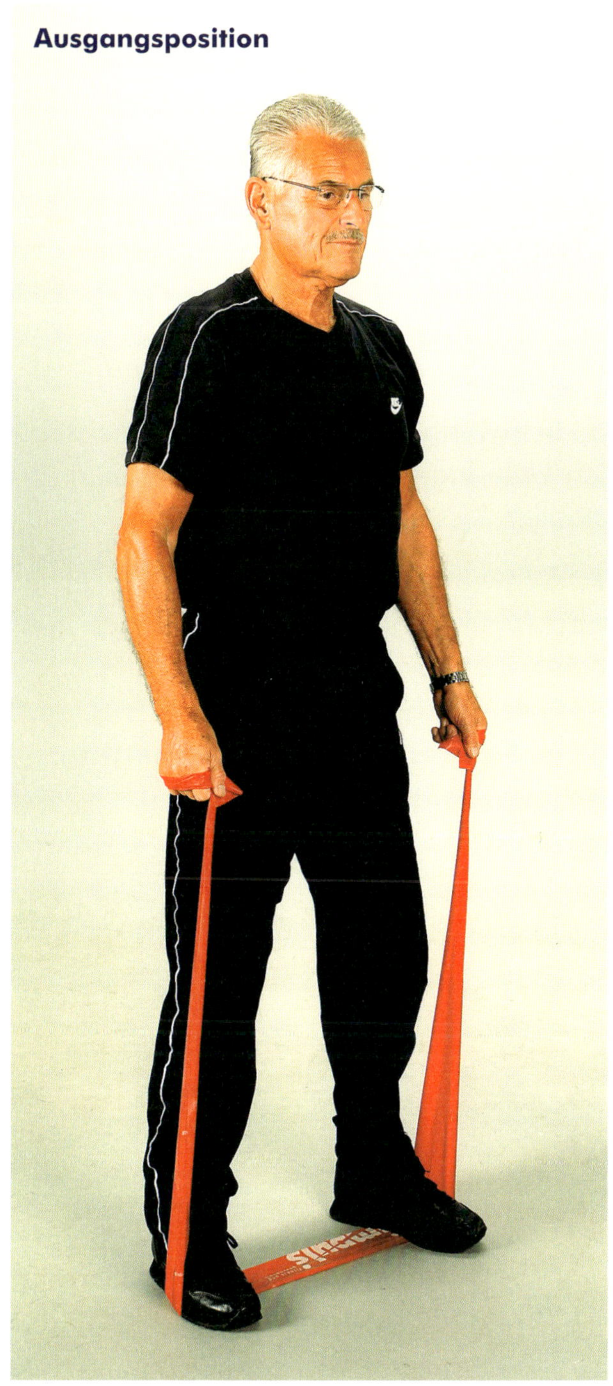

Endposition

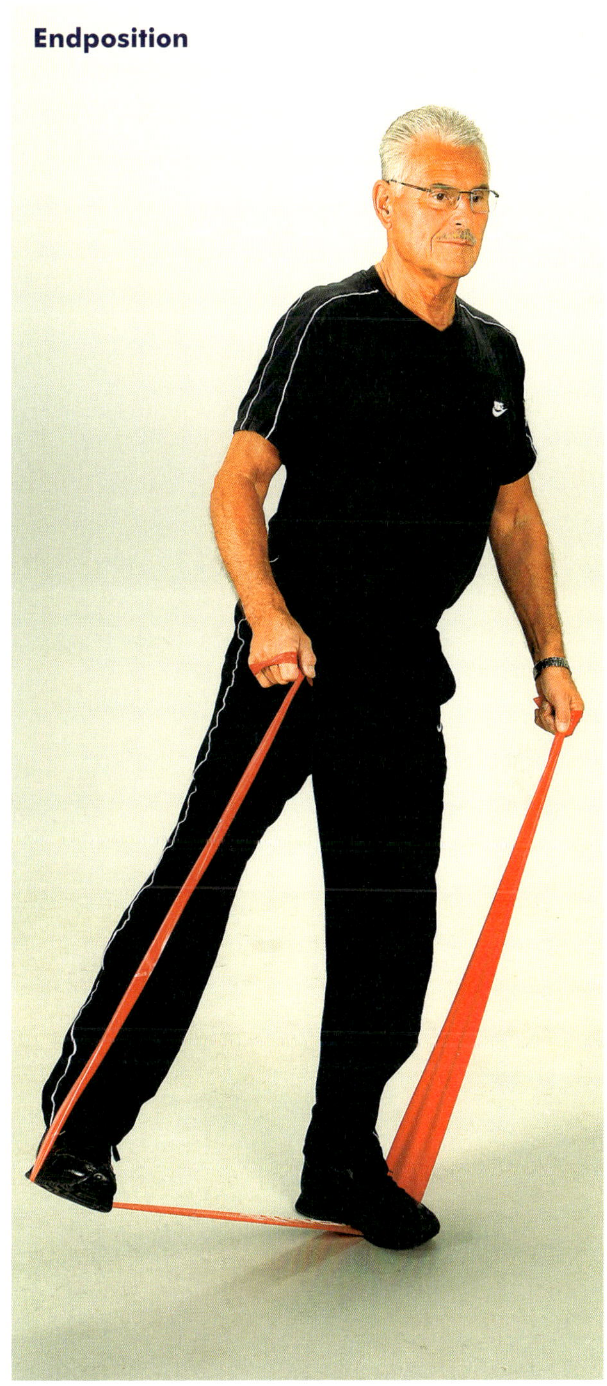

Informationsblatt für die Kursstunde 6: Kombination von Kraft und Gleichgewicht

Im Alltag werden Kraft und Gleichgewicht immer gleichzeitig gefordert. Gleichgültig, ob es darum geht, in einen Bus zu steigen, eine Treppen sicher hinabzusteigen oder raumgreifend zu gehen. Deshalb ist es wichtig, beides auch in Kombination zu trainieren und zu üben, um diesen Situationen gewachsen zu sein.

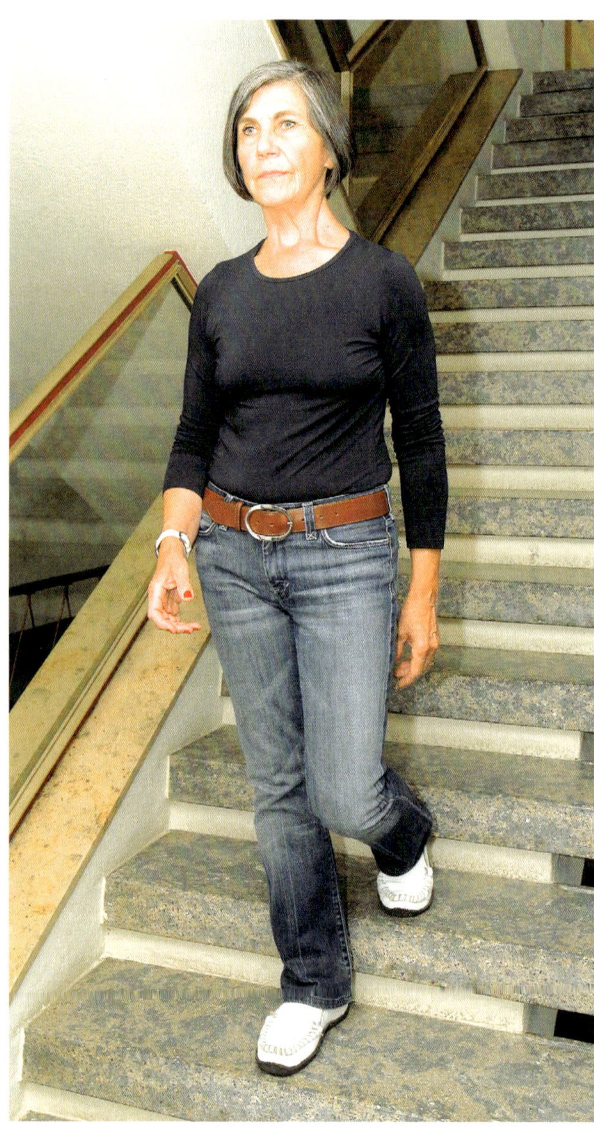

Sie können dieses kombinierte Training auch zu Hause gut auf einer Gymnastikmatte durchführen. Dabei ergeben sich die folgenden Schwierigkeitsstufen:

1. **Schwierigkeitsstufe:** Auf einer Gymnastikmatte, die einfach auf den Boden gelegt wird.

2. **Schwierigkeitsstufe:** Auf einer Gymnastikmatte, die doppelt zusammengelegt ist.

3. **Schwierigkeitsstufe:** Auf einer Gymnastikmatte, die vierfach zusammengelegt ist.

4. **Schwierigkeitsstufe:** Auf einer Gymnastikmatte, die locker zusammengerollt ist.

5. **Schwierigkeitsstufe:** Auf einer Gymnastikmatte, die eng zusammengerollt ist.

6. **Schwierigkeitsstufe:** Auf einer instabilen Unterlage, zum Beispiel auf einem instabilen Kissen.

7. **Schwierigkeitsstufe:** Auf einer etwas wackeligeren instabilen Unterlage, zum Beispiel auf einer Weichbodenmatte.

Squat auf einer Gymnastikmatte, locker zusammengerollt

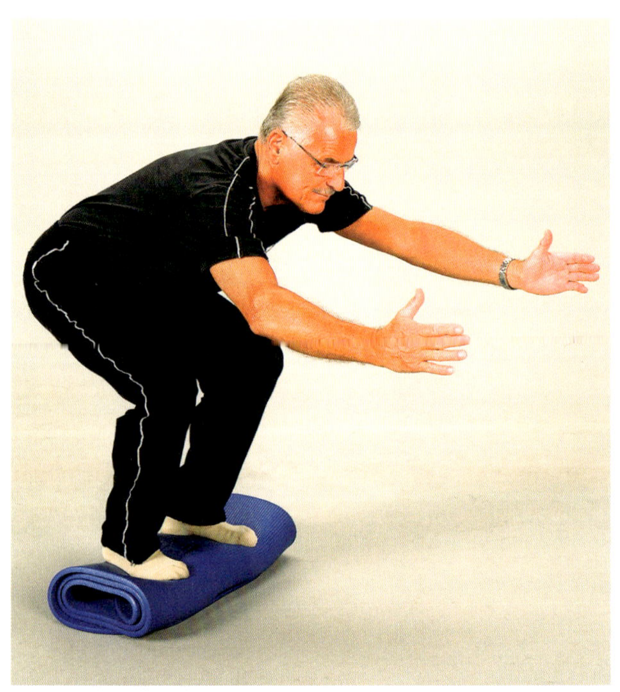

Informationsblatt für die Kursstunde 7: Mit Mehrfachanforderungen besser klarkommen

Dual- oder Multi-Tasking – das ist nichts anderes als Mehrfachanforderungen, also, wenn mehrere körperliche Anforderungen gleichzeitig umgesetzt werden müssen oder wenn eine körperliche und eine geistige Anforderung gleichzeitig umgesetzt werden soll. Im Alltag ist man ständig mit Doppel- oder sogar Mehrfachaufgaben konfrontiert, zum Beispiel beim Auto- oder Fahrradfahren, beim Überqueren einer Straße oder wenn man einen Schlüssel aus der Tasche kramt, während man eine Treppe hinaufsteigt.

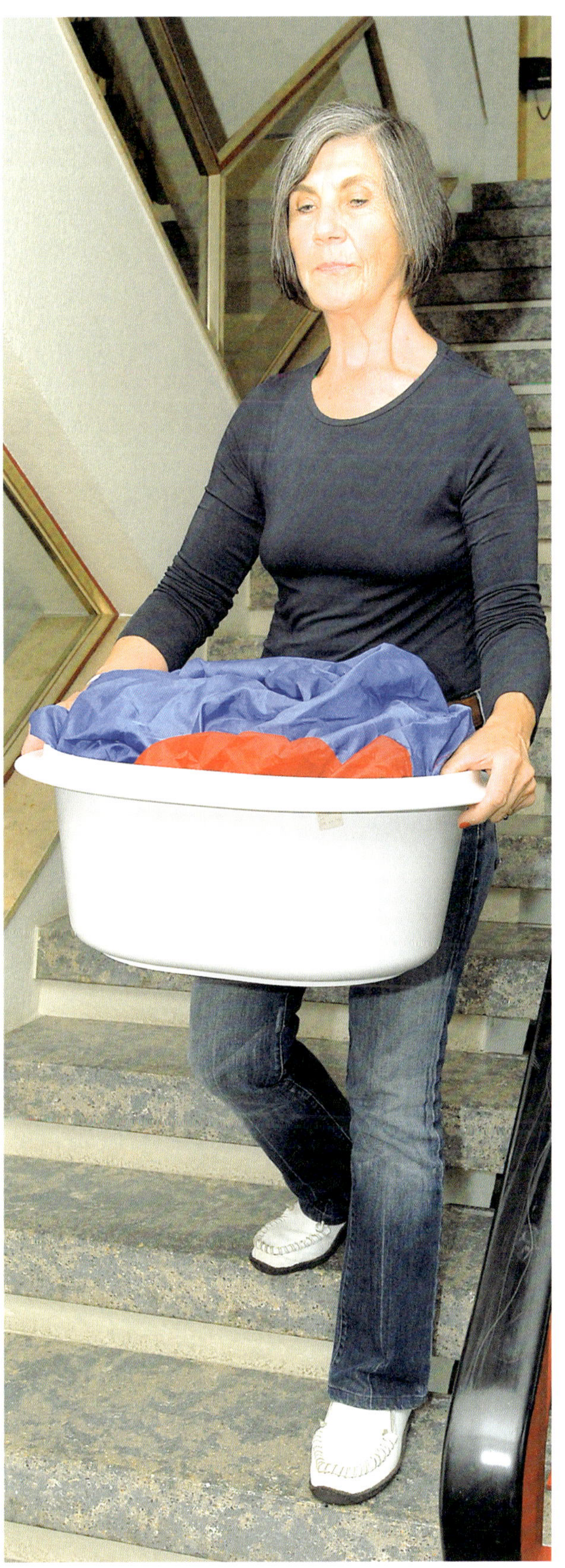

Man hat festgestellt, dass solche Doppelaufgaben eine große Herausforderung für das Gehirn darstellen. Denn auch eine konkrete Bewegung, wie zum Beispiel das Gehen oder das Treppensteigen oder auch das Aufrechterhalten des Gleichgewichts im Stehen oder in der Fortbewegung, erfordert Gehirnkapazität.

Denn: Die Motorik wird unaufhörlich vom Zentralnervensystem kontrolliert. Und das kostet Energie. Wissenschaftler haben herausgefunden, dass Studienteilnehmer, die man auf einen wackeligen Untergrund stellt, eine kognitive Aufgabe schlechter als zuvor lösen. Besonders deutlich zeigt sich dies bei älteren Menschen. Können die Teilnehmer sich jedoch gleichzeitig an einem Geländer festhalten, steigt ihre kognitive Leistungsfähigkeit wieder. Ähnliches lässt sich auch im Alltag beobachten: Ältere Leute bleiben beim Spazierengehen oft stehen, wenn sie gleichzeitig mit einer anderen Person sprechen und einen Gedanken klarer fassen oder ausdrücken

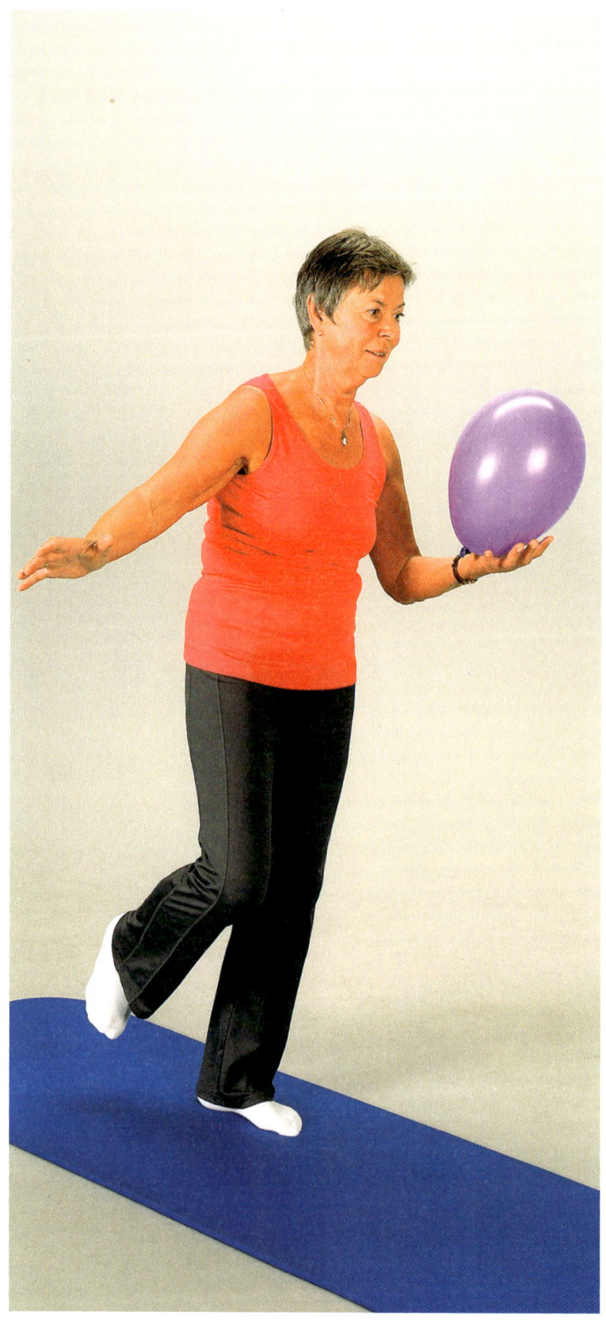

möchten. Das bedeutet: Wenn man sich bewegt und dabei gleichzeitig eine kognitive Herausforderung lösen muss, reicht die insgesamt vorhandene Gehirnkapazität oft nicht für die optimale Lösung beider Aufgaben aus. Es bleibt zu wenig Kapazität für die Lösung der kognitiven und der motorischen Aufgabe übrig, beide Aufgaben können nicht mehr optimal bewältigt werden. Das erhöht auch das Risiko zu stürzen.

Ein Dual-Tasking-Training verschafft dem Gehirn wieder mehr freie Kapazität und verbessert dadurch sowohl die geistige Leistungsfähigkeit als auch die Sicherheit zur Bewältigung der Bewegungsaufgabe.

Dual-Tasking-Training

Gehen Sie rückwärts im Tandemgang (wahlweise vorwärts oder rückwärts – je nach Leistungsstand) und zählen Sie dabei gleichzeitig, von 100 beginnend, in Dreierschritten bis zur Zahl 1 rückwärts.

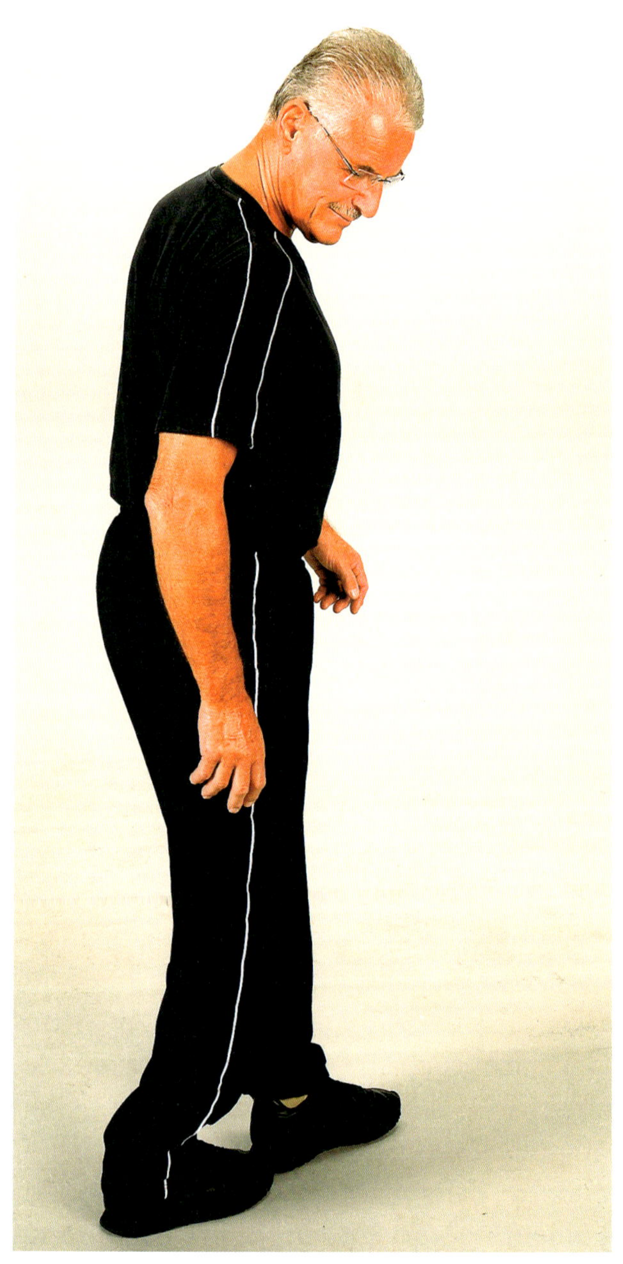

Informationsblatt für die Kursstunde 8: Muskelentspannung gegen Sturzangst

Wer starke Angst hat, zum Beispiel vor einem Sturz, der neigt dazu, muskulär zu verspannen. Angespannte Muskeln sind nicht in der Lage, schnell zu reagieren, wenn man ins Straucheln gerät und zu einer schnellen Reaktion gezwungen ist, um einen Sturz zu verhindern. In einem solchen Fall kann eine kleine Entspannungsübung helfen, die Muskeln zu entspannen, zu lockern, zu durchbluten.

Eine kleine Entspannungsübung für zu Hause

Setzen Sie sich entspannt auf einen Stuhl. Atmen Sie ruhig ein und aus. Lenken Sie Ihre Aufmerksamkeit nach innen. Nun die Wirbelsäule aufrichten und alle Muskeln des Körpers fest anspannen. Die Hände werden dabei zu Fäusten geballt, die Schultern werden ganz fest, genauso wie der Oberkörper, der Bauch, der Rücken, die Beine und die Füße. Sogar die Gesichtsmuskeln werden ganz fest. Halten Sie diese Spannung insgesamt 10 s lang, atmen Sie jedoch flüssig weiter. Lassen Sie dann mit dem Ausatmen die Spannung aus Ihrem Körper herausfließen. Der Körper wird ganz weich und schlaff, leicht und entspannt.

Danach spüren Sie in den Körper hinein. Wiederholen Sie die Übung – wenn Sie möchten – einige Male, bis Sie sich vollkommen entspannt fühlen.

Pushübungen und Pullübungen für die Hausaufgaben

Für die Hausaufgaben in dieser Woche sollen Sie eine Pushübung und eine Pullübung auswählen und diese in zwei Durchgängen jeweils 15 x wiederholen.

Kleine Auswahl an Pushübungen

Gesundheitsliegestütz

Die Teilnehmer gehen in den Vierfüßlerstand und setzen die Knie oberhalb der Kniescheibe auf dem Boden auf. Die Hände auf Schulterhöhe auf dem Boden aufsetzen. Nun die Ellbogen beugen und das Brustbein nach unten zum Boden führen. Dann unter Rumpfspannung wieder nach oben drücken. Oberkörper und Oberschenkel sollten – wenn möglich – eine gerade Linie bilden.

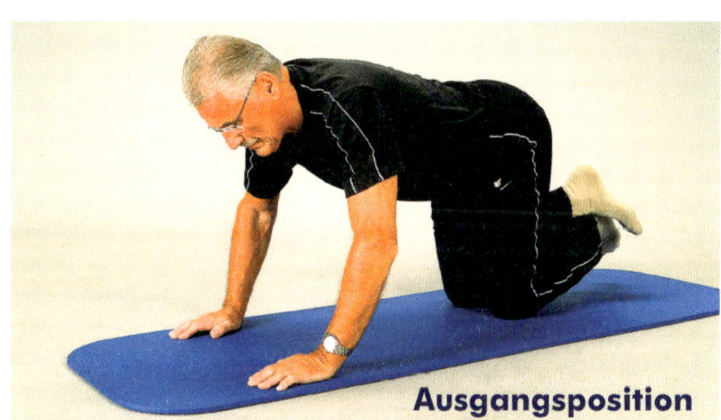

Ausgangsposition

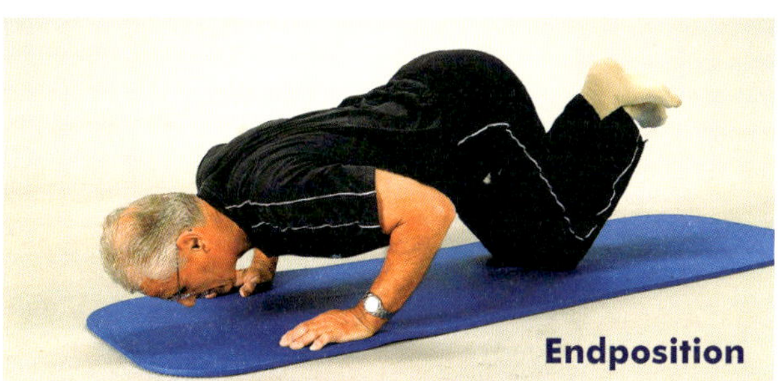

Endposition

Gesundheitsliegestütz mit elastischem Übungsband

Die Ausführung wie beim Gesundheitsliegestütz. Zur Steigerung des Schwierigkeitsgrades führen Sie das Band hinter dem Oberkörper durch und fixieren die Bandenden mit beiden Händen am Boden.

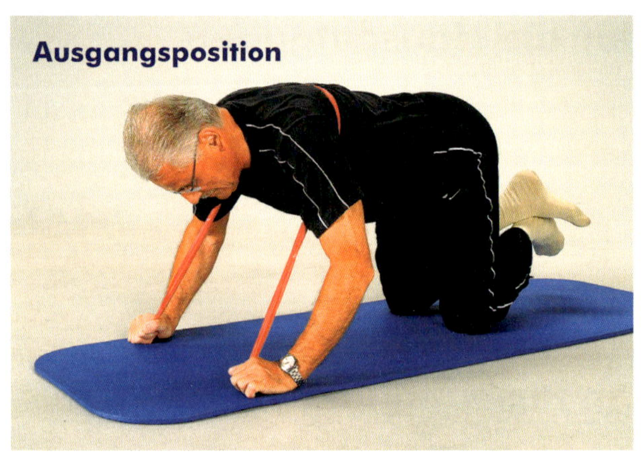
Ausgangsposition

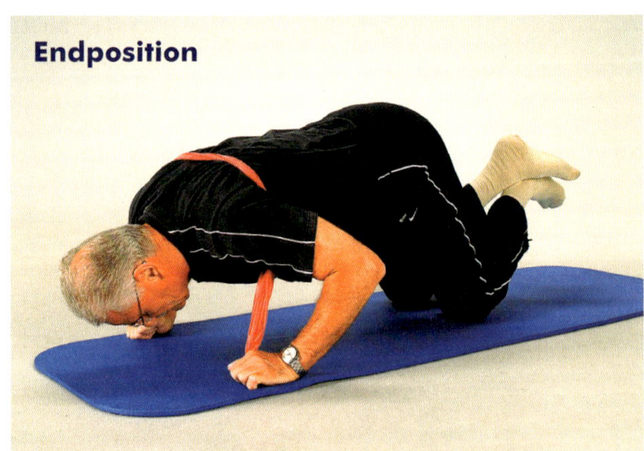
Endposition

Kleine Auswahl an Pullübungen

Lange Retros

Knoten Sie ein Band mittig etwa auf Brusthöhe an einem stabilen Gegenstand fest, der nicht umfallen oder verrücken kann. Dann die Bandenden überkreuzen und das Band an den Enden greifen. Die Arme befinden sich vor dem Körper. Jetzt ziehen beide Partner das Band mit gestreckten Armen seitlich am Körper vorbei nach hinten. Die Handflächen zeigen in der Endposition nach vorne, die Handgelenke gerade halten und nicht abknicken.

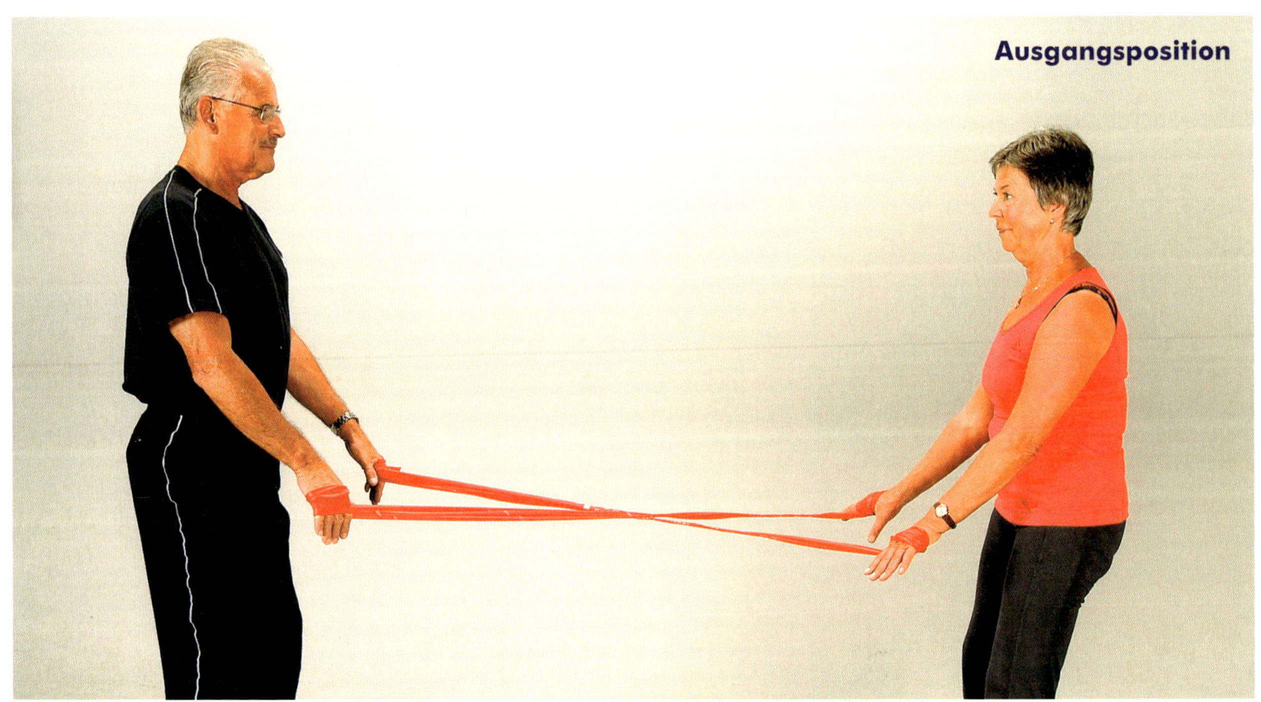
Ausgangsposition

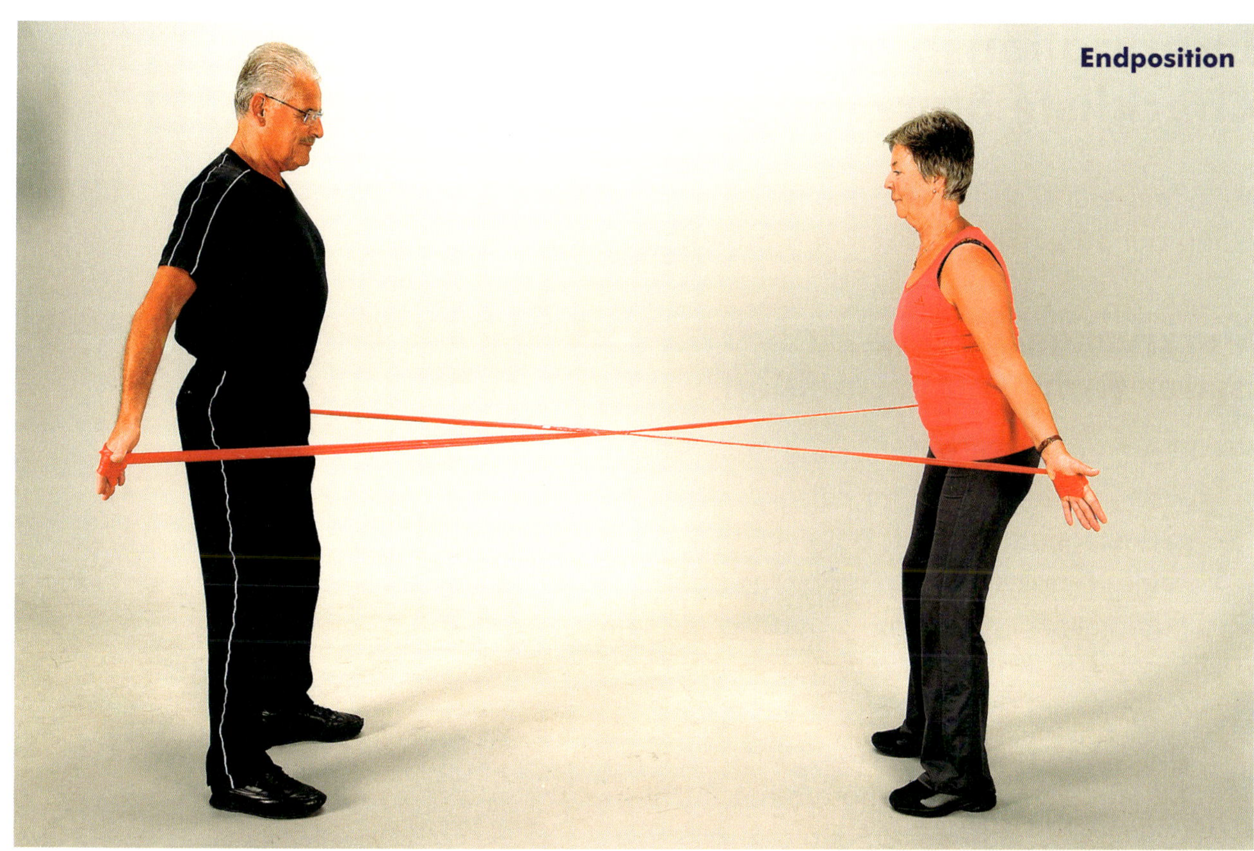

Cable Cross

Diese Übung wird wieder allein durchgeführt. Der Teilnehmer steht mittig auf dem Band. Die Bandenden werden überkreuzt gefasst. Nun die Arme über vorne nach oben und außen bewegen. Dabei hebt sich der Brustkorb.

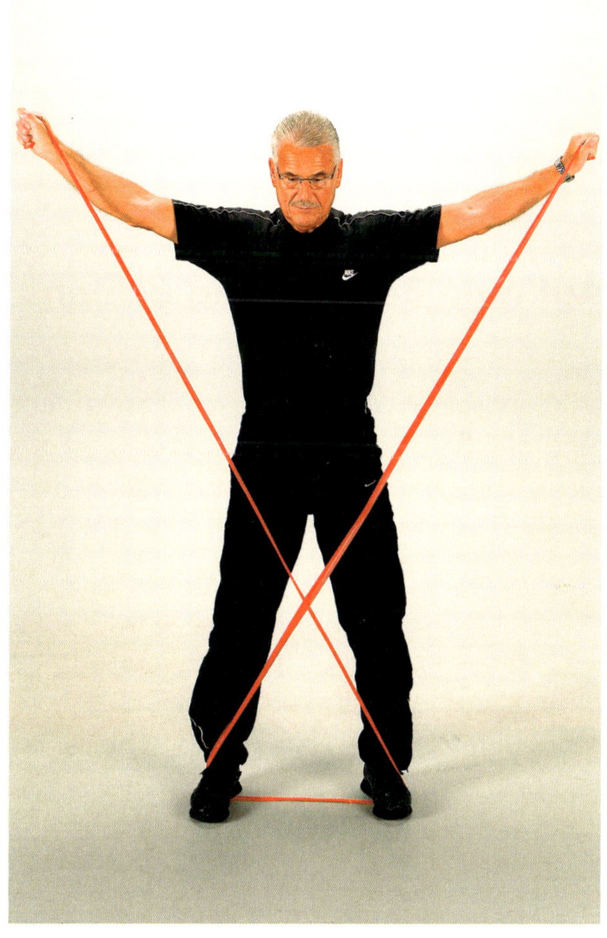

Informationsblatt für die Kursstunde 9: Checkliste Sturzrisiken im Alltag – Teil 1

Mithilfe dieser Checkliste können Sie Ihren Alltag auf äußere Sturzrisiken überprüfen:

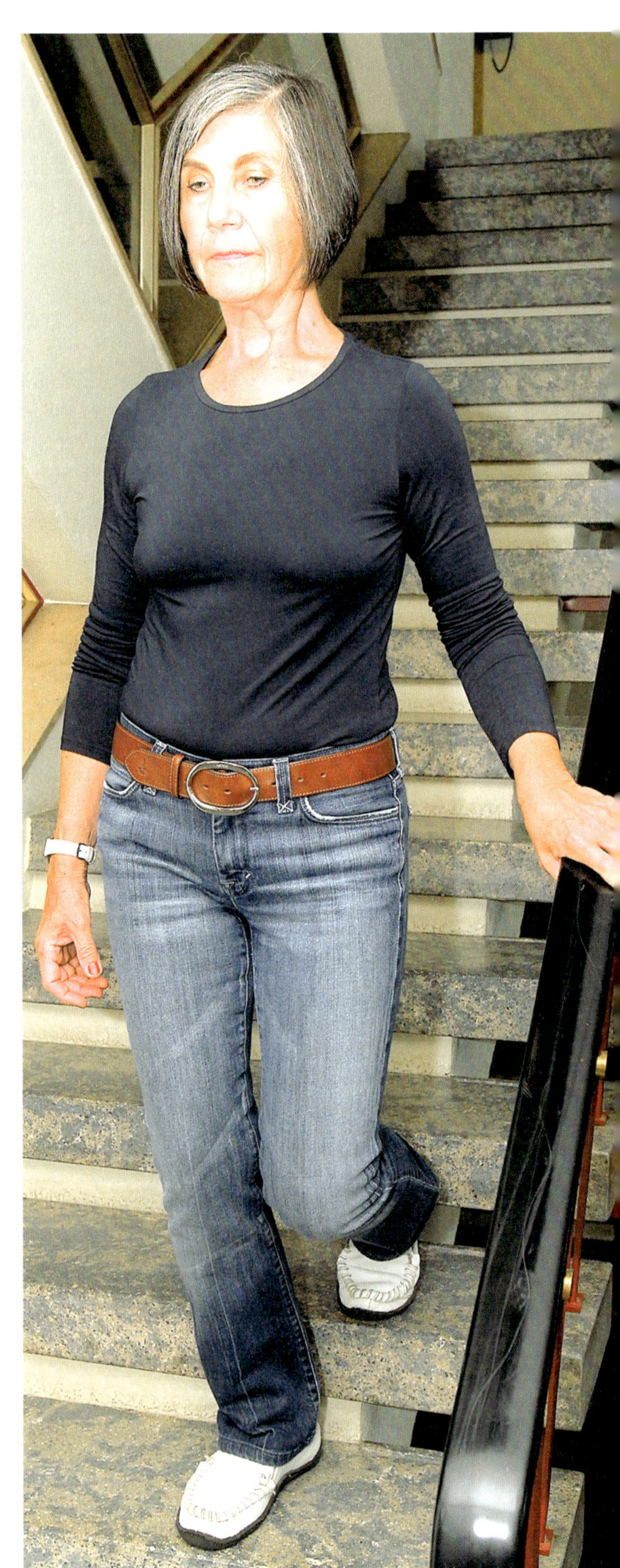

Sturzrisiken in der Wohnung vermeiden

- In der Wohnung sollten keine Stolperfallen im Weg sein, zum Beispiel offen herumliegende Kabel oder hochstehende Teppichkanten. Teppiche oder Läufer können leicht wegrutschen. **Tipps:** Die Kabel sollten neu verlegt werden, am besten an den Leisten oder an der Wand entlang. Teppiche und Läufer können am Boden mit Teppichklebeband fixiert werden.
- Es sollte überall ein freier Durchgang möglich sein und keine unnötigen Dinge im Weg herumstehen.
- Alle Zimmer, Flure und wichtige Ecken sollten gut und hell genug beleuchtet sein.

Auf gute Beleuchtung achten

Jeder, der älter wird, sollte die Beleuchtung in seiner Wohnung gut überprüfen. Sind alle Bereiche gut ausgeleuchtet? Falls nicht, müssen mehr Lampen angebracht werden. Auch die Stärke der Glühbirnen muss überprüft werden. Ist das Licht wirklich hell genug, um auch nachts genug zu erkennen? Es ist kein Problem, schwache Birnen gegen stärkere auszutauschen. Man unterscheidet direkte von indirekter Beleuchtung. Bei der indirekten Beleuchtung entfaltet sich die Helligkeit nach Anstrahlung einer weißen Wand oder Decke. Dies wird meist als angenehmer empfunden und ist auch sicherer, da so Blendeffekte vermieden werden können. Es ist besonders wichtig, dass Treppen oder einzelne Stufen innerhalb der Wohnung gut ausgeleuchtet sind. Es macht Sinn, eine gute Treppenhausbeleuchtung montieren zu lassen. In besonders risikoreichen Bereichen der Wohnung (zum Beispiel auf dem Weg vom Bett zur Toilette) kann es sinnvoll sein, einen Bewegungsmelder anzubringen oder eine Energiesparlampe während der Nacht brennen zu lassen.

Das Wohnzimmer

Im Wohnzimmer sollte man die Stolperstellen, zum Beispiel durch Teppichränder oder Türschwellen zum Balkon, beseitigen. Teppiche können mit Teppichklebeband am Boden fest verklebt werden. Es gibt rutschhemmende Teppichunterlagen. Das gesamte Wohnzimmer sollte sehr gut ausgeleuchtet sein, weil man sich in diesem Raum wahrscheinlich sehr häufig aufhält.

Treppen

Treppen sollten an beiden Seiten mit einem Handlauf versehen sein. Den braucht man besonders dringend beim Hinuntergehen. Der Bodenbelag der Treppenstufen muss rutschfest sein. Es gibt spezielle Gleitschutzstreifen. Eine gute und helle Treppenbeleuchtung ist wichtig.

Wer Höheres erreichen will

Es liegt auf der Hand, dass es besonders riskant ist, wenn man sich auf einen wackeligen Hocker oder einen Stuhl stellt, um aus dem Schrank ganz weit oben etwas herauszuholen. Man stellt sich auf die Zehenspitzen, der Hocker wackelt und schon rutscht man aus und liegt auf dem Boden. Genauso riskant ist das Abnehmen oder Aufhängen von Gardinen. Ältere Menschen sollten sich in diesen Situationen besser Hilfe holen, wenn sie sich nicht sicher fühlen. Und – auf keinen Fall einen Hocker oder einen Stuhl benutzen, um sich darauf zu stellen. Wenn schon, dann ist es besser, eine stabile und geprüfte Haushalts- oder Trittleiter einzusetzen.

Achtung: Nicht auf die Zehenspitzen stellen, sondern immer mit der ganzen Sohle fest auf der Trittfläche stehen bleiben.

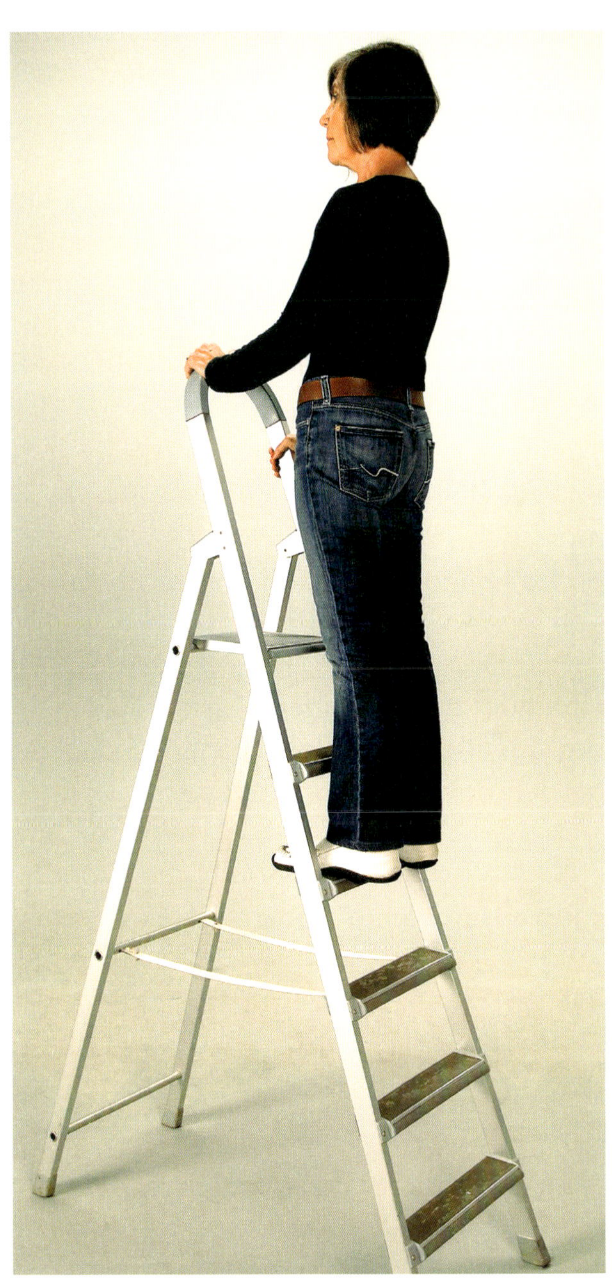

Informationsblatt für die Kursstunde 10: Checkliste „Sturzrisiken im Alltag" – Teil 2

Badezimmer und Toilette

Badezimmerfliesen sind rutschig, vor allem, wenn sie nass sind. Heute gibt es rutschfeste Fliesen. Diese sind stumpfer und bieten deshalb auch, wenn sie nass sind, mehr Halt und Standsicherheit.

Zusätzlich sollten die „kritischen Bereiche", zum Beispiel die Stellen vor dem Waschbecken, der Badewanne und vor dem Duschausstieg, mit gummierten Anti-Rutsch-Matten ausgelegt werden.

Wichtig ist auch der sichere Einstieg in die Badewanne oder in die Dusche. Dabei helfen Haltegriffe, die vor und in der Wanne oder der Dusche angebracht sind. Doch: Nur gut befestigte Haltegriffe sind auch sicher. Die Griffe müssen solide an der Wand festgeschraubt sein. Im Zweifel sollten alle Haltegriffe überprüft werden: Man muss sich mit seinem vollen Gewicht daran festhalten können, ohne dass die Griffe sich lockern.

Handtücher und Badeutensilien sollten in der unmittelbaren Nähe liegen und ohne großen Balanceakt greifbar sein.

Falls Menschen bereits deutliche Standsicherheitsprobleme haben, ist es sinnvoll, eine bodengleiche Dusche mit Duschsitz zu haben. Diese kann man möglicherweise auch noch nachträglich in das Bad einbauen lassen.

Das Schlafzimmer

Im Schlafzimmer braucht man einen Lichtschalter, der vom Bett aus gut erreichbar ist. Alternativ kann auch ein Bewegungsmelder angebracht werden. Um das Bett herum benötigt man genug Platz, um sich sicher fortbewegen zu können.

Der Weg vom Bett zum Badezimmer

Der Weg vom Bett zum Badezimmer sollte im Hinblick auf mögliche Stolperfallen besonders kritisch begutachtet werden. Denn diesen Weg geht man wahrscheinlich nachts mindestens 1 x, vielleicht sogar häufiger. Er sollte grundsätzlich völlig freigeräumt sein, sodass nichts im Weg steht. Am besten ist es, wenn dieser Weg nachts beleuchtet ist. Vielleicht sollte deshalb nachts immer ein kleines Licht im Haus brennen, damit der Gang auf die Toilette nicht im Stockdunkeln gemacht werden muss. Möglich ist auch die Installation eines Bewegungsmelders.

Informationsblatt für die Kursstunde 11: Sturzrisiko Straßenverkehr

Um sich im Straßenverkehr jederzeit sicher und selbstbewusst bewegen zu können, muss man klar und deutlich sehen können und das Bewusstsein sollte nicht durch Medikamente beeinträchtigt sein.

Checkpunkt: Haben Sie immer klare Sicht?

Auch eine eingeschränkte Sicht kann das Auftreten von Stürzen befördern. So sind Einschränkungen des Gesichtsfeldes und der Sehschärfe, unbehandelte Katarrakterkrankungen, Glaukom, Makuladegeneration und Veränderungen der Kontrastsensibilität bekannte Risikofaktoren für Stürze. Aber auch unangemessene Sehhilfen können zur Sturzneigung beitragen. Beispielsweise führt das Tragen von Bifokal- oder Gleitsichtbrillen zu einer Veränderung der Tiefenwahrnehmung. Dadurch wird zum Beispiel die Fähigkeit, Treppenstufen scharf zu sehen, vermindert.

Deshalb ist es besonders wichtig, dass Sie Ihre Augen regelmäßig von einem Augenarzt überprüfen lassen, um Veränderungen der Sehfähigkeit sofort feststellen und ausgleichen zu können.

Checkpunkt: Nehmen Sie bewusstseinseintrübende Medikamente?

Das Einnehmen von Medikamenten kann das Risiko zu stürzen erhöhen. Insbesondere die Einnahme von Psychopharmaka kann die Mobilität beeinträchtigen. Lang wirksame Schlafmittel oder Schmerzmittel beeinträchtigen das Bewusstsein und erhöhen damit das Sturzrisiko. Wer sich körperlich bewegt, sollte keine bewusstseinseintrübenden Medikamente einnehmen, da das Training unter solchem Medikamenteneinfluss zu risikoreich ist. Sie werden während der Übungsstunde herausgefordert, Sie werden an Ihre Grenze herangeführt, Sie müssen schnell reagieren und motorisch agieren. Diese Fähigkeiten sind jedoch bei Einnahme von sedierenden Medikamenten nur eingeschränkt abrufbar. Das kann zu Unfällen führen. Möglicherweise ist – natürlich nur in Absprache und Abstimmung mit Ihrem behandelnden Arzt – ein Absetzen solcher Medikamente möglich.

Informationsblatt für die Kursstunde 12: Testung des Trainingserfolgs

Name, Vorname: ______________________________ Datum: ______________

Für die Durchführung der Testübungen brauchen Sie einen Stuhl (eventuell mit Armlehnen), einen Markierungspunkt und eine Uhr mit Sekundenzeiger. Vielleicht kann Ihnen jemand helfen, die Zeiten zu messen und die Werte in die Liste einzutragen.

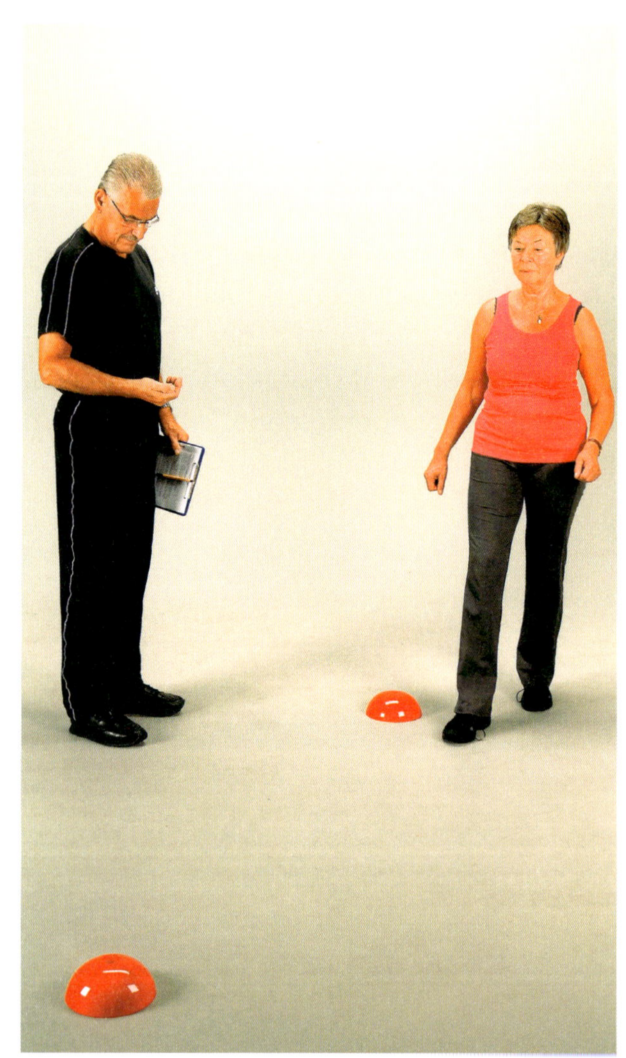

Test 1: **Bestimmung des Gehtempos**

Messen Sie eine Strecke von exakt 10 m aus. Es wird gemessen, wie lange Sie für die Bewältigung dieser Strecke brauchen.

3. **Versuch:** 10 m in __________ s

4. **Versuch:** 10 m in __________ s

Durchschnittswert
aus beiden Versuchen: __________ s

- ❑ Ohne Hilfsmittel
- ❑ Mit Hilfsmitteln: ________________

Test 2: Chair-Rise-Test (Aufstehen vom Stuhl)

Sie sitzen auf einem Stuhl mit Armlehnen. Die Füße stehen mit der ganzen Sohle am Boden. Kreuzen Sie die Arme vor der Brust. Nun vollständig aufstehen – und wieder hinsetzen. 5 x aufstehen und wieder hinsetzen. Wie lange brauchen Sie für fünf Wiederholungen?

Übung wird ausgeführt:

- ❑ Mit gekreuzten Armen
- ❑ Mithilfe der Armlehnen des Stuhls

Fünf Wiederholungen in ____ s

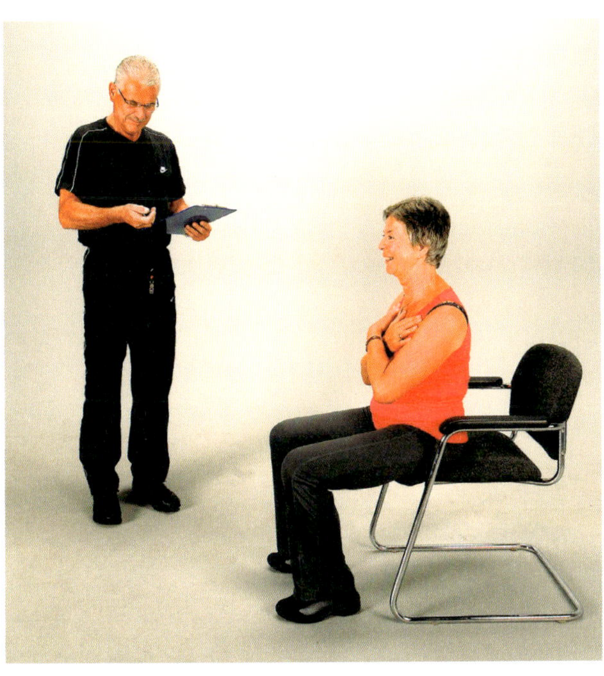

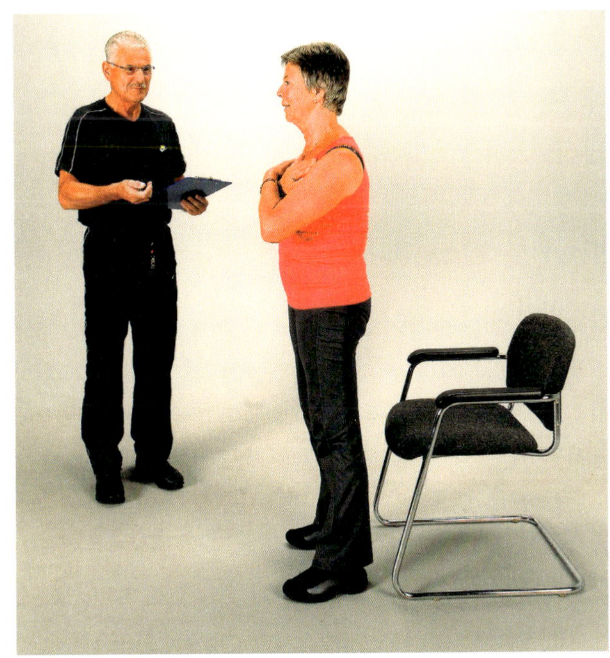

Test 3: Geschlossener Stand

Stellen Sie sich in den geschlossenen Stand: Die Fußinnenseiten berühren sich, beide Fußspitzen sind auf gleicher Höhe. Gemessen wird die Zeit, in der man die Position halten kann, ohne sich festzuhalten oder ohne die Füße bewegen zu müssen.

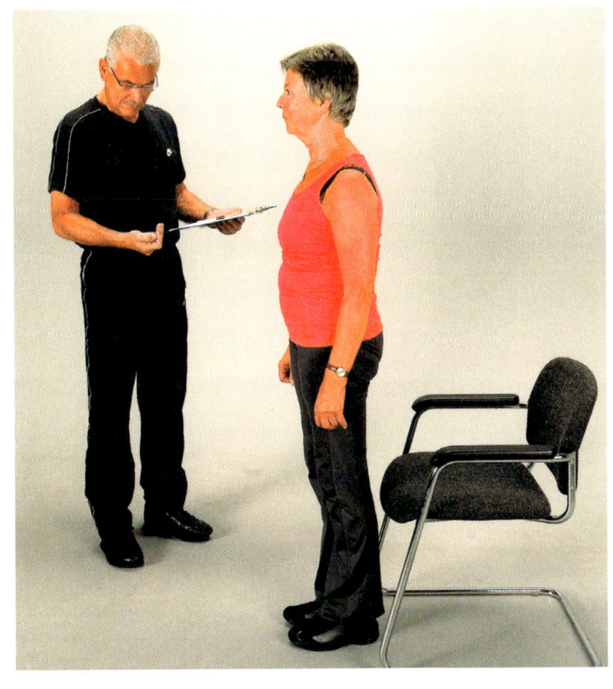

Haltezeit im geschlossenen Stand: _____ s

Test 4: Semi-Tandem-Stand

Stellen Sie sich in den Semi-Tandem-Stand: Die Füße stehen leicht versetzt, sodass die Ferse des vorderen Fußes den großen Zeh des hinteren Fußes an der Innenseite berührt.

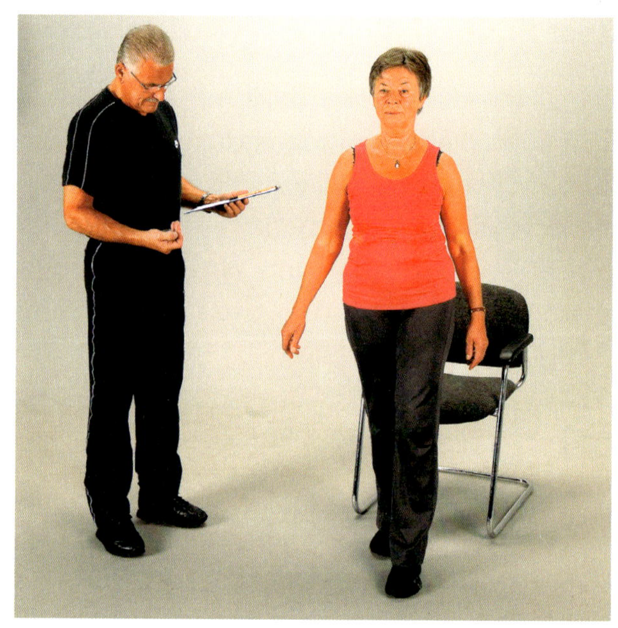

Haltezeit im Semi-Tandem-Stand: ______ s

Test 5: Timed-up-and-Go-Test (kombinierter Aufsteh- und Gehtest)

Stellen Sie einen Stuhl dort hin, wo rundherum viel Platz ist. Dann, vom Stuhl ausgehend, 3 m abmessen und dort eine Markierung auf den Boden setzen. Setzen Sie sich auf Stuhl. Aufstehen und in normalem Gehtempo um die Markierung herumgehen und wieder hinsetzen.

Benötigte Zeit: ______ s

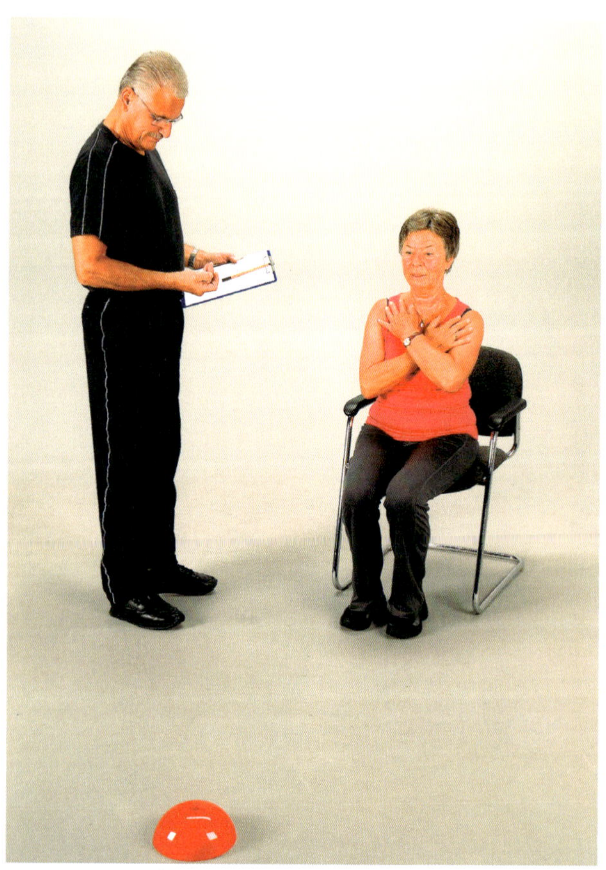

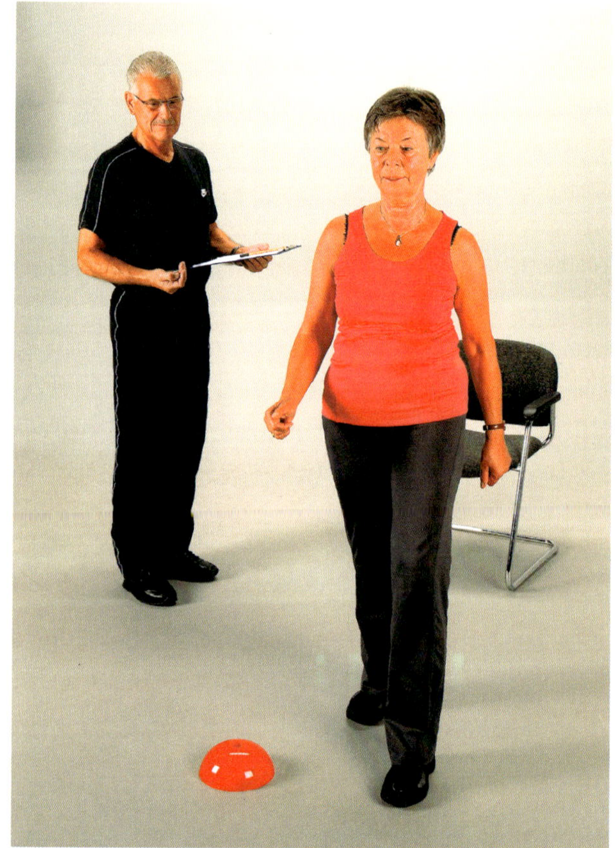

Bildnachweis:

Umschlaggestaltung:	Sabine Groten
Umschlagfotos:	Jasmin und Frank Herzog
Fotos Innenteil:	Jasmin und Frank Herzog Heiko Wolfraum (Seite 9, 11, 12, 14, 15, 16, 17, 18, 20, 21, 24, 26, 27, 29, 30, 31, 32, 33, 34, 35, 39, 40, 155, 156, 160)
Lektorat:	Dr. Irmgard Jaeger
Satz:	www.satzstudio-hilger.de
Bearbeitung 3. überarb. Auflage 2020:	Katerina Georgieva

Die Autoren:

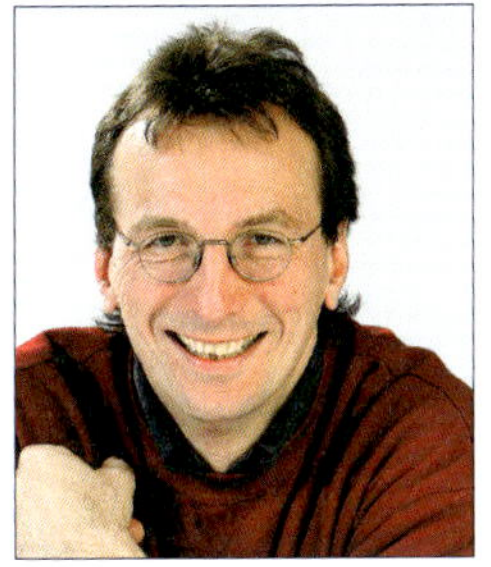

Dr. Jörn Winkler

Examinierter Krankenpfleger, Sportwissenschaftler, Sporttherapeut, Geschäftsführender Gesellschafter IMPULS Fitness- und Gesundheitssport GmbH, langjähriger DTB-Ausbildungsleiter, Fachbuchautor.

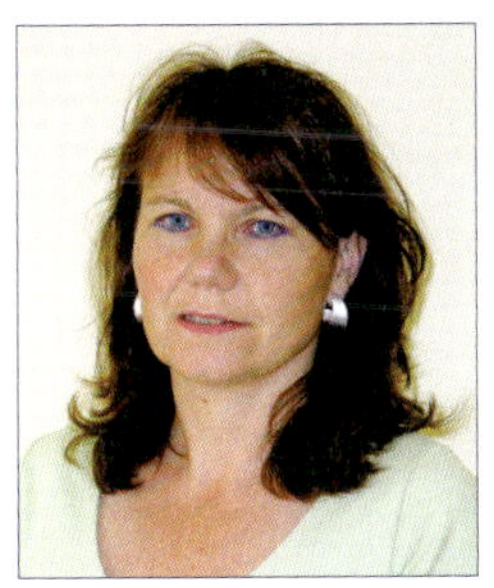

Petra Regelin

Diplom-Sportwissenschaftlerin, Journalistin, Buchautorin. Projektleiterin der mehrfach ausgezeichneten Projekte „Bewegungs- und Gesundheitsförderung für Hochaltrige", „Aktiv bis 100" und „Gehirntraining durch Bewegung". Vizepräsidentin des Landessportbundes Rheinland-Pfalz und des Rheinhessischen Turner-Bundes. Geschäftsführerin der Landespsychotherapeutenkammer Rheinland-Pfalz.

Unsere Models:

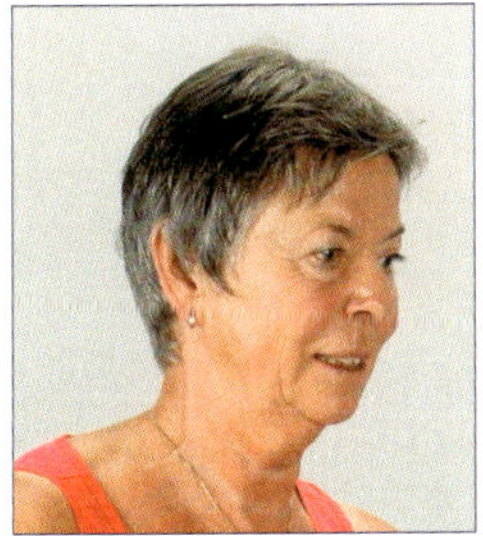

Edelgard Altenbach ist 68 Jahre alt. Sie ist seit vielen Jahren sportlich aktiv. Der Gedanke, etwas dazu beizutragen, dass mehr ältere Menschen sich bewegen, hat sie beflügelt, Neues auszuprobieren und für unser Buch zu modeln. Ihre sportliche Leidenschaft ist das Power-Yoga. Dieses Training entspannt sie und gibt neue Energie.

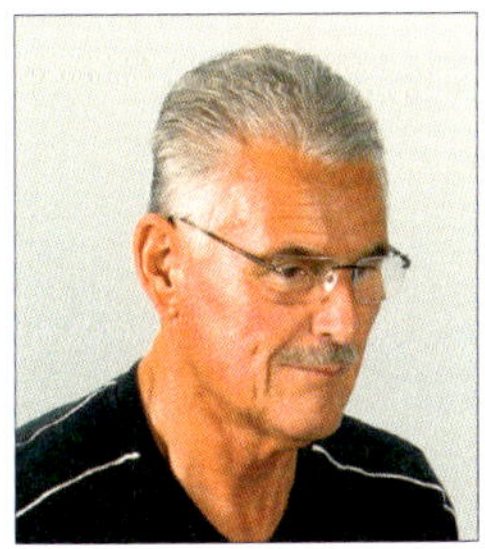

Heinz Tomaszewski ist 70 Jahre alt. Er liebt das Muskeltraining an Geräten und weiß, dass Älterwerden nicht automatisch mit einem Abbau von Muskelmasse verbunden ist. Er hat keine Angst zu stürzen, weil er sich mit einem kräftigen Schritt zur Seite abfangen kann, wenn er ins Straucheln gerät.

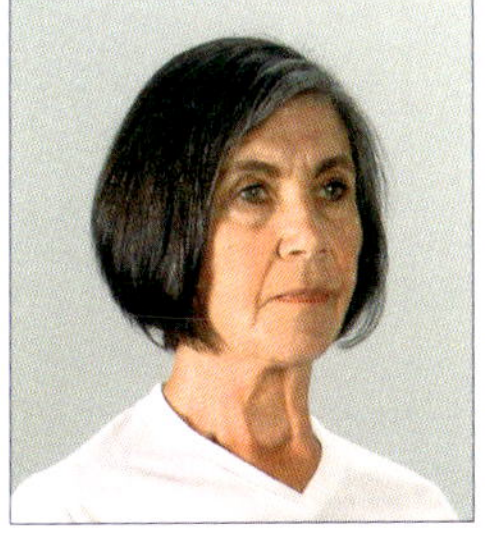

Yael Stuchi ist 68 Jahre alt. Ihr Gleichgewichtssystem ist durch jahrelanges regelmäßiges Tai-Chi-Training in Topform. Für sie ist es kein Problem, eine Minute lang auf einem Bein zu stehen.